临床微生物学袖珍指南

Pocket Guide to Clinical Microbiology

第 4 版

著　者　[美] 克里斯托弗·多恩
（Christopher Doern）
主　译　马怀安　刘　宇　赵　丹
审　校　王嫩寒

WILEY

CTS K 湖南科学技术出版社 · 长沙
国家一级出版社　全国百佳图书出版单位

译者委员会

主　译　马怀安　刘　宇　赵　丹

副主译　郑　妍　徐明怡　刘　锋　王洪燕　孙丽丽　盛宝旺　郭经滨

译　者　（按姓氏笔画排序）

马怀安（兖矿新里程总医院）

王　贺（兖矿新里程总医院）

王洪燕（山东省济宁市兖州区中医医院）

刘　宇（兖矿新里程总医院）

刘　锋（兖矿新里程总医院）

孙丽丽（山东省烟台市莱州市妇幼保健院）

苏　慎（兖矿新里程总医院）

吴殿水（山东省第二人民医院）

张亚林（兖矿新里程总医院）

周　正（山东省公共卫生临床中心）

郑　妍（山东省青岛市慧康医院）

赵　丹（兖矿新里程总医院）

徐明怡（山东省职业病医院）
郭经滨（山东大学齐鲁医院德州医院）
黄秀静（兖矿新里程总医院）
盛宝旺（山东省邹城市疾病预防控制中心）
鹿秀海（山东省眼科医院）

前　言

《临床微生物学袖珍指南》在同类著作中独具特色，其主要目的是以简洁易懂的方式为读者提供实用的临床知识，自出版以来一直很受欢迎，本书是第 4 版，临床微生物学家所需的大部分信息都浓缩到这本指南中。正如帕特里克·默里（Patrick Murray）博士在第 3 版的序言中阐明的那样，随着本书的每次迭代，格式都经过了修改，其可用性随之增强。尽管第 4 版的整体格式与以前版本保持一致，但这一版反映了过去十年临床微生物学发生的巨大变化。特别是三项关键进展使临床微生物学的工作方式发生质的改变。本书第 4 版因而出版。

首先，基质辅助激光解吸/电离飞行时间质谱（matrix-assisted laser desorption/ionization time-of-flight mass spectrometry，MALDI-TOF MS）在生物体鉴定的广泛应用改变了临床微生物学的实验室操作方式。尽管使用 MALDI-TOF MS 的研究人员不太依赖生化反应来识别生物体，但仍需要了解生化特征，以便对错误或不明确的 MALDI-TOF MS 识别进行故障排除。因此，本书虽然内容上有所更新，但保留了以“老派”方式识别生物体所需的大部分生化反应。我相信，理解和使用这些方式来鉴别生物体仍然是临床微生物学的基础之一。本袖珍指南将提供微生物学家所需的诸多参考信息，可以较准确的快速识别临床实验室中遇到的大多数微生物。此外，第八部分中添加了新信息，概述了 MALDI-TOF MS 对单个细菌、分枝杆菌和真菌的分析细节。

其次，分子技术的发展彻底改变了传染病的诊断方式。最值得注意的是，核酸扩增试验（nucleic acid amplification testing，NAAT），又称聚合酶链式反应（polymerase chain reaction，PCR），已经彻底改变了临床病毒学的检测方式，所以许多实验室不再进行病毒培养。本指南中保留了有关病毒培养的信息，以供仍在使用这些技术的实验室使用。但在全书中对分子诊断方法进行了大量的补充。此外，基因测序是目前用于识别细菌和真菌的常用技术，相关信息将在第八部分进行讲解。

第三，在我们努力为越来越难以治疗的微生物感染提供治疗选择时，抗生素耐药性的持续出现给临床微生物学家带来了重大挑战。为了反映这一现实，本袖珍指南进行了重大修改，以帮助微生物学家在多药耐药时代更准确地进行抗菌药敏感性试验评估。为了提高本书在国际上的关注度，编者使用表格概述了美国临床实验室标准化协会（Clinical and Laboratory Standards Institute，CLSI）和欧洲抗菌药敏感性测试委员会（European Committee on Antimicrobial Susceptibility Testing，EUCAST）提供的指南。采用这些表格的目的是帮助读者轻松理解大多数生物体 / 抗生素组合可以使用哪些方法及存在哪些解释标准。同时，编者还整理了常见微生物的重要固有耐药性特征的表格，以及耐药性的关键机制。

艾萨克·牛顿爵士（Sir Isaac Newton）曾经说过："如果我比其他人看得更远，那是因为我站在巨人的肩膀上。"虽然我并不幻想自己比任何人都"看得更远"，但这句话中表达的谦卑之情却让我产生了共鸣，因为我承担了更新一本由帕特里克·默里博士构思和撰写的书的任务。他是真正的临床微生物学巨人之一。因此，首先，我感谢他的工作，使这本袖珍指南成为受人尊敬的书。我希望第 4 版能够继承《临床微生物学袖珍指南》的传统。此外，我要感谢 ASM 出版社才华横溢且耐心的专业人士。我要特别感谢克莉丝汀·查利普（Christine Charlip）和拉里·克莱因（Larry Klein）以及 ASM 出版社的众多工作人员，感谢他们的所有工作。最后，我要感谢我的妻子凯莉（Kelli），感谢她在我为了完成这个项目时耗费的许多深夜和周末给予的支持和理解。如果没有她的支持，我不可能完成这个项目。

临床微生物学是一门极好的实践性学科，需要判断、研究和做出关键决策才能产生高质量的结果。我希望您会发现这本袖珍指南是一本实用的参考书，能够帮助您提高临床微生物学实践能力，最终为患者尽可能提供最好的医疗支持。

克里斯托弗·多恩（Christopher D. Doern）

关于作者

克里斯托弗·多恩（Christopher Doern），博士，美国医学微生物学委员会（American Board of Medical Microbiology，ABMM）成员，弗吉尼亚州里士满弗吉尼亚联邦大学卫生系统病理学助理教授和临床微生物学负责人。他在北卡罗来纳州温斯顿－塞勒姆的维克森林大学（Wake Forest University）获得了本科和博士学位。多恩在密苏里州圣路易斯的华盛顿大学医学院获得了医学和公共卫生微生物学的奖学金，并获得了美国医学微生物学会的认证。

多恩是临床微生物学界的活跃成员，任职于 ABMM、美国微生物学会临床实验室实践委员会、临床化学培训人员委员会，以及一些临床和实验室标准协会的文件开发和修订委员会。他是《临床微生物学通讯》（*Clinical Microbiology Newsletter*）的主编，并担任《临床微生物学杂志》（*Journal of Clinical Microbiology*）和《儿科传染病杂志》（*Pediatric Infectious Diseases*）的编委。

多恩参与的教育项目面向国际。其中包括“每日医学微生物问题”网站（Medical Microbiology Question of the Day）（www.pathquestions.com），自 2011 年以来一直担任该网站的编辑。该网站向 60 多个国家的参与者免费提供教育材料。

目 录

第一部分

医学上重要微生物的分类

总论

为了延续本指南前 3 版所提出的理论，第一部分将专门描述临床微生物实验室中人类相关常见（和一些不常见）生物的分类。这些生物可能已经在临床上分离出来了。然而，在第 3 版出版后的 13 年左右，分类学变化的速度不断提高，所以在本书出版之前生物分类学清单已经过时了。这是新物种不断增加的结果，这些新物种正通过越来越复杂的基因组分析得到鉴定。因此，本节修订的目的是概述一些高级分类分组，并为最新分类的确定提供所需的资源和参考资料。

应当注意的是，尽管出现了命名法的变化，但它依然受到《国际生物命名法规》（www.biosis.org.uk/zrdocs/codes/codes.htm）的规则系统监管。《国际细菌命名法规》细菌分类学，以 1980 年命名的所有细菌在《国际系统和进化微生物学杂志》上的有效发表为准。可以在 http://www.bacterio.cict.fr/ 和 https://www.dsmz.de/ 上找到当前的细菌列表。国际病毒分类委员会（International Committee on Taxonomy of Viruses，ICTV）负责管理病毒分类，所有目前公认的病毒都可以在下面网址找到：https://talk.ictvonline.org//。《国际植物命名法规》管理真菌分类，更多信息可在 http://www.iapt-taxon.org/nomen/main.php/ 上查询。

细菌的分类

原核生物（细菌）的分类很复杂，受《国际细菌命名法规》（1990 年最新修订）监管。根据定义，每个原核物种必须有一个种属名，该名称包含在某个层次或等级中，包括（从最高到最低等级）亚族、族、亚科、科、亚目、目、亚纲、纲、门和界。更复杂的是，族和亚族实际上不包括名称，因此不使用。

最重要的是，目前仍没有官方的原核生物分类。这是因为与真核生物相比，原核生物的名称涉及科学判断的问题。因此，微生物学界普遍接受的名称最接近“官方”分类学名称。尽管如此，微生物学家还是根据诸如《国际系统和进化微生物学杂志》和《伯杰系统细菌学手册》等资源取得了一定程度的共识。

在编写这本指南时，将原核生物分为 2 个界、35 个门、80 个纲、1 个亚纲、178 个目、20 个亚目、402 个科和 2552 个属。以下是综合分类大纲，将重点介绍分类组织或临床微生物实验室中最有可能遇到的一些生物。下文并非是所有细菌的详尽清单，只是为人类临床样本中一些最常见的生物体之间的关系提供一些参考。

细菌的分类按以下方式进行排列：

界

　门

　　纲

　　　亚纲

目
亚目
科
属

界：细菌界（Bacteria）

纲：放线菌纲（Actinobacteria）

科：放线菌科（Actinomycetaceae）

属：放线棒菌属（*Actinobaculum*）

属：放线菌属（*Actinomyces*）

属：隐秘杆菌属（*Arcanobacterium/Trueperella*）

属：动弯杆菌属（*Mobiluncus*）

科：棒状杆菌科（Corynebacteriaceae）

属：棒状杆菌属（*Corynebacterium*）

属：苏黎士菌属（*Turicella*）

科：迪茨菌科（Dietziaceae）

属：迪茨菌属（*Dietzia*）

科：分枝杆菌科（Mycobacteriaceae）

属：分枝杆菌属（*Mycobacterium*）

科：诺卡菌科（Nocardiaceae）

属：戈登菌属（*Gordonia*）

属：诺卡菌属（*Nocardia*）

属：红球菌属（*Rhodococcus*）

科：冢村菌科（Tsukamurellaceae）

属：冢村菌属（*Tsukamurella*）

科：丙酸杆菌科（Propionibacteriaceae）

属：丙酸杆菌属（*Propionibacterium*）

科：链霉菌科（Streptocmycetaceae）

属：链霉菌属（*Streptomyces*）

科：拟诺卡菌科（Nocardiopsaceae）

属：拟诺卡菌属（*Nocardiopsis*）

科：双歧杆菌科（Bifidobacteriaceae）

属：异斯卡多维菌属（*Alloscardovia*）

属：双歧杆菌属（*Bifidobacterium*）

属：加德纳菌属（*Gardnerella*）

科：短杆菌科（Brevibacteriaceae）

属：短杆菌属（*Brevibacterium*）

科：纤维素单胞菌科（Cellulomonadaceae）

属：纤维素单胞菌属（*Cellulomonas*）

属：厄氏菌属（*Oerskovia*）

属：养障体属（*Tropheryma*）

科：皮肤杆菌科（Dermabacteraceae）

属：皮肤杆菌属（*Dermabacter*）

属：创伤杆菌属（*Helcobacillus*）

科：皮肤球菌科（Dermacoccaceae）

属：皮肤球菌属（*Dermacoccus*）

属：盖球菌属（*Kytococcus*）

科：微杆菌科（Microbacteriaceae）

属：利夫森菌属（*Leifsonia*）

属：微杆菌属（*Microbacterium*）

科：微球菌科（Micrococcaceae）

属：节杆菌属（*Arthrobacter*）
属：考克菌属（*Kocuria*）
属：微球菌属（*Micrococcus*）
属：罗斯菌属（*Rothia*）
属：口腔球菌属（*Stomatococcus*）
纲：红蝽菌纲（Coriobacteriia）
科：环孢菌科（Atopobiaceae）
属：奇异菌属（*Atopobium*）
科：埃氏菌科（Eggerthellaceae）
属：埃氏菌属（*Eggerthella*）
属：斯莱克菌属（*Slackia*）
纲：拟杆菌纲（Bacteroidia）
科：拟杆菌科（Bacteroidaceae）
属：拟杆菌属（*Bacteroides*）
科：紫单胞菌科（Porphyromonadaceae）
属：微生长单胞菌属（*Dysgonomonas*）
属：小杆菌属（*Microbacter*）
属：副拟杆菌属（*Parabacteroides*）
属：卟啉单胞菌属（*Porphyromonas*）
属：坦纳菌属（*Tannerella*）
科：普雷沃菌科（Prevotellaceae）
属：普雷沃菌属（*Prevotella*）
纲：黄杆菌纲（Flavobacteriia）
科：黄杆菌科（Flavobacteriaceae）
属：伯杰菌属（*Bergeyella*）

属：二氧化碳噬纤维菌属（*Capnocytophaga*）
属：金黄杆菌属（*Chryseobacterium*）
属：脑膜脓毒性菌属（*Elizabethkingia*）
属：稳杆菌属（*Empedobacter*）
属：黄杆菌属（*Flavobacterium*）
属：威克斯菌属（*Weeksella*）
纲：鞘氨醇杆菌纲（Sphingobacteriia）
科：鞘氨醇杆菌科（Sphingobacteriaceae）
属：鞘氨醇杆菌属（*Sphingobacterium*）
纲：衣原体纲（Chlamydiae）
科：衣原体科（Chlamydiaceae）
属：衣原体属（*Chlamydia*）
属：嗜衣原体属（*Chlamydophila*）
纲：芽孢杆菌或嗜纤维菌纲（Bacilli or Fibribacteria）
科：芽孢杆菌科（Bacillaceae）
属：芽孢杆菌属（*Bacillus*）
科：李斯特菌科（Listeriaceae）
属：李斯特菌属（*Listeria*）
科：类芽孢杆菌科（Paenibacillaceae）
属：类芽孢杆菌属（*Paenibacillus*）
科：葡萄球菌科（Staphylococcaceae）
属：葡萄球菌属（*Staphylococcus*）
科：未命名（Unassigned）
属：孪生球菌属（*Gemella*）
科：气球菌科（Aerococcaceae）

属：乏养球菌属（*Abiotrophia*）
属：气球菌属（*Aerococcus*）
属：虚伪球菌属（*Dolosicoccus*）
属：费克兰姆菌属（*Facklamia*）
属：球链菌属（*Globicatella*）
科：肉杆菌科（Carnobactericeae）
属：异种球菌属（*Alloiococcus*）
属：狡诈球菌属（*Dolosigranulum*）
属：颗粒链菌属（*Granulicatella*）
科：肠球菌科（Enterococcaceae）
属：肠球菌属（*Enterococcus*）
属：漫游菌属（*Vagococcus*）
科：乳杆菌科（Lactobacillaceae）
属：乳杆菌属（*Lactobacillus*）
属：片球菌属（*Pediococcus*）
科：明串珠菌科（Leuconostocaceae）
属：明串珠菌属（*Leuconostoc*）
属：魏斯菌属（*Weissella*）
科：链球菌科（Streptococcaceae）
属：乳球菌属（*Lactococcus*）
属：链球菌属（*Streptococcus*）
纲：梭菌纲（Clostridia）
科：梭菌科（Clostridiaceae）
属：梭菌属（*Clostridium*）
属：八叠球菌属（*Sarcinia*）

科：消化球菌科（Peptococcaceae）
属：消化球菌属（*Peptococcus*）
科：消化链球菌科（Peptostreptococcaceae）
属：消化链球菌属（*Peptostreptococcus*）
科：未命名（Unassigned）
属：厌氧球菌属（*Anaerococcus*）
属：芬戈尔德菌属（*Finegoldia*）
属：创伤球菌属（*Helcococcus*）
属：嗜胨菌属（*Peptoniphilus*）
纲：丹毒丝菌纲（Erysipelotrichia）
科：丹毒丝菌科（Erysipelotrichaceae）
属：丹毒丝菌属（*Erysipelothrix*）
纲：厚壁菌纲（Negativicutes）
科：韦荣球菌科（Veillonellaceae）
属：韦荣球菌属（*Veillonella*）
纲：梭形杆菌纲（Fusobacteriia）
科：梭形杆菌科（Fusobacteriaceae）
属：梭形杆菌属（*Fusobacterium*）
科：纤毛菌科（Leptotrichiaceae）
属：纤毛菌属（*Leptotrichia*）
属：斯尼思菌属（*Sneathia*）
属：链杆菌属（*Streptobacillus*）
纲：α-变形菌纲（Alphaproteobcteria）
科：柄杆菌科（Caulobacteraceae）
属：短波单胞菌属（*Brevundimonas*）

科：巴尔通体科（Bartonellaceae）
属：巴尔通体属（*Bartonella*）
科：布鲁菌科（Brucellaceae）
属：布鲁菌属（*Brucella*）
属：苍白杆菌属（*Ochrabactrum*）
科：根瘤菌科（Rhizobiaceae）
属：土壤杆菌属（*Agrobacterium*）
属：根瘤菌属（*Rhizobium*）
科：红杆菌科（Rhodobacteraceae）
属：副球菌属（*Paracoccus*）
科：醋杆菌科（Acetobacteraceae）
属：玫瑰单胞菌属（*Roseomonas*）
科：红螺菌科（Rhodospirllaceae）
属：异地菌属（*Inquilinus*）
科：无形体科（Anaplasmataceae）
属：无形体属（*Anaplasma*）
属：埃立克体属（*Ehrlichia*）
属：沃尔巴克体属（*Wolbachia*）
科：立克次体科（Rickettsiaceae）
属：东方体属（*Orientia*）
属：立克次体属（*Rickettsia*）
科：鞘氨醇单胞菌科（Sphingomonadaceae）
属：鞘氨醇单胞菌属（*Sphingomonas*）
纲：β-变形菌纲（Betaproteobacteria）
科：产碱菌科（Alcaligenaceae）

属：无色杆菌属（*Achoromobacter*）
属：产碱菌属（*Alcaligenes*）
属：鲍特菌属（*Bordetella*）
属：寡源杆菌属（*Oligella*）
科：伯克氏菌科（Burkholderiaceae）
属：伯克霍尔德菌属（*Burkholderia*）
属：贪铜菌属（*Cupriavidus*）
属：潘多拉菌属（*Pandoraea*）
属：罗尔斯通菌属（*Ralstonia*）
科：丛毛单胞菌科（Comamonadaceae）
属：食酸菌属（*Acidovorax*）
属：丛毛单胞菌属（*Comamonas*）
属：代尔夫特菌属（*Delfltia*）
科：草酸杆菌科（Oxalobacteraceae）
属：草螺菌属（*Herbaspirillum*）
科：奈瑟菌科（Neisseriaceae）
属：艾肯菌属（*Eikenella*）
属：金氏菌属（*Kingella*）
属：奈瑟菌属（*Neisseria*）
科：螺菌科（Sprillaceae）
属：未命名（Genera）
属：螺菌属（*Sprillium*）
纲：ε-变形菌纲（Epsilonproteobacteria）
科：弯曲菌科（Campylobacteraceae）
属：弓形菌属（*Arcobacter*）

属：弯曲菌属（*Campylobacter*）

科：螺杆菌科（Helicobacteraceae）

属：幽门螺杆菌属（*Helicobacter*）

纲：γ-变形菌纲（Gammaproteobacteria）

科：肠杆菌科（Enterobacteriaceae）

属：西地西菌属（*Cedecea*）

属：柠檬酸杆菌属（*Citrobacter*）

属：克罗诺杆菌属（*Cronobacter*）

属：爱德华菌属（*Edwardsiella*）

属：肠杆菌属（*Enterobacter*）

属：欧文菌属（*Erwinia*）

属：埃希菌属（*Escherichia*）

属：哈夫尼亚菌属（*Hafnia*）

属：克雷伯菌属（*Klebsiella*）

属：克吕沃菌属（*Kluyvera*）

属：莱克勒菌属（*Leclercia*）

属：摩根菌属（*Morganella*）

属：泛菌属（*Pantoea*）

属：邻单胞菌属（*Plesiomonas*）

属：变形杆菌属（*Protenus*）

属：普鲁威登菌属（*Providencia*）

属：拉乌尔菌属（*Raoultella*）

属：沙门菌属（*Salmonella*）

属：沙雷菌属（*Serratia*）

属：志贺菌属（*Shigella*）

属：耶尔森菌属（*Yersinia*）
属：预研菌属（*Yokenella*）
科：弧菌科（Vibrionaceae）
属：弧菌属（*Vibrio*）
科：气单胞菌科（Aeromonadaceae）
属：气单胞菌属（*Aeromonas*）
科：希瓦菌科（Shewanellaceae）
属：希瓦菌属（*Shewanella*）
科：心杆菌科（Cardiobacteriaceae）
属：心杆菌属（*Cardiobacterium*）
属：萨顿菌属（*Suttonella*）
科：柯克斯体科（Coxiellaceae）
属：柯克斯体属（*Coxiella*）
科：军团菌科（Legionellaceae）
属：军团菌属（*Legionella*）
科：巴斯德菌科（Pasteurellaceae）
属：放线杆菌属（*Actinobacillus*）
属：凝聚杆菌属（*Aggregatibacter*）
属：嗜血杆菌属（*Haemophilus*）
属：巴斯德菌属（*Pasteurella*）
科：莫拉菌科（Moraxellaceae）
属：不动杆菌属（*Acinetobacter*）
属：布兰汉菌属（*Branhamella*）
属：莫拉菌属（*Moraxella*）
科：假单胞菌科（Pseudomonadaceae）

属：金单胞菌属（*Chryseomonas*）
属：黄色单胞菌属（*Flavimonas*）
属：假单胞菌属（*Pseudomonas*）
科：弗朗西丝菌科（Francisellaceae）
属：弗朗西丝菌属（*Francisella*）
纲：螺旋体纲（Spirochaetes）
科：短螺旋科（Brachyspiraceae）
属：短螺旋体属（*Brachyspira*）
科：钩端螺旋体科（Leptospiraceae）
属：钩端螺旋体属（*Leptospira*）
科：疏螺旋体科（Borreliaceae）
属：疏螺旋体属（*Borrelia*）
科：螺菌科（Spirochaetaceae）
属：密螺旋体属（*Treponema*）
纲：柔膜菌纲（Mollicutes）
科：支原体科（Mycoplasmataceae）
属：支原体属（*Mycoplasma*）
属：脲原体属（*Ureaplasma*）

人类病毒的分类

人类病毒的分类按以下方式排列：

目
科
亚科
属
种

实际上，大多数临床微生物学家根据基因组结构、科和属来对病毒进行分类，很少使用亚科或种名称。因此，我们采用了临床微生物学家常用的方法对病毒进行分类，如下所示。

单链无包膜 DNA 病毒

科：细小病毒科（Parvoviridae）

属：红细胞病毒属（*Erythrovirus*）

种：人类细小病毒 B19（Human parvovirus B19）

双链无包膜 DNA 病毒

科：多瘤病毒科（Polyomaviridae）

属：多瘤病毒属（*Polyomavirus*）

种：JC 多瘤病毒（JC polyomavirus）、BK 多瘤病毒（BK polyomavirus）

科：乳头瘤病毒科（Papillomaviridae）

属：乳头瘤病毒属（*Papillomavirus*）

种：人乳头瘤病毒（Human papillomavirus）

科：腺病毒科（Adenoviridae）

属：哺乳动物腺病毒属（*Mastadenovirus*）

种：人腺病毒（Human adenoviruses）（A ～ G 种）

双链包膜 DNA 病毒

科：痘病毒科（Poxviridae）

属：正痘病毒属（*Orthopoxvirus*）

种：痘苗病毒（Vaccinia virus）、天花病毒（variola virus/smallpox virus）、牛痘病毒（cowpox virus）、猴痘病毒（monkeypox virus）

属：软疣病毒属（*Molluscipoxvirus*）

种：传染性软疣病毒（Molluscum contagiosum virus）

属：副痘病毒属（*Parapoxvirus*）

种：羊痘病毒（Orf virus）

科：嗜肝病毒科（Hepadnaviridae）

属：正嗜肝 DNA 病毒属（*Orthohepadnavirus*）

种：乙型肝炎病毒（Hepatitis B virus）

科：疱疹病毒科（Herpesviridae）

属：单纯病毒属（*Simplexvirus*）

种：人类疱疹病毒 1 型（Human herpesvirus 1, HHV-1；herpes simplex virus type 1）、人类疱疹病毒 2 型（Human herpesvirus 2, HHV-2；herpes simplex virus type 2）

属：水痘病毒属（*Varicellovirus*）

种：人类疱疹病毒 3 型［水痘－带状疱疹病毒（varicella-zoster virus，VZV）；Human herpesvirus 3，HHV-3；herpes simplex virus type 3］

属：淋巴隐病毒属（*Lymphocryptovirus*）

种：人类疱疹病毒 4 型［EB 病毒（Epstein-Barr virus，EBV）；Human herpesvirus 4, HHV-4；herpes simplex virus type 4］

属：巨细胞病毒属（*Cytomegalovirus*）

种：人类疱疹病毒 5 型［巨细胞病毒（cytomegalovirus，CMV）；Human herpesvirus 5, HHV-5；herpes simplex virus type 5］

属：玫瑰疹病毒属（*Roseolovirus*）

种：人类疱疹病毒 6 型（玫瑰疹病毒；Human herpesvirus 6，HHV-6；herpes simplex virus type 6）、人类疱疹病毒 7 型（Human herpesvirus 7，HHV-7；herpes simplex virus type 7）

属：弹状病毒属（*Rhadinovirus*）

种：人类疱疹病毒 8 型（Human herpesvirus 8，HHV-8；herpes simplex virus type 8）

单链、正链、无包膜 RNA 病毒

科：小核糖核酸病毒科（Picornaviridae）

属：肠道病毒属（*Enterovirus*）

种：肠道病毒 A（Enterovirus A）［人类柯萨奇病毒 A2（human coxsackievirus A2）、人类肠道病毒 71（human enterovirus71）］，肠道病毒 B（Enterovirus B）［人类柯萨奇病毒 B1（human coxsackievirus B1）、人类埃可病毒（human echovirus）］，肠道病毒 C（Enterovirus C）［人类脊髓灰质炎病毒 1 ～ 3（human poliovirus 1 to 3）、人类柯萨奇病毒 A1（human coxsackievirus A1）］，肠道病毒 D（Enterovirus D）［人类肠道病毒 68、70 和 94（human enterovirus68, 70, and 94）］，鼻病毒 A、B 和 C（Rhinovirus A, B, and C）。

属：口蹄疫病毒属（*Aphthovirus*）

种：口蹄疫病毒（Foot-and-mouth disease virus）
属：肝炎病毒属（*Hepatovirus*）
种：人类甲型肝炎病毒（Human hepatitis A virus，HHAV）
科：杯状病毒科（Caliciviridae）
属：诺如病毒属（*Norovirus*）
种：诺沃克病毒（Norwalk virus）
属：札幌病毒属（*Sapovirus*）
种：札幌病毒（Sapporo virus）
科：星状病毒科（Astroviridae）
属：星状病毒属（*Astrovirus*）
种：人类星状病毒（Human astrovirus）

单链、正链、包膜 RNA 病毒

科：冠状病毒科（Coronaviridae）
属：冠状病毒属（*Coronavirus*）
种：人类冠状病毒（Human coronavirus）、严重急性呼吸综合征（Severe acute respiratory syndrome，SARS）冠状病毒、中东呼吸综合征（Middle eastern respiratory syndrome，MERS）冠状病毒
属：凸隆病毒属（*Torovirus*）
种：人凸隆病毒（Human torovirus）
科：披膜病毒科（Togaviridae）
属：甲病毒属（*Alphavirus*）
种：辛德比斯病毒（Sindbis virus）、东方马脑

炎（Eastern equine encephalitis，EEE）病毒、西方马脑炎（Western equine encephalitis，WEE）病毒、委内瑞拉马脑炎（Venezuelan equine encephalitis，VEE）病毒、基孔肯亚病毒（Chikungunya virus）、其他病毒

属：风疹病毒属（*Rubivirus*）

种：风疹病毒（Rubella virus）

科：黄病毒科（Flaviviridae）

属：黄病毒属（*Flavivirus*）

种：黄热病毒（Yellow fever virus）、西尼罗病毒（West Nile virus）、圣路易斯脑炎（St. Louis encephalitis，SLE）病毒、日本脑炎（Japanese encephalitis，JE）病毒、登革病毒（Dengue virus）（1～4型）、寨卡病毒（Zika virus）、其他病毒

属：肝炎病毒属（*Hepacivirus*）

种：丙型肝炎病毒（Hepatitis C virus，HCV）

单链、负链、包膜 RNA 病毒

科：弹状病毒科（Rhabdoviridae）

属：狂犬病毒属（*Lyssavirus*）

种：狂犬病毒（Rabies virus）

科：丝状病毒科（Filoviridae）

属："马尔堡病毒"属（"*Marburg-like viruses*"）

种：马尔堡病毒（Marburgvirus）

属："埃博拉病毒"属（"*Ebola-like viruses*"）

种：埃博拉病毒（Ebola virus）

科：正粘病毒科（Orthomyxoviridae）

属：甲型流感病毒属（*Influenzavirus* A）

种：甲型流感病毒（Influenza A virus）

属：乙型流感病毒属（*Influenzavirus* B）

种：乙型流感病毒（Influenza B virus）

属：丙型流感病毒属（*Influenzavirus* C）

种：丙型流感病毒（Influenza C virus）

科：副粘病毒科（Paramyxoviridae）

属：呼吸道病毒属（*Respirovirus*）

种：仙台病毒（Sendai virus）、人副流感病毒（Human parainfluenza virus）（1型和3型）

属：腮腺炎病毒属（*Rubulavirus*）

种：流行性腮腺炎病毒（Mumps virus）、人类副流感病毒（Human parainfluenza virus）（2型和4型）

属：麻疹病毒属（*Morbillivirus*）

种：麻疹病毒（Measles virus）

属：亨尼帕病毒属（*Henipavirus*）

种：亨德拉病毒（Hendra virus）、尼帕病毒（Nipah virus）

属：肺炎病毒属（*Pneumovirus*）

种：呼吸道合胞病毒（Respiratory syncytial virus，RSV）

属：偏肺病毒属（*Metapneumovirus*）

种：人偏肺病毒（Human metapneumovirus）

科：布尼亚病毒科（Bunyaviridae）

属：正布尼亚病毒属（*Orthobunyavirus*）

种：布尼亚韦拉病毒（Bunyamwera virus）、加利福尼亚脑炎病毒（California encephalitis virus）、拉克罗斯病毒（La Crosse virus）、其他病毒

属：汉坦病毒属（*Hantavirus*）

种：汉坦病毒（Hantaan virus）、辛诺柏病毒（Sin Nombre virus）、其他病毒

属：内罗病毒属（*Nairovirus*）

种：克里米亚－刚果出血热病毒（Crimean-Congo hemorrhagic fever virus，CCFV）、其他病毒

属：静脉病毒属（*Phlebovirus*）

种：裂谷热病毒（Rift Valley fever virus）、其他病毒

科：沙粒病毒科（Arenaviridae）

属：沙粒病毒属（*Arenavirus*）

种：淋巴细胞脉络丛脑膜炎（Lymphocytic choriomeningitis，LCM）病毒、拉沙病毒（Lassa virus）、胡宁病毒（Junin virus）、马丘波病毒（Machupo virus）、萨比亚病毒（Sabia virus）、其他病毒

双链包膜 RNA 病毒

科：逆转录病毒科（Retroviridae）

属：逆转录病毒属（*Deltaretrovirus*）

种：人类嗜T淋巴细胞病毒-1型（Human T-lympho-tropic virus type 1，HTLV-1）、人类嗜T淋巴细胞病毒2型（Human T-lymphotropic virus type-2，HTLV-2）

属：慢病毒属（*Lentivirus*）

种：人类免疫缺陷病毒1型（Human immunodeficiency virus type 1，HIV-1）、人类免疫缺陷病毒2型（Human immunodeficiency virus type 2，HIV-2）

科：副肠孤病毒科（Reoviridae）

属：轮状病毒属（*Rotavirus*）

种：轮状病毒（Rotavirus）（A、B型和C型）

属：结肠病毒属（*Coltivirus*）

种：科罗拉多蜱传热病毒（Colorado tick fever virus）

真菌的分类

真菌生物的分类很复杂，因为真菌可以通过不同的方法进行分类。本节介绍了真菌的系统发育分类，其命名遵循“国际命名法规”（International Code of Nomenclature，ICN）（http：//www.iapt-taxon.org）的要求，该组织的正式名称为“国际植物命名法规”（International Code of Botanical Nomenclature，ICBN）。

真菌分为4个部分（门或亚门）：毛霉菌门、虫媒菌门、子囊菌门和担子菌门。色藻界和植物类包括一些具有真菌样外观并且具有临床相关性的成员，如鼻孢子菌属和腐霉属。真菌的分类按以下方式排列：

门
亚门
纲
目
科
属
种

自上次撰写本书以来，真菌分类学领域发生了重大变化。自 2013 年 1 月 1 日起，将只使用一个名称来识别真菌，第一个被认证的名称作为“正确”名称。为什么会出现这种情况？大多数科学家都认可，使用 DNA 序列分析后不再需要使用多个名称来表示真菌的不同状态。多名称惯例令人混乱，尤其是对于临床微生物学家而言，他们努力将简洁、便于操作的知识传达给诊治患者的医护人员。

由于真菌分类命名惯例的变化比细菌、寄生虫和病毒的变化更快，因此一旦本书出版，大量真菌分类列表将变得不准确。进一步讲，本书中所包含的许多名字可能将不复存在。

寄生虫的分类

术语“寄生虫”指的是一组真核生物，其中约 200 种是医学相关的蠕虫，80 种是医学相关的原生动物物种。在这近 300 种寄生虫中，大约有 100 种常见于人类，其中少数寄生虫会引发多种重要疾病。随后将列出一些最重要的人类寄生虫的分类。

自从本指南的上一版出版以来，寄生虫的分类发生了一些重大的变化。两个最具有临床相关性的变化与微孢子虫和人芽囊原虫有关。在最近的全基因组分析中，微孢子虫现在属于真菌界。人芽囊原虫的分类一直存在争议，以前被认为是一种真菌，也被认为是原生动物。最近的基因组分析表明它与原滴虫属关系最密切，尽管这种生物体是鞭毛虫，而人芽囊原虫确实具有鞭毛并且不能运动。它现在属于色藻界，而不是原生动物。

界：原生动物界（Protozoa）

门：后滴门（Metamonada）［鞭毛虫门（flagellates）］

纲：双滴纲（Trepomonadea）［肠鞭毛虫纲（intestinal flagellates）］

目：双滴虫目（Diplomonadida）

种：十二指肠贾第鞭毛虫（*Giardia duodenalis*）

纲：曲滴纲（Retortamonadea）［肠鞭毛虫纲（intestinal flagellates）］

目：曲滴虫目（Retortamonadida）

种：迈氏唇鞭毛虫（*Chilomastix mesnili*）

种：肠内滴虫（*Retortamonas intestinalis*）

纲：毛滴纲（Trichomonadea）（肠道及相关鞭毛虫）

目：毛滴虫目（Trichomonadida）

种：双核阿米巴（*Dientamoeba fragilis*）

种：阴道毛滴虫（*Trichomonas vaginalis*）

种：口腔毛滴虫（*Trichomonas tenax*）

种：人五鞭毛虫（*Pentatrichomonas hominis*）

门：透色门（Percolozoa）

纲：［异叶足纲（Heterolobosea）］鞭毛变形虫纲（flagellated amoebae）

目：裂荚目（Schizopyrenida）

种：福氏耐格里阿米巴（*Naegleria fowleri*）

门：眼虫门（Euglenozoa）

纲：动质体纲（Kinetoplastea）（血液和组织鞭毛虫）

目：锥虫纲目（Trypanosomatida）

种：杜氏利什曼原虫（*Leishmania Donovani*）

种：婴儿利什曼原虫（*Leishmania infantum*）［＝恰氏利什曼原虫（*Leishmania. chagasi*）］

种：硕大利什曼原虫（*Leishmania major*）

种：热带利什曼原虫（*Leishmania tropica*）

种：巴西利什曼原虫（*Leishmania braziliensis*）

种：墨西哥利什曼原虫（*Leishmania mexicana*）

种：克氏锥虫（*Trypanosoma cruzi*）

种：布氏冈比亚锥虫（*Trypanosoma brucei gambiense*）

种：布氏罗得西亚锥虫（*Trypanosoma brucei rhodesiense*）

种：蓝氏锥虫（*Trypanosoma rangeli*）

门：变形虫门（Amoebozoa）

纲：变形虫纲（Amoebaea）

目：棘足目（Acanthopodida）

种：棘阿米巴（*Acanthamoeba* spp.）

种：狒狒巴拉姆希阿米巴（*Balamuthia mandrillaris*）

纲：始变形虫纲（Archamoebea）［肠道变形虫纲（intestinal amoebae）］

目：原阿米巴目（Euamoebida）

种：溶组织内阿米巴（*Entamoeba histolytica*）

种：结肠内阿米巴（*Entamoeba coli*）

种：迪斯帕内阿米巴（*Entamoeba dispar*）

种：哈氏内阿米巴（*Entamoeba hartmanni*）

种：齿龈内阿米巴（*Entamoeba gingivalis*）

种：波列基内阿米巴（*Entamoeba polecki*）

种：微小内蜒阿米巴（*Endolimax nana*）

种：布氏嗜碘阿米巴（*Iodamoeba butschlii*）

门：孢子虫门（Sporozoa/Sporozoans）

纲：球虫纲（Coccidea）

目：艾美球虫目（Eimeriida）

种：微小隐孢子虫（*Cryptosporidium parvum*）

种：刚地弓形虫（*Toxoplasma gondii*）

种：卡耶塔环孢子虫（*Cyclospora cayetanensis*）

种：贝氏等孢子虫（*Cystoisospora belli*）［等孢球虫（*Isospora belli*）］

种：人肉孢子虫（*Sarcocystis hominis*）

目：梨形虫目（Piroplasmida）

种：微小巴贝虫（*Babesia microti*）

种：分歧巴贝虫（*Babesia divergens*）

种：吉氏巴贝虫（*Babesia gibsoni*）

目：血孢子虫目（Haemosporida）

种：恶性疟原虫（*Plasmodium falciparum*）

种：三日疟原虫（*Plasmodium malariae*）

种：卵形疟原虫（*Plasmodium ovale*）

种：间日疟原虫（*Plasmodium vivax*）

种：诺氏疟原虫（*Plasmodium knowlesi*）

门：纤毛虫门（Ciliophora/ciliates）

纲：叶口纲（Litostomatea）

目：毛口目（Trichostomatia）

种：结肠小袋纤毛虫（*Balantidium coli*）

界：色藻界（Chromista）

门：双环门（Bigyra）

纲：芽囊原虫纲（Blastocystea）

种：人芽囊原虫（*Blastocystis hominis*）

界：动物界（Animalia）

门：线形动物门（Nemathelminthes）[线虫（Nematode）、蛔虫（Roundworm）]

纲：有腺纲（Adenophorea）[无尾感器亚纲 Asph-asmidea）]

科：旋毛虫科（Trichinellidae）[鞭虫科（Trichuridae）]

种：旋毛虫（*Trichinella spiralis*）

种：毛首鞭形线虫（*Trichuris trichiura*）

种：毛细线虫（*Capillaria* spp.）

纲：胞管肾纲(Secernentea)［尾感器纲(Phasmidea)］

科：钩口科（Ancylostomatidae）

种：十二指肠钩口线虫（*Ancylostoma duodenale*）

种：美洲板口线虫（*Necator americanus*）

科：管圆线虫科（Angiostrongylidae）

种：广州管圆线虫（*Parastrongylus cantonensis*）［管圆属（*Angiostrongylus*）］

种：哥斯达黎加管圆线虫（*Parastrongyluscostaricensis*）［管圆属（*Angiostrongylus*）］

科：蛔虫科（Ascarididae）

种：人蛔虫（*Ascaris lumbrioides*）

种：犬弓首线虫（*Toxocara canis*）

种：猫弓首线虫（*Toxocara cati*）

种：浣熊贝蛔虫（*Bayliascaris procyonis*）

科：龙线虫科（Dracunculidae）

种：麦地那龙线虫（*Dracunculus medinensis*）

科：盘尾丝虫科（Onchocercidae）

种：马来布鲁线虫（*Brugia malayi*）

种：罗阿丝虫（*Loa loa*）

种：班氏吴策线虫（*Wuchereria bancrofii*）

种：盘尾丝虫（*Onchocerca volvulus*）

种：帝汶布鲁线虫（*Brugia timori*）

种：犬恶丝虫（*Dirofilaria immitis*）

种：奥氏曼森线虫（*Mansonella ozzardi*）

种：常现曼森线虫（*Mansonella perstans*）

科：尖尾线虫科（Oxyuridae）

种：蠕形住肠线虫（*Enterobius vermicularis*）
科：类圆线虫科（Strongyloididae）
种：粪类圆线虫（*Strongyloides stercoralis*）
种：费氏类圆线虫（*Strongyloides fuelleborni*）
科：颚口科（Gnathostomatidae）
种：棘颚口线虫（*Gnathostoma spinigerum*）
门：扁形动物门（Platyhelminthes）
纲：吸虫纲（Trematoda/flukes）
目：双穴目（Diplostomida）
科：裂体科（Schistosomatidae）
种：埃及血吸虫（*Schistosoma haematobium*）
种：日本血吸虫（*Schistosoma japonicum*）
种：曼氏血吸虫（*Schistosoma mansoni*）
种：湄公血吸虫（*Schistosoma mekongi*）
种：间插血吸虫（*Schistosoma intercalatum*）
目：斜睾目（Plagiorchiida）
科：片形科（Fasciolidae）
种：肝片吸虫（*Fasciola hepatica*）
种：巨片吸虫（*Fasciola gigantica*）
种：布氏姜片吸虫（*Fasciolopsis buski*）
科：异形科（Heterophyidae）
种：异形异形吸虫（*Heterophyes heterophyes*）
科：后睾科（Opisthorchidae）
种：华支睾吸虫（*Clonorchis sinensis*）
种：后睾吸虫（*Opisthorchis felineus*）
种：麝猫后睾吸虫（*Opisthorchis viverrini*）

科：并殖科（Paragonimidae）

种：卫氏并殖吸虫（*Paragonimus westermani*）

种：克氏并殖吸虫（*Paragonimus kellicotti*）

科：并殖科（Paragonimidae）

种：枪状双腔吸虫（*Dicrocoelium dentriticum*）

纲：绦虫纲（Cestoda/tapeworms）

目：假叶目（Pseudophyllidea）

科：双叶槽科（Diphyllobothriidae）

种：阔节裂头绦虫（*Diphyllobothrium latum*）

目：圆叶目（Cyclophyllidea）

科：复孔绦虫科（Dipylidiidae）

种：犬孔绦虫（*Dipylidium caninum*）

科：膜壳绦虫科（Hymenolepididae）

种：微小膜壳绦虫（*Hymenolepis nana*）

种：缩小膜壳绦虫（*Hymenolepis diminuta*）

科：带绦虫科（Taeniidae）

种：牛带绦虫（*Taenia saginata*）

种：猪带绦虫（*Taenia solium*）

种：细粒棘球绦虫（*Echinococcus granulosus*）

种：多房棘球绦虫（*Echinococcus multilocularis*）

改编自 Jorgensen JH，Pfaller MA，Carroll KC，Funke G，Landry ML，Richter SS，Warnock DW（编者），《临床微生物学手册》，第 11 版，ASM 出版社，华盛顿哥伦比亚特区，2015 年。

第二部分

人类共生微生物和病原微生物

总论

人类和微生物之间的关系可定义为以下3种方式：①短暂定植；②持续定植；③致病性感染。大多数生物不能在皮肤或黏膜表面永久定植/感染，这一发现对临床样本的检测非常重要。例如，真菌和许多非发酵的革兰氏阴性杆菌，它们可以在土壤、植物、水和食品中单独存活，但无法与身体的正常微生物群竞争，也无法在皮肤表面存活。

其他生物体能够在人体表面或体内长期存活。这种相互作用是否能成功建立受复杂的微生物和宿主因素影响[例如，有利的环境（pH、大气、水分、可用营养物质），黏附表面的能力，对抗菌药、抗生素的耐药性和应对吞噬细胞的吞噬）]。这些微生物通常与其人类宿主存在共生关系，并且只有在侵入正常无菌的身体部位（如组织和体液）时才会引起疾病。表2-1列出了从健康个体体表分离的最常见的生物体。该表旨在作为培养样本的解释指南。需要强调的是，当很多微生物存在于混合种群中时（很多身体部位的典型特征）则无法被检测到。随着微生物下一代测序技术的出现，我们对人类微生物组的了解更加广泛，进一步认识到共生生物的多样性。

此外，最新的诊断技术彻底地改变了临床微生物学的研究方式。特别是，基质辅助激光解吸电离飞行时间质谱（MALDI-TOF MS）的使用，微生物学家能够比以往更快、更准确地识别生物体。因此，微生物学家必须更深入地了解微生物，特别是那些具有临床意义的微生物。

MALDI-TOF MS 是一种强大的工具，极大地提高了我们诊断传染病的能力。然而，如果使用不当，MALDI-TOF MS 可能导致误诊，给医疗工作者造成混淆，导致不必要的抗菌治疗。

特定微生物的数量和质量也因宿主个体而异，比如住院患者体内原生微生物群的巨大差异。因此，仅需提供定性数据（微生物存在或不存在）。病毒的相关数据无需列出，因为病毒复制通常与宿主组织破坏或免疫反应有关（从临床无症状感染到宿主死亡）。

人类的大多数疾病是由共生细菌和酵母感染或接触机会性真菌、寄生虫和病毒引起的。微生物和人类之间的一些相互作用往往会导致疾病。本节总结了最常见的致病微生物。

美国对特定的病原体进行常规监测，要求所有临床实验室向其所在州的公共卫生部门报告特殊微生物或疾病。这类生物及其相关疾病每周都会发布在《发病率和死亡率周报》上（*Morbidity and Mortality Weekly Report*）。本节总结了 2015 年的数据。此外，美国卫生与公众服务部（HHS）和美国农业部（USDA）公布了一份药剂和毒素的清单。此清单载于本节，并可于本网站找到（https：//www.selectagents.gov/selectagentsandtoxinslist.html）。

节肢动物本身就是寄生虫，它们也可以是人类疾病的媒介。表 2-2 列出了最常见的节肢动物病媒及相关疾病。表 2-3 和表 2-4 列出了从人体分离的真菌和寄生虫，以及人体菌群分布。有关共生微生物和病原微生物的更多信息，请参阅参考文献。

表 2-1 人类共生菌群[a]

微生物	患病部位[b]			
	呼吸道	消化道（GI）	泌尿生殖道（GU）	皮肤、耳朵和眼睛
缺陷乏养球菌	+	0	0	0
莱氏无胆甾原体	+	0	0	0
发酵氨基酸球菌	+	+	0	0
鲍曼不动杆菌	0	0	0	+
琼氏不动杆菌	+	0	0	+
洛菲不动杆菌	+	0	0	+
抗辐射不动杆菌	0	0	0	+
放线菌属	+	+	+	+
伴放线放线杆菌	+	0	0	0
柯氏气球菌	0	0	+	0
绿色气球菌	0	0	0	+
尿道气球菌	0	0	+	0
气单胞菌属	0	+	0	0
另枝菌属	+	+	+	+
耳炎差异球菌	0	0	0	+
氢化厌氧球菌	0	+	+	+
解乳厌氧球菌	0	+	+	0
普氏厌氧球菌	0	+	+	0
叉形棍状厌氧菌	0	+	0	0
隐秘杆菌属	+	0	0	+

续表 1

微生物	患病部位[b]			
	呼吸道	消化道（GI）	泌尿生殖道（GU）	皮肤、耳朵和眼睛
奇异菌属	+	0	0	0
芽孢杆菌属	0	+	0	+
粪拟杆菌	+	+	+	+
远端拟杆菌	0	+	0	0
鸡蛋拟杆菌	0	+	0	0
脆弱拟杆菌	+	+	+	0
屎拟杆菌	0	+	0	0
卵形拟杆菌	0	+	0	0
内脏类杆菌	0	+	0	0
多形拟杆菌	+	+	0	+
普通拟杆菌	+	+	+	+
青春双歧杆菌	0	+	0	0
两歧双歧杆菌	0	+	+	0
短双歧杆菌	0	+	+	0
链状双歧杆菌	0	+	+	0
齿双歧杆菌	+	+	+	0
长双歧杆菌	0	+	+	0
沃氏嗜胆菌	+	+	+	0
人芽囊原虫	0	+	0	0
头状芽生裂殖菌	0	0	0	+

续表 2

微生物	患病部位[b]			
	呼吸道	消化道（GI）	泌尿生殖道（GU）	皮肤、耳朵和眼睛
乳酪短杆菌	0	0	0	+
表皮短杆菌	0	0	0	+
洋葱伯克霍尔德菌复合群	+	0	+	+
溶纤维丁酸弧菌	0	+	0	0
简明弯曲菌	+	+	0	+
屈曲弯曲菌	+	+	0	0
纤细弯曲菌	+	+	0	0
空肠弯曲菌	0	+	0	0
直肠弯曲菌	+	+	0	+
昭和弯曲菌	+	+	0	+
白念珠菌	+	+	+	+
光滑念珠菌	+	+	+	+
季也蒙念珠菌	+	+	+	+
乳酒念珠菌	+	+	+	+
克柔念珠菌	+	+	+	+
葡萄牙念珠菌	+	+	+	+
近平滑念珠菌	+	+	+	+
热带念珠菌	+	+	+	+
牙龈二氧化碳嗜纤维菌	+	0	+	+

续表 3

微生物	患病部位[b]			
	呼吸道	消化道（GI）	泌尿生殖道（GU）	皮肤、耳朵和眼睛
嗜二氧化碳颗粒菌	+	0	0	0
溶血二氧化碳噬纤维菌	+	0	0	0
黄褐二氧化碳嗜纤维菌	+	+	+	+
生痰二氧化碳嗜纤维菌	+	0	0	+
人心杆菌	+	0	0	0
牙周百足菌	+	0	0	0
迈氏唇鞭毛虫	0	+	0	0
弗氏柠檬酸杆菌	0	+	0	0
柯氏柠檬酸杆菌	0	+	0	0
梭菌属	0	+	0	0
拥挤棒状杆菌	+	0	0	+
非发酵棒状杆菌	+	0	0	+
无枝菌酸棒状杆菌	0	0	0	+
耳棒状杆菌	0	0	0	+
白喉棒状杆菌	+	0	0	+
硬质棒状杆菌	+	0	0	0

续表 4

微生物	患病部位[b]			
	呼吸道	消化道（GI）	泌尿生殖道（GU）	皮肤、耳朵和眼睛
解葡萄糖苷棒状杆菌	0	0	+	0
杰氏棒状杆菌	0	0	0	+
克氏棒状杆菌	0	0	0	+
麦氏棒状杆菌	0	0	0	+
马氏棒状杆菌	+	0	0	0
微小棒状杆菌	0	0	0	+
丙酸棒状杆菌	+	0	0	0
假白喉棒状杆菌	+	0	0	0
里格利棒状杆菌	0	0	+	0
模拟棒状杆菌	0	0	0	+
纹带棒状杆菌	+	0	0	+
溃疡棒状杆菌	+	0	0	0
解脲棒状杆菌	0	0	+	+
浅白隐球菌	+	0	0	0
人皮肤杆菌	0	0	0	+
西宫皮球菌	0	0	0	+
惰性脱硫单胞菌	0	+	0	0
微生长单胞菌属	0	+	0	0
迟缓埃氏菌	0	+	0	+
啮蚀艾肯菌	+	+	0	+

续表 5

微生物	患病部位[b]			
	呼吸道	消化道（GI）	泌尿生殖道（GU）	皮肤、耳朵和眼睛
微小内蜒阿米巴	0	+	0	0
结肠内阿米巴	0	+	0	0
齿龈内阿米巴	+	0	0	0
哈氏内阿米巴	0	+	0	0
肠杆菌属	0	+	0	0
粪肠球菌	+	+	+	+
屎肠球菌	0	+	0	0
鹑鸡肠球菌	0	+	0	0
絮状表皮癣菌	0	0	0	+
大肠埃希菌	+	+	+	+
弗格森埃希菌	0	+	0	0
赫尔曼埃希菌	0	+	0	0
伤口埃希菌	0	+	0	0
真杆菌属	+	+	0	0
美洲爱文菌	+	0	0	0
大芬戈尔德菌	0	+	+	+
子宫梭形杆菌	+	0	0	0
微生子梭形杆菌	0	+	+	0
死亡梭形杆菌	0	+	0	0
舟形梭形杆菌	0	+	+	0

续表 6

微生物	患病部位[b]			
	呼吸道	消化道（GI）	泌尿生殖道（GU）	皮肤、耳朵和眼睛
坏死梭形杆菌	+	+	0	0
核梭形杆菌	+	0	+	+
牙槽梭形杆菌	+	0	0	0
拉氏梭形杆菌	0	+	0	0
沟梭形杆菌	+	0	0	0
变异梭形杆菌	0	+	0	0
阴道加德纳菌	+	+	+	+
溶血性孪生球菌	+	+	0	+
孪生球菌	+	+	0	+
地丝菌属	+	+	+	+
颗粒链菌属	+	0	0	0
嗜血菌属	+	+	0	+
蜂房哈夫尼亚菌	0	+	0	0
孔兹创伤球菌	0	0	0	+
螺杆菌属	0	+	+	0
金氏菌属	+	0	0	0
克雷伯菌属	+	+	0	+
考克菌属	0	0	0	+
栖息皮肤球菌	0	0	0	+
嗜酸乳杆菌	+	+	+	0

续表 7

微生物	患病部位[b]			
	呼吸道	消化道（GI）	泌尿生殖道（GU）	皮肤、耳朵和眼睛
短乳杆菌	+	0	0	0
干酪乳杆菌	+	0	+	0
纤维乳杆菌	0	0	+	0
发酵乳杆菌	+	+	+	0
罗伊乳杆菌	0	+	0	0
唾液乳杆菌	+	+	0	0
乳球菌属	0	0	+	0
不脱羧莱克勒菌	0	+	0	0
勒米诺菌属	0	0	+	0
口腔纤毛菌	+	0	0	+
明串珠菌属	0	0	+	0
单核细胞增生李斯特菌	+	+	0	+
马拉色菌属	0	0	0	+
埃氏巨球形菌	0	+	0	0
藤黄微球菌	+	0	0	+
里拉微球菌	+	0	0	+
微单胞菌属	+	0	0	0
小孢子菌属	0	0	0	+

续表 8

微生物	患病部位[b]			
	呼吸道	消化道（GI）	泌尿生殖道（GU）	皮肤、耳朵和眼睛
多酸光岗菌	0	+	0	0
短小活动弯曲菌	0	+	+	0
羞怯动弯杆菌	0	+	+	0
威斯康星米勒菌	0	+	0	0
卡他莫拉菌	+	0	0	0
摩氏摩根菌	0	+	0	0
颊支原体	+	0	0	0
咽支原体	+	0	0	0
发酵支原体	+	0	+	0
生殖支原体	+	0	+	0
人型支原体	+	0	+	0
嗜脂支原体	+	0	0	0
口腔支原体	+	0	0	0
穿透支原体	0	0	+	0
肺炎支原体	+	0	0	0
灵长类支原体	0	0	+	
口腔支原体	+	0	0	0
嗜精子支原体	0	0	+	0
灰色奈瑟菌	+	0	0	0
浅黄奈瑟菌	+	0	0	0

续表 9

微生物	患病部位[b]			
	呼吸道	消化道（GI）	泌尿生殖道（GU）	皮肤、耳朵和眼睛
解乳糖奈瑟菌	+	0	0	0
脑膜炎奈瑟菌	+	0	0	+
黏膜奈瑟菌	+	0	0	0
多糖奈瑟菌	+	0	0	0
干燥奈瑟球菌	+	0	+	+
淡黄色奈瑟球菌	+	0	0	+
解脲寡源杆菌	0	0	+	0
尿道寡源杆菌	0	0	+	0
泛菌属	+	+	0	+
贝氏巴斯德菌	0	0	+	0
多杀巴斯德菌	+	0	0	0
狄氏副拟杆菌	+	+	+	0
人五鞭毛虫	0	+	0	0
黑色消化球菌	0	0	+	+
不解糖嗜胨菌	0	+	+	+
嗜泪胨菌	+	0	0	0
厌氧消化链球菌	+	+	0	0
延展消化链球菌	0	+	0	0
阴道链球菌	0	0	+	+
不解糖卟啉单胞菌	0	+	+	0

续表 10

微生物	患病部位[b]			
	呼吸道	消化道（GI）	泌尿生殖道（GU）	皮肤、耳朵和眼睛
卡托氏卟啉单胞菌	+	0	0	0
牙髓卟啉单胞菌	+	0	0	0
牙龈卟啉单胞菌	+	0	0	+
二路普雷沃菌	0	0	+	0
颊普雷沃菌	+	0	0	0
口颊普雷沃菌	+	0	+	0
人体普雷沃菌	+	0	0	0
牙普雷沃菌	+	0	0	0
栖牙普雷沃菌	+	0	0	0
解糖胨普雷沃菌	0	0	+	0
栖居普雷沃菌	+	0	0	0
解肝素普雷沃菌	+	0	0	0
中间普雷沃菌	+	0	0	0
洛氏普雷沃菌	+	0	+	0
产黑色普雷沃菌	+	0	+	0
变黑普雷沃菌	+	0	0	0
口腔普雷沃菌	+	0	+	0
口普雷沃菌	+	0	0	0
龈炎普雷沃菌	+	0	0	0
坦纳氏普雷沃菌	+	0	0	0

续表 11

微生物	患病部位[b]			
	呼吸道	消化道（GI）	泌尿生殖道（GU）	皮肤、耳朵和眼睛
真口普雷沃菌	+	0	+	0
谭氏普雷沃菌	+	0	0	0
痤疮丙酸杆菌	+	+	+	+
贪婪丙酸杆菌	0	0	0	+
颗粒丙酸杆菌	0	0	0	+
丙酸丙酸杆菌	+	0	0	0
无害丙酸杆菌	0	0	0	+
奇异变形杆菌	0	+	+	+
潘氏变形杆菌	0	+	+	0
普通变形杆菌	0	+	+	0
雷氏普鲁威登菌	0	+	0	0
斯氏普鲁威登菌	0	+	0	0
铜绿假单胞菌	+	+	0	0
肠内滴虫	0	+	0	0
龋齿罗斯菌	+	0	0	0
黏滑罗斯菌	+	+	+	+
瘤胃球菌属	0	+	0	0
酵母菌属	+	+	+	0
月形单胞菌属	+	0	0	0
液化沙雷菌	0	+	0	0

续表 12

微生物	患病部位[b]			
	呼吸道	消化道（GI）	泌尿生殖道（GU）	皮肤、耳朵和眼睛
黏质沙雷菌	0	+	0	0
芳香沙雷菌	0	+	0	0
金黄色葡萄球菌	+	+	+	+
耳葡萄球菌	0	0	0	+
头葡萄球菌	0	0	0	+
葡萄球菌	0	0	0	+
表皮葡萄球菌	+	+	+	+
溶血葡萄球菌	0	0	+	+
人葡萄球菌	0	0	0	+
里昂葡萄球菌	0	0	0	+
巴氏葡萄球菌	0	0	0	+
解糖葡萄球菌	0	0	0	+
腐生葡萄球菌	0	+	+	+
模仿葡萄球菌	0	0	0	+
木糖葡萄球菌	0	0	0	+
华纳葡萄球菌	0	0	0	+
念珠状链杆菌	+	0	0	0
无乳链球菌	0	+	+	+
咽峡炎链球菌	+	+	+	0
牛链球菌	0	+	0	0

续表 13

微生物	患病部位[b]			
	呼吸道	消化道（GI）	泌尿生殖道（GU）	皮肤、耳朵和眼睛
星座链球菌	+	+	+	0
仓鼠链球菌	+	0	0	0
嵴链球菌	+	0	0	0
停乳链球菌	+	+	0	0
类马链球菌	+	0	0	0
戈登链球菌	+	+	0	+
中间链球菌	+	+	+	0
缓症链球菌	+	+	+	+
变异链球菌	+	+	0	0
口腔链球菌	+	0	0	0
副血液链球菌	+	0	0	0
肺炎链球菌	+	+	0	+
化脓性链球菌	+	0	0	+
唾液链球菌	+	0	0	0
血液链球菌	+	+	0	+
龋齿链球菌	+	0	0	0
前庭链球菌	+	0	0	0
溶糊精琥珀酸弧菌	0	+	0	0
极尖组织菌	0	+	0	0
齿垢密螺旋体	+	0	0	0

续表 14

微生物	患病部位[b]			
	呼吸道	消化道（GI）	泌尿生殖道（GU）	皮肤、耳朵和眼睛
密螺旋体	+	0	0	0
微小密螺旋体	0	0	+	0
蚀疮溃疡密螺旋体	0	0	+	0
屈曲密螺旋体	0	0	+	0
索氏密螺旋体	+	0	0	0
文氏密螺旋体	+	0	0	0
口腔毛滴虫	+	0	0	0
毛癣菌属	0	0	0	0
毛孢子菌属	0	0	0	+
耳炎苏黎士菌	0	0	0	+
微小脲原体	0	0	+	0
解脲脲原体	+	0	+	0
韦荣球菌属	+	+	0	0
有毒威克斯菌	0	0	+	0

[a] 改编自 Murray PR，人类微生物群（*Human microbiota*）第 295-306；Collier L，Balows A 和 Sussman M（编者），《Toley 和 Wilsons 微生物学和微生物感染》（*Topley & Wilsons Microbiology and Microbial Infects*），第 9 版，Arnold，伦敦，1998 年；人类微生物组计划联盟，Nature，2012，486：207-214。

[b] 呼吸道：包括鼻咽和口咽；GI（gastrointestinal tract）：消化道；GU（genitourinary tract）：泌尿生殖道；+：普遍存在；0：通常不会在健康个体中出现。

表 2-2　医学上重要疾病的节肢动物宿主[a]

节肢动物	病原体	疾病
甲壳纲		
十足目（即小龙虾）	并殖吸虫属	肺吸虫病
	裂头绦虫	裂头绦虫病
桡足类（即甲壳类）	麦地那龙线虫	麦地那龙线虫病
	棘颚口线虫	棘颚口线虫病
昆虫纲		
虱目		
螨虫（即虱子）	普氏立克次体	地方性斑疹伤寒
	五日热巴尔通体	战壕热
	回归热疏螺旋体	流行性回归热
蚤目（即跳蚤）		
客蚤属，病蚤属	鼠疫耶尔森菌	瘟疫
	斑疹伤寒立克次体	地方性斑疹伤寒
	缩小膜壳绦虫	鼠绦虫
蚤属	鼠疫耶尔森菌	瘟疫
栉头蚤属	犬复孔绦虫	犬绦虫病
半翅目		
攀锥蝽属，红猎蝽属，锥猎蝽属（即接吻虫）	克氏锥虫	恰加斯病
双翅目（即苍蝇）		

续表 1

节肢动物	病原体	疾病
伊蚊	吴策线虫属、布鲁线虫属	丝虫病
	黄病毒	登革热、黄热病、寨卡病
	其他虫媒病毒	脑炎
按蚊	疟原虫属	疟疾
	吴策线虫属、布鲁线虫属	丝虫病
	虫媒病毒	脑炎
库蚊	吴策线虫属	丝虫病
	虫媒病毒	脑炎
库蠓属	曼森线虫属	丝虫病
舌蝇属	布氏锥虫	非洲锥虫病
斑虻属	罗阿丝虫	罗阿丝虫病
	土拉热弗朗西丝菌	兔热病
蚋属	盘尾丝虫	盘尾丝虫病
	奥氏曼森线虫	丝虫病
白蛉属、罗蛉属	利什曼原虫	利什曼病
	巴尔通体属	巴尔通体病
	白蛉病毒属	白蛉热
蛛形纲		
蜱螨亚纲(蜱)		
硬蜱属	伯氏疏螺旋体	莱姆病
	嗜吞噬细胞无形体	无形体病
	康氏立克次体	立克次体斑疹热
	巴贝虫属	巴贝虫病

续表 2

节肢动物	病原体	疾病
矩头蜱属	立式立克次体	落基山斑疹热
	土拉热弗朗西丝菌	兔热病
	科罗拉多蜱传热病毒	科罗拉多蜱传热
	黄病毒	鄂木斯克出血热
钝眼蜱属	立式立克次体	落基山斑疹热
	土拉热弗朗西丝菌	兔热病
	查菲埃立克体	人单核细胞埃立克体病
亚洲璃眼蜱	内罗病毒	克里米亚 – 刚果出血热
	康氏立克次体	南欧斑疹热
	立氏立克次体	落基山斑疹热
钝缘蜱	疏螺旋体	回归热
蜱螨亚纲（螨）		
纤恙螨属	恙虫病东方体	恙虫病
拟脂刺螨属	小蛛立克次体	立克次体痘

[a] 改编自 Jorgensen JH，Pfaller MA，Carroll KC，Funke G，Landry ML，Richter SS，Warnock DW（编者），《临床微生物学手册》（*Manual of Clicinal Microbiology*），第 11 版，ASM 出版社，华盛顿哥伦比亚特区，2015 年。

表 2-3　真菌病原体及地理分布

真菌	人体部位	地理分布	环境宿主
酵母菌			
念珠菌属	累及身体任何部位的机会致病菌，与皮肤黏膜共生	全球	植物、哺乳动物的消化道
新型隐球菌	主要累及肺和中枢神经系统的机会致病菌；其他身体部位也可能被感染	全球	最常见于鸽子和其他鸟类的粪便以及被这些粪便污染的土壤
格特隐球菌	非传染性的主要肺部疾病。对疾病有免疫活性	全球	树胶和各种树木
其他隐球菌	很少引发与疾病有关的机会致病菌	全球	
头状芽生裂殖菌	全身感染中罕见的机会致病菌	全球，但最常见于南欧	夏季炎热干燥，冬季温和潮湿的气候
地丝菌属	全身感染中罕见的机会致病菌	全球	广泛分布于环境、土壤、沙滩、乳制品

马拉色菌属	累及皮肤表面（花斑癣、特应性皮炎、毛囊炎）和全身（与脂质治疗相关）的机会致病菌	全球	恒温哺乳动物的皮肤
假酵母菌属	真菌血症的机会致病菌	全球	植物
红酵母属	全身感染中不常见的机会致病菌	全球	潮湿的皮肤、浴帘、浴缸灌浆、牙刷
毛孢子菌属	累及头部、腋下和小腿部毛发（白毛结节病）的机会致病菌;免疫功能低下患者的全身感染	全球	土壤、动物
耶氏（卡氏）肺孢子菌	主要累及呼吸道的机会致病菌	全球	哺乳动物的肺

续表 1

真菌	人体部位	地理分布	环境宿主
双态真菌			
皮炎芽生菌	芽生菌主要引起肺部感染，可传播至皮肤(皮肤和皮下病变)、泌尿生殖道、骨骼和中枢神经系统	美国俄亥俄州和密西西比河谷，以及密苏里河和阿肯色河流域；加拿大南部、南美洲和非洲部分地区	可能是土壤（存在争议）
粗球孢子菌、波萨球孢子菌	球孢子菌主要引起肺部感染，可传播到皮肤、骨骼、关节、淋巴结、肾上腺和中枢神经系统	美国西南部、墨西哥西北部、阿根廷和中南美洲	土壤、炎热的环境和半干旱地区
荚膜组织胞浆菌	组织胞浆菌主要引起肺部感染，可传播到中枢神经系统、肾上腺、皮肤黏膜表面和其他组织	温带、热带和亚热带地区，特别是俄亥俄州、密苏里州和密西西比河谷、加拿大南部，以及中南美洲	被鸟类和蝙蝠的粪便污染的土壤
荚膜组织胞浆菌杜波变种	可引起非洲组织胞浆菌病；肺部感染较少见，皮肤和骨骼更易受累	中非（20° N 和 20° S 之间）	

巴西副球孢子菌	副球孢子菌主要引起肺部感染（南美芽生菌病），常传播到鼻子和口腔，不太常见于淋巴结、脾脏、肝脏、胃肠道和肾上腺	中美洲和南美洲	很少从环境、土壤、动物肠道中分离出来
马尔尼菲篮状菌（青霉菌）	累及骨、皮肤、肺、淋巴结、泌尿生殖道和胃肠道、中枢神经系统和其他组织的播散性感染	泰国北部、老挝、缅甸和中国东南部的多山省份	未知
申克孢子丝菌	累及皮肤和皮下组织的孢子丝菌病，通常通过淋巴管传播到淋巴结，很少传播到其他内脏	全球，主要存在于土壤和腐烂的植物中	植物、土壤、腐烂的有机物
皮肤真菌			
絮状表皮癣菌	指甲和皮肤感染，特别是腹股沟和足部感染	全球	人类

续表 2

真菌	人体部位	地理分布	环境宿主
奥杜盎小孢子菌	小儿头皮感染；成人很少感染	全球，但主要在非洲（尼日利亚）、东欧和海地；很少在北美或西欧	人类
犬小孢子菌	儿童头皮感染，胡须和无毛皮肤感染，不分年龄	全球	猫和狗
铁锈色小孢子菌	头皮感染	非洲、东亚、东欧	人类
石膏样小孢子菌	头皮和无毛皮肤感染	全球	土壤和小型啮齿动物
桃色小孢子菌	头皮、无毛皮肤和足部感染	全球	小型啮齿动物
威尼克暗色环痕霉（外瓶霉）	手掌感染（掌黑癣），偶尔也会感染脚背	中美洲和南美洲、非洲和亚洲的热带地区；美国东南部	水、腐烂的植物
何德毛结节菌	头皮感染（黑色毛结节菌病）；偶发于胡须、腋毛或阴毛	非洲、亚洲和中南美洲的热带地区	土壤

同心性毛癣菌	感染无毛皮肤	西南太平洋岛屿、东南亚、中南美洲	人类
麦格尼毛癣菌	感染无毛皮肤、头皮和胡须	欧洲（特别是葡萄牙、西班牙和撒丁岛），非洲国家布隆迪；西半球罕见	人类
须癣毛癣菌	感染全身表面，包括指甲、头发和（特别是）脚	全球	人类和小型哺乳动物
红色毛癣菌	皮肤和指甲感染（最常见的致病性皮肤癣菌）	全球	人类
许兰毛癣菌	头皮（黄癣）感染，偶尔感染指甲和皮肤	主要在欧亚大陆和非洲	人类
苏丹毛癣菌	头皮和头发感染	中非和西非	人类
断发毛癣菌	头皮感染（最常见的病原体），以及皮肤和指甲感染	全球，特别是在美国和拉丁美洲	人类

续表 3

真菌	人体部位	地理分布	环境宿主
疣状毛癣菌	头皮、胡须、指甲和其他皮肤表面感染	全球分布	牛和马
紫色毛癣菌	头皮及无毛皮肤、指甲和脚底感染	北非、中东、欧洲、南美洲和墨西哥	人类
毛霉目菌病			
雅致囊托霉	外伤性毛霉菌病的罕见原因	全球	在环境中无处不在，土壤、植物、腐烂的有机物质
伞枝横梗霉（犁头霉）	肺部感染，以及皮肤、脑膜和肾脏感染	全球	
蛙生蛙粪霉	四肢、胸部、背部或臀部的皮下毛霉病	全球	
冠状耳霉菌	鼻黏膜皮下毛霉病，扩散到邻近组织	全球，主要在热带和亚热带地区	

灰小克银汉霉	肺或播散性毛霉病的罕见病因	主要发生在地中海或亚热带地区	
毛霉属真菌	播散性毛霉病的罕见病因	全球	
微小根毛霉	肺部、播散性或皮肤毛霉病	全球	
根霉属真菌	侵袭性毛霉病的主要原因，特别是从鼻咽部扩散到大脑。米根霉菌最常见	全球	
顶孢霉	鼻脑毛霉病的偶发原因，以及骨、皮肤和皮下组织受累	全球	
真菌性足菌肿			
枝顶孢属（镰状枝顶孢、基利枝顶孢、瑞塞菲枝顶孢）	足菌肿（镰状枝顶孢是美国第二大常见致病菌）	印度、泰国、美国、非洲、罗马尼亚、委内瑞拉、巴西	环境、土壤、植物

续表 4

真菌	人体部位	地理分布	环境宿主
弯孢霉属(膝曲弯孢霉，新月弯孢霉)	足菌肿（狗身上的膝曲弯孢霉/新月弯孢霉）	美国（膝曲弯孢霉）；塞内加尔（新月弯孢霉）	植物
甄氏外瓶霉	足菌肿；皮下暗色丝孢霉病腹膜炎	美国、欧洲、印度、马来西亚、泰国、阿根廷	水、腐烂的植物
Trematosphaeria（马杜拉）菌属	足菌肿	委内瑞拉、阿根廷、巴拉圭、智利、巴西、英属西印度群岛、印度、扎伊尔(米根霉)；委内瑞拉、阿根廷、罗马尼亚、印度、苏丹、塞内加尔、索马里（分枝杆菌）	土壤、坚硬的植物材料（即荆棘）
罗萨梯新龟甲形菌	足菌肿	澳大利亚、喀麦隆、几内亚、塞内加尔、索马里	

波氏假阿利什霉	足菌肿（美国最常见的病因）	美国、墨西哥、委内瑞拉、阿根廷、乌拉圭、印度、罗马尼亚	
罗麦卢棘壳孢	足菌肿	索马里、塞内加尔、印度、南美洲	
从梗孢科真菌			
曲霉属	烟曲霉、黄曲霉和黑曲霉是最常见的病原体；能够定植，引起侵袭性疾病、中毒或过敏	全球	环境，腐烂的植被、土壤、水、食物和空气
镰刀霉属	茄病镰刀霉、尖孢镰刀霉和串珠镰刀霉是最常见的病原体；导致眼部感染，以及较少见的全身感染、鼻窦炎、皮肤和指甲感染，以及足菌肿	全球	环境，受污染的谷物、水

续表 5

真菌	人体部位	地理分布	环境宿主
拟青霉属	宛氏拟青霉和淡紫拟青霉是最常见的病原体；引起角膜炎，以及较少见的心内膜炎、鼻窦炎、肾炎、肺部感染及皮肤和软组织感染	全球	土壤、腐烂的植物材料
青霉属	除马尔尼菲篮状菌(青霉菌)外，大多数分离株都是污染物	全球	普遍存在于环境中，使食品变质
帚霉属	短帚霉是最常见的病原体，也是一种常见的实验室污染物；脚趾甲和（不太常见的）手指甲感染	全球	土壤、昆虫
暗色真菌			
链格孢属	骨骼、皮肤、耳、眼、鼻窦和泌尿道的暗色丝孢霉病（该属和其他暗色真菌经常作为实验室污染物被分离出来）	全球	植物、土壤

离蠕孢属	暗色丝孢霉病、鼻窦、眼、骨骼、皮肤、中枢神经系统。机会性常见污染物	全球	植物
枝孢霉属	常见污染物	全球	土壤、植物
枝孢瓶霉属（斑替枝孢瓶霉和卡氏枝孢霉）	嗜神经病，死亡率高（斑替枝孢瓶霉）色芽生菌病（卡氏枝孢霉）	全球，最常见于热带和亚热带地区	土壤、植物

[a] 改编自 Jorgensen JH，Pfaller MA，Carroll KC，Funke G，Landry ML，Richter SS，Warnock DW（编者），《临床微生物学手册》，第 11 版，ASM 出版社，华盛顿哥伦比亚特区，2015 年。

表 2-4　寄生虫病原体及地理分布

寄生虫	人体部位	地理分布
原生动物：阿米巴		
棘阿米巴	脑、皮肤、眼、肺	全球
狒狒巴拉姆希阿米巴	脑、CSF[a]	全球
微小内蜒阿米巴	结肠和盲肠腔	全球
孟加拉国阿米巴	最新发现，可能与其他内阿米巴属相同	未知
迪斯帕内阿米巴	结肠和盲肠腔；肠外部位包括肝、肺、脑、皮肤	全球
哈氏内阿米巴	结肠和盲肠腔	全球
齿龈内阿米巴	口腔	全球
结肠内阿米巴	结肠和盲肠腔	全球
波列基内阿米巴	结肠和盲肠腔	全球
布氏嗜碘阿米巴	结肠和盲肠腔	全球
福氏耐格里阿米巴	脑、CSF	全球

原生动物：鞭毛虫		
迈氏唇鞭毛虫	主要在大肠	全球
脆弱双核阿米巴	结肠	全球
蓝氏贾第鞭毛虫（又名小肠贾第鞭毛虫或十二指肠贾第鞭毛虫）	十二指肠、小肠	全球
恰氏利什曼原虫、杜氏利什曼原虫、婴儿利什曼原虫	内脏利什曼病：骨髓中的内鞭毛体或从脾脏、淋巴结或肝脏中抽吸	恰氏利什曼原虫分布在中南美洲；杜氏利什曼原虫分布在中国、印度、中东和非洲；婴儿利什曼原虫分布于北非、西南亚、地中海、欧洲和中南美洲
热带利什曼原虫、巴西利什曼原虫、硕大利什曼原虫及其他利什曼原虫	皮肤利什曼病：皮肤病变中的无鞭毛体	全球许多物种
Waltoni 利什曼原虫	皮肤利什曼病	多米尼加共和国
人毛滴虫（毛滴虫属）	盲肠	全球
口腔毛滴虫	口腔	全球

续表 1

寄生虫	人体部位	地理分布
阴道毛滴虫	阴道、尿道、前列腺、附睾	全球
布氏冈比亚锥虫	血液、CSF、脑、淋巴结和脾脏中的锥鞭毛体	撒哈拉沙漠以南的中西部非洲
布氏罗得西亚锥虫	与布氏冈比亚锥虫一样	撒哈拉沙漠以南的中东部非洲
克氏锥虫	血液中的锥鞭毛体；心肌和平滑肌、神经胶质细胞和吞噬细胞假性包囊中的无鞭毛体和上鞭毛体	从美国南部南至阿根廷
原生动物：纤毛虫		
结肠小袋纤毛虫	结肠	广泛分布于温带和温暖气候
原生动物：顶复门原虫		
巴贝虫属	红细胞寄生虫	北美和欧洲的田鼠巴贝虫；其他物种(例如分歧巴贝虫、马巴贝虫)在全球热带和亚热带均有分布
微小隐孢子虫	肠上皮细胞的细胞内寄生虫，也在呼吸道和胆道系统中	全球

小隐孢子虫	最新发现，可能与其他隐孢子虫相同	非洲和亚洲
卡耶塔环孢子虫	空肠肠细胞内寄生虫	北美洲、中美洲和南美洲；加勒比海、非洲、东南亚、东欧和西欧、澳大利亚
贝氏等孢子虫（等孢球虫）	十二指肠和空肠细胞内寄生虫	全球
恶性疟原虫	环状形式和配子体感染异种红细胞；外周血中不常见的滋养体和裂殖体；无持续性红细胞外期	广泛分布于热带和亚热带，特别是非洲和亚洲；除中美洲和加勒比地区外，所有地区均报告了对氯喹耐药
诺氏疟原虫	早期滋养体呈精致的环状，偶有双染色质点；晚期滋养体类似于疟原虫，形成条带	东南亚，最常见于马来西亚和泰国
三日疟原虫	滋养体、裂殖体和配子体寄生于成熟的红细胞；没有持续的红细胞外期，但低水平的寄生虫血症可以持续数年	分布于热带和亚热带（例如热带非洲、印度、缅甸、斯里兰卡、马来西亚、印度尼西亚），但比其他疟原虫少见

续表 2

寄生虫	人体部位	地理分布
卵形疟原虫	滋养体、裂殖体和配子体寄生于网织红细胞；休眠体持续存在于肝实质细胞中	分布于热带非洲（特别是西非）、新几内亚、菲律宾；东南亚也有报道
间日疟原虫	红细胞中的滋养体、裂殖体和配子体，以网织红细胞为主；休眠体持续存在于肝实质细胞中	全球；温带地区的主要物种：在西非等热带地区较少见；在印度尼西亚、巴布亚新几内亚、缅甸和圭亚那报告过对氯喹耐药
肉孢子虫属	肠上皮细胞内寄生虫；骨骼肌和心肌中的包囊	全球
刚地弓形虫	骨骼肌、心肌、脑中的包囊；血液、CSF、眼液、支气管肺泡灌洗液中的速殖子	全球
线虫		
十二指肠钩口线虫	成人：小肠；卵：粪便	南欧、北非、中国、印度、日本

广州管圆线虫（管圆线虫）	幼儿和年轻人的 CSF 中	泰国、塔希提岛、中国台湾、印度尼西亚、夏威夷；在古巴、中美洲和美国路易斯安那州不太常见
哥斯达黎加管圆线虫（管圆线虫）	成虫：末端肠梗阻、盲肠、结肠、区域淋巴结、肠系膜动脉；幼虫和虫卵：周围组织中	中美洲和南美洲
异尖线虫属	幼虫：胃壁或肠壁；偶尔在肠外部位	全球消费生鱼的地方
似蚓蛔线虫	成虫：小肠；幼虫：小肠、肝、肺；卵：粪便	全球（特别是在温暖潮湿的地区）
马来布鲁线虫	成虫：淋巴系统；微丝蚴：血液	东南亚、菲律宾、韩国、中国南部、印度
帝汶布鲁线虫	成虫：淋巴系统；微丝蚴：血液	印度尼西亚东部群岛的小巽他群岛
肝毛细线虫	成虫：肝脏	全球

续表 3

寄生虫	人体部位	地理分布
菲律宾毛细线虫	成虫：肠；卵：粪便；幼虫：偶尔在粪便中发现	菲律宾、泰国、日本、中国台湾、埃及、伊朗、哥伦比亚
犬恶丝虫	幼虫：存在于肺结节中	全球热带、亚热带和暖温带地区；美国南部沿海和东南部
麦地那龙线虫	成虫：可导致皮肤病变	全球
蠕形住肠线虫	成虫：盲肠、阑尾、结肠、直肠；虫卵：沉积在肛周区域	全球
真圆线虫属	成虫：腹腔、肠道	世界上食用生鱼的地方（罕见）
颚口虫属	幼虫：组织	中国、菲律宾、泰国、日本
罗阿丝虫	成虫：皮下组织；微丝蚴：血液	撒哈拉沙漠以南中非和西非的赤道雨林
奥氏曼森线虫	成虫：皮下组织；微丝蚴：血液	中美洲（例如墨西哥、巴拿马）和南美洲北部、西印度群岛
常见曼森线虫	成虫：腹腔、肠系膜、腹膜组织；微丝蚴：血液	撒哈拉沙漠以南的西非和中非，南美洲，一些加勒比岛屿

链尾曼森线虫	成虫：皮下组织；微丝蚴：皮肤切片	中非和西非的雨林（例如扎伊尔、加纳、尼日利亚、喀麦隆）
美洲板口线虫	成虫：小肠；虫卵：粪便	西半球、中南非、南亚、印度、美拉尼西亚、波利尼西亚
盘尾丝虫	成虫：皮下结节；微丝蚴：皮肤切片；偶尔在血或尿中	撒哈拉沙漠以南的西非和中非；也门、中美洲（墨西哥南部、危地马拉）、南美洲（委内瑞拉、哥伦比亚、厄瓜多尔、巴西）
粪类圆线虫	成虫：小肠；幼虫：粪便	全球（特别是在温暖潮湿的地区）
弓首线虫	内脏幼虫移行症；在各种组织中发现幼虫，包括肝脏、眼睛和中枢神经系统	全球（特别是在温暖潮湿的地区）
旋毛虫	成虫：肠；幼虫：肌肉组织中的包囊	全球（主要在欧洲和北美；在热带国家不太常见）
毛圆线虫	成虫：小肠；卵：粪便	全球（与食草动物有关）
毛首鞭形线虫	成虫：大肠、盲肠、阑尾；卵：粪便	全球（特别是在温暖潮湿的地区）

续表 4

寄生虫	人体部位	地理分布
班氏吴策线虫	淋巴系统；微丝蚴：血液	广泛分布于热带和亚热带（印度、孟加拉国、中国、印度尼西亚、马来西亚、巴布亚新几内亚、菲律宾、斯里兰卡、泰国、越南、南太平洋岛屿、非洲、埃及、哥斯达黎加、巴西、西印度群岛）
吸虫		
华支睾吸虫	成虫：胆管；虫卵：粪便	中国、中国台湾、日本、韩国、越南
枪状双腔吸虫	成虫：胆管；虫卵：粪便	欧洲、前苏联、北非、亚洲北部、远东、西半球
圆圃棘口吸虫	成虫：小肠；虫卵：粪便	东南亚
肝片吸虫	成虫：胆管；虫卵：粪便	世界范围内（特别是在养羊国家）
布氏姜片吸虫	成虫：小肠；虫卵：粪便	中国、泰国、印度尼西亚、印度、孟加拉国、柬埔寨、缅甸、越南

人拟腹盘吸虫	成虫：盲肠、结肠；虫卵：粪便	印度、东南亚、前苏联
异形异形吸虫	成虫：小肠；虫卵：粪便	尼罗河三角洲、土耳其、东亚和东南亚
横川后殖吸虫	成虫：小肠；虫卵：粪便	中国、日本、东南亚、巴尔干国家
结合次睾吸虫	成虫：小肠；虫卵：粪便	北美洲西北部
鲑隐孔吸虫	成虫：小肠；虫卵：粪便	北美洲西北部
汉城新双穴吸虫	成虫：小肠；虫卵：粪便	东南亚
后睾吸虫属	成虫：胆管；虫卵：粪便	麝猫后睾吸虫：泰国、老挝；猫肝吸虫：东欧、前苏联
肺吸虫	成虫：肺实质；偶尔在腹壁、结缔组织和器官中；皮下组织；脑；虫卵：粪便或痰	中国、日本、韩国；拉丁美洲、东南亚、非洲的其他物种
彭氏显茎吸虫	成虫：小肠；虫卵：粪便	东南亚
莫氏前肠腺吸虫	成虫：小肠；虫卵：粪便	东南亚

续表 5

寄生虫	人体部位	地理分布
前肠异形吸虫	成虫：小肠；虫卵：粪便	东南亚
埃及血吸虫	成虫：膀胱和直肠静脉丛；虫卵：膀胱壁或直肠活检，粪便	非洲、马达加斯加、阿拉伯半岛、伊拉克、伊朗、叙利亚、黎巴嫩、土耳其、印度
日本血吸虫	成虫：小肠静脉丛；虫卵：粪便，直肠活检	中国、菲律宾、印度尼西亚、泰国
曼氏血吸虫	成虫：结肠和下回肠的静脉丛；肝门脉系统；虫卵：粪便，直肠活检	非洲、马达加斯加、阿拉伯半岛、加勒比群岛，包括波多黎各、南美洲（巴西、苏里南、委内瑞拉）
湄公血吸虫	成虫：小肠静脉丛；虫卵：粪便，直肠活检	老挝、柬埔寨、泰国
绦虫		
阔节裂头绦虫	成虫：小肠；虫卵和节片：粪便	北欧、波罗的海国家、北美、日本冷湖中的鱼绦虫；在阿拉斯加、秘鲁和日本发现的其他物种

犬复孔绦虫	成虫：小肠；虫卵和节片：粪便	全球（狗绦虫）
细粒棘球绦虫	单房棘球蚴病；幼虫在任何组织中形成包囊，包括肝、肺和脑	养羊国家（例如澳大利亚、新西兰、非洲南部、南美洲南部）；欧洲、北美和东方的部分地区
多房棘球绦虫	多房刺球蚴病；幼虫在任何组织中形成包囊，尤其是肝脏	北欧、日本、中国、印度、北美（阿拉斯加、加拿大、美国中西部北部）
伏氏棘球绦虫		拉丁美洲
缩小膜壳绦虫	成虫：小肠；虫卵：粪便	全球（鼠绦虫）
微小膜壳绦虫	成虫：小肠；虫卵：粪便	全球（矮绦虫）
曼氏迭宫绦虫	幼虫迁移到大脑	中国、日本、韩国、越南
曼氏裂头绦虫	幼虫在皮下组织中迁移	美国

续表 6

寄生虫	人体部位	地理分布
多头带绦虫	幼虫在皮下组织、肌肉、眼睛和中枢神经系统中形成包囊	养羊国家
牛带绦虫	成虫：小肠；虫卵和节片：粪便	全球（牛带绦虫）
猪带绦虫	成虫：小肠；虫卵和节片：粪便；幼虫（猪囊尾蚴）在脑和肌肉等各种组织中形成包囊	全球（猪带绦虫），特别是在中欧国家、墨西哥、拉丁美洲、印度、中国

[a]CSF（cerebro spinal fluid）：脑脊液。

人类病原微生物

骨和关节感染

关节炎

细菌

淋病奈瑟菌

金黄色葡萄球菌

伯氏疏螺旋体

布鲁菌属

铜绿假单胞菌

多杀巴斯德菌

啮蚀艾肯菌

念珠状链杆菌

人型支原体

解脲脲原体

海分枝杆菌（和其他分枝杆菌属）

金氏菌（儿童）

病毒

风疹病毒

乙型肝炎病毒

流行性腮腺炎病毒

淋巴细胞性脉络丛脑膜炎病毒

人类细小病毒 B19

人类免疫缺陷病毒

基孔肯亚病毒

登革病毒

真菌

申克孢子丝菌

念珠菌属

粗球孢子菌

骨髓炎

细菌

金黄色葡萄球菌（和其他葡萄球菌属）

乙型溶血性链球菌

肺炎链球菌

大肠埃希菌

沙门菌属（和其他肠杆菌科）

铜绿假单胞菌

结核分枝杆菌（和其他分枝杆菌属）

真菌

念珠菌属

曲霉属

新型隐球菌

皮炎芽生菌

粗球孢子菌

心血管感染

心内膜炎

细菌

金黄色葡萄球菌（和其他葡萄球菌属）

链球菌、甲型溶血性链球菌（主要是轻型链球菌、

唾液链球菌、血链球菌和变异链球菌）
牛链球菌群（尤其是解没食子酸盐链球菌解没食子酸亚种）
肺炎链球菌
缺陷乏养球菌
毗邻颗粒链菌
黏滑罗斯菌
肠球菌属（主要是粪肠球菌和屎肠球菌）
HACEK 组细菌
　副流感嗜血杆菌
　伴放线放线杆菌
　嗜沫凝聚杆菌（以前称为嗜沫嗜血杆菌）
　副乳聚集杆菌
　人心杆菌
　啮蚀艾肯菌
　金氏菌
沙门菌属
沙雷菌（和其他肠道革兰氏阴性杆菌）
铜绿假单胞菌
布鲁菌属
巴尔通体（主要是汉赛巴尔通体）
棒状杆菌属（主要在受损或人工瓣膜中）
猪红斑丹毒丝菌
贝纳柯克斯体
鹦鹉热嗜衣原体

真菌

念珠菌属（近平滑念珠菌、白念珠菌、热带念珠菌等）

曲霉属

荚膜组织胞浆菌

心肌炎

细菌

白喉棒状杆菌

产气荚膜梭菌

化脓性链球菌

伯氏疏螺旋体

脑膜炎奈瑟菌

金黄色葡萄球菌

沙门菌属

肺炎支原体

衣原体属（肺炎衣原体和鹦鹉热嗜衣原体）

立氏立克次体

恙虫病东方体

病毒

柯萨奇病毒 A 组和 B 组

埃可病毒

脊髓灰质炎病毒

流行性腮腺炎病毒

麻疹病毒

甲型和乙型流感病毒

疱疹病毒组

腺病毒
黄病毒
沙粒病毒

真菌
曲霉属
念珠菌属
新型隐球菌

寄生虫
锥体虫属
旋毛虫
刚地弓形虫

心包炎

细菌
肺炎链球菌
金黄色葡萄球菌
奈瑟菌属（主要是脑膜炎奈瑟菌和淋病奈瑟菌）
肺炎支原体
结核分枝杆菌（和其他分枝杆菌属）

病毒
柯萨奇病毒 A 组和 B 组
埃可病毒
腺病毒
流行性腮腺炎病毒
甲型和乙型流感病毒
疱疹病毒组

真菌
- 荚膜组织胞浆菌
- 粗球孢子菌
- 皮炎芽生菌
- 新型隐球菌
- 念珠菌属
- 曲霉属

寄生虫
- 弓形虫属
- 溶组织内阿米巴
- 血吸虫属

脓毒症

细菌
- 金黄色葡萄球菌（和其他葡萄球菌属）
- 肠杆菌科（通常：大肠埃希菌、克雷伯菌属、肠杆菌属、奇异变形杆菌、沙雷菌属、柠檬酸杆菌属、沙门菌属）
- 肠球菌属（主要是粪肠球菌和屎肠球菌）
- 肺炎链球菌
- 铜绿假单胞菌
- 乙型溶血性链球菌（主要是A群、B群、C群和F群）
- 甲型溶血性链球菌群
- 不动杆菌属
- 鸟分枝杆菌复合群
- 结核分枝杆菌

真菌

白念珠菌

光滑念珠菌

近平滑念珠菌

热带念珠菌

克柔念珠菌

新型隐球菌

毛孢子菌属

马拉色菌属

荚膜组织胞浆菌

镰刀霉属

输血相关脓毒症

细菌

小肠结肠炎耶尔森菌

凝固酶阴性葡萄球菌属

荧光假单胞菌或恶臭假单胞菌

沙门菌属

黏质沙雷菌（和其他肠杆菌科）

空肠弯曲菌

梅毒螺旋体

蜡样芽孢杆菌

疏螺旋体属

病毒

肝炎病毒（主要是甲型、乙型、丙型和丁型）

巨细胞病毒

EB 病毒
人类免疫缺陷病毒
人 T 细胞白血病病毒
人类细小病毒 B19
科罗拉多蜱传热病毒

寄生虫
疟原虫属
田鼠巴贝虫
刚地弓形虫
克氏锥虫
利什曼原虫

化脓性血栓性静脉炎

细菌
金黄色葡萄球菌
克雷伯菌（和其他肠杆菌科）
铜绿假单胞菌
肠球菌属（主要是粪肠球菌和屎肠球菌）
拟杆菌
胎儿弯曲菌

真菌
念珠菌属
马拉色菌属

中枢神经系统感染

急性脑膜炎

细菌

大肠埃希菌（新生儿）
无乳链球菌（B 群）（新生儿和老年人）
肺炎链球菌
脑膜炎奈瑟菌
单核细胞增生李斯特菌（新生儿和老年人）
流感嗜血杆菌（后疫苗时代罕见）
其他革兰氏阴性杆菌（如克雷伯菌属和假单胞菌属）
金黄色葡萄球菌（和其他葡萄球菌属）（分流、神经外科手术）
痤疮丙酸杆菌（分流、神经外科手术）
诺卡菌属
梅毒螺旋体
伯氏疏螺旋体
钩端螺旋体属
结核分枝杆菌
鸟分枝杆菌复合群及其他分枝杆菌属
立克次体属
恙虫病东方体
埃立克体属

病毒

肠道病毒（埃可病毒和柯萨奇病毒 A 组和 B 组）
环状病毒（科罗拉多蜱传热病毒）
流行性腮腺炎病毒
麻疹病毒
腺病毒

单纯疱疹病毒

人类免疫缺陷病毒

真菌

新型隐球菌（HIV 感染者）

格特隐球菌

荚膜组织胞浆菌

粗球孢子菌

念珠菌属

寄生虫

福氏耐格里阿米巴

弓蛔属

棘阿米巴

广州管圆线虫

慢性脑膜炎

细菌

布鲁菌属

伯氏疏螺旋体

梅毒螺旋体

结核分枝杆菌（和其他分枝杆菌属）

诺卡菌属

真菌

粗球孢子菌

荚膜组织胞浆菌

新型隐球菌

申克孢子丝菌

寄生虫

棘阿米巴

广州管圆线虫

脑炎

细菌

单核细胞增生李斯特菌

梅毒螺旋体

钩端螺旋体属

放线菌属

诺卡菌属

疏螺旋体属（与莱姆病和回归热有关）

立式立克次体

贝纳柯克斯体

肺炎支原体

结核分枝杆菌

病毒

肠道病毒（脊髓灰质炎病毒、柯萨奇病毒、埃可病毒和甲型肝炎病毒）

疱疹病毒群

甲病毒（东方马脑炎病毒、西方马脑炎病毒和委内瑞拉马脑炎病毒）

黄病毒（圣路易斯脑炎病毒、西尼罗病毒、日本脑炎病毒和登革病毒）

布尼亚病毒（拉克罗斯病毒和裂谷热病毒）

沙粒病毒（淋巴细胞脉络丛脑膜炎病毒、马丘波病

毒、拉沙病毒和胡宁病毒）
丝状病毒（埃博拉病毒和马尔堡病毒）
狂犬病毒
人类免疫缺陷病毒
流行性腮腺炎病毒
麻疹病毒
风疹病毒
腺病毒

真菌
新型隐球菌
荚膜组织胞浆菌
寄生虫
福氏耐格里阿米巴
棘阿米巴
刚地弓形虫
恶性疟原虫
锥虫属
脑脓肿
细菌
金黄色葡萄球菌
肠杆菌科（变形杆菌、大肠埃希菌、克雷伯菌等）
铜绿假单胞菌
甲型溶血性链球菌群（咽峡炎链球菌群）
拟杆菌属（和其他厌氧菌革兰氏阴性杆菌）
消化链球菌属（和其他厌氧革兰氏阳性球菌）

放线菌属
梭菌属
单核细胞增生李斯特菌
诺卡菌属
马红球菌
结核分枝杆菌
真菌
新型隐球菌
念珠菌属
粗球孢子菌
曲霉属
毛霉目
枝孢瓶霉属
赛多孢霉属
外瓶霉属
寄生虫
棘阿米巴
刚地弓形虫

耳部感染

外耳道炎
细菌
铜绿假单胞菌
金黄色葡萄球菌
化脓性链球菌

真菌

曲霉属（主要是烟曲霉和尼日尔曲霉）

白念珠菌

波氏假阿利什霉

马拉色菌属

中耳炎

细菌

肺炎链球菌

流感嗜血杆菌

卡他莫拉菌

金黄色葡萄球菌

化脓性链球菌

耳炎苏黎士菌（有争议——相关证据正在增加）

混合厌氧菌

病毒

呼吸道合胞病毒

流行性感冒病毒

肠道病毒

鼻病毒

眼部感染

结膜炎

细菌

肺炎链球菌

无乳链球菌

甲型溶血性链球菌群

金黄色葡萄球菌
卡他莫拉菌
埃及嗜血杆菌
淋病奈瑟菌
铜绿假单胞菌
白喉棒状杆菌
麦氏棒状杆菌
土拉热弗朗西丝菌
伯氏疏螺旋体
汉赛巴尔通体
沙眼衣原体

病毒

腺病毒
疱疹病毒群
乳头瘤病毒
风疹病毒
流行性感冒病毒
麻疹病毒

真菌

念珠菌属
申克孢子丝菌

寄生虫

盘尾丝虫
罗阿丝虫
班氏吴策线虫

杜氏利什曼原虫
微孢子虫（大多数为脑胞内原虫属）
犬弓蛔虫

眼内炎

细菌
金黄色葡萄球菌（和其他葡萄球菌属）
铜绿假单胞菌
丙酸杆菌属
棒状杆菌属
蜡样芽孢杆菌（和其他芽孢杆菌属）
快速生长分枝杆菌（主要是龟分枝杆菌和脓肿分枝杆菌）

病毒
疱疹病毒群
风疹病毒
麻疹病毒

真菌
白念珠菌（和其他念珠菌属）
曲霉属
荚膜组织胞浆菌
机会致病菌

寄生虫
刚地弓形虫
弓首线虫属
猪囊尾蚴

3. 角膜炎

细菌

金黄色葡萄球菌（和其他葡萄球菌属）

肺炎链球菌

化脓性链球菌

粪肠球菌

铜绿假单胞菌

奇异变形杆菌（和其他肠道革兰氏阴性棒状菌）

芽孢杆菌属（主要是蜡样芽孢杆菌）

产气荚膜梭菌

淋病奈瑟菌

病毒

疱疹病毒群

腺病毒

麻疹病毒

真菌

镰刀霉属

曲霉属

念珠菌属

寄生虫

盘尾丝虫

棘阿米巴

巴西利什曼原虫

锥虫属

微孢子虫（主要是微孢子虫和脑胞内原虫属）

胃肠道感染

食管炎

病毒

巨细胞病毒

单纯疱疹病毒

人类免疫缺陷病毒

真菌

白念珠菌（和其他念珠菌属）

非炎症性腹泻

细菌

大肠埃希菌

金黄色葡萄球菌

蜡样芽孢杆菌

产气荚膜梭菌

弧菌属（主要是霍乱弧菌和副溶血性弧菌）

病毒

轮状病毒

杯状病毒（诺如病毒）

腺病毒

星状病毒

冠状病毒

炎症性腹泻

细菌

大肠埃希菌

沙门菌属

志贺菌属
弯曲菌属
艰难梭菌
小肠结肠炎耶尔森菌
副溶血性弧菌
类志贺邻单胞菌
迟缓爱德华菌
气单胞菌

病毒

腺病毒
巨细胞病毒

真菌

毛霉目

寄生虫

十二指肠贾第鞭毛虫
溶组织内阿米巴
结肠小袋纤毛虫
微小隐孢子虫
贝氏等孢球虫
微孢子虫
卡耶塔环孢子虫
矛形裂头绦虫
旋毛虫
粪类圆线虫
血吸虫（主要是曼氏血吸虫和日本血吸虫）

生殖器感染

宫颈炎

细菌

- 淋病奈瑟菌
- 脑膜炎奈瑟菌
- 沙眼衣原体
- 放线菌属

病毒

- 单纯疱疹病毒
- 巨细胞病毒
- 腺病毒
- 麻疹病毒
- 乳头瘤病毒

生殖器溃疡和皮肤结节

细菌

- 梅毒螺旋体
- 杜克雷嗜血杆菌
- 沙眼衣原体
- 肉芽肿克雷伯菌
- 溃疡分枝杆菌
- 结核分枝杆菌

病毒

- 单纯疱疹病毒
- 软疣病毒属

真菌

荚膜组织胞浆菌

尿道炎

细菌

淋病奈瑟菌

沙眼衣原体

解脲脲原体

生殖支原体

寄生虫

阴道毛滴虫

阴道炎

细菌

动弯杆菌属

阴道加德纳菌

人型支原体

乳杆菌缺乏

真菌

念珠菌属

寄生虫

阴道毛滴虫

肉芽肿感染

细菌

布鲁菌属

土拉热弗朗西丝菌

单核细胞增生李斯特菌

类鼻疽伯克霍尔德菌
放线菌属
汉赛巴尔通体
惠普尔养障体
分枝杆菌属
沙眼衣原体
贝纳柯克斯体
梅毒螺旋体
诺卡菌属
克氏棒状杆菌（肉芽肿性乳房脓肿）

病毒

巨细胞病毒
麻疹病毒
流行性腮腺炎病毒
EB 病毒

真菌

新型隐球菌
念珠菌属
申克孢子丝菌
荚膜组织胞浆菌
巴西副球孢子菌
粗球孢子菌
皮炎芽生菌
曲霉属
瓶霉属

外瓶霉属

着色菌属

马尔尼菲篮状菌（原青霉属）

波氏假阿利什霉

寄生虫

利什曼原虫

刚地弓形虫

血吸虫属

弓首线虫属

腹腔感染

腹膜炎

细菌

大肠埃希菌

肺炎克雷伯菌（和其他肠内革兰氏阴性棒状菌）

铜绿假单胞菌

肺炎链球菌

咽峡炎链球菌

金黄色葡萄球菌

肠球菌属

脆弱拟杆菌（和其他拟杆菌）

梭形杆菌属

梭菌属

消化链球菌属（和其他厌氧革兰氏阳性球菌）

淋病奈瑟菌

沙眼衣原体

结核分枝杆菌

真菌

白念珠菌

寄生虫

粪类圆线虫

透析相关性腹膜炎

细菌

金黄色葡萄球菌（和其他葡萄球菌属）

链球菌属

棒状杆菌属

丙酸杆菌属

大肠埃希菌（和其他肠杆菌科）

铜绿假单胞菌

不动杆菌属

真菌

白念珠菌

近平滑念珠菌（和其他念珠菌）

曲霉属

镰刀霉属

外瓶霉属

内脏脓肿

细菌

大肠埃希菌（和其他肠杆菌科）

肠球菌属

金黄色葡萄球菌

拟杆菌属
梭形杆菌属
放线菌属
混合需氧菌和厌氧菌
小肠结肠炎耶尔森菌
咽峡炎链球菌
结核分枝杆菌
鸟分枝杆菌复合群（和其他分枝杆菌属）

真菌

白念珠菌（和其他念珠菌属）

寄生虫

溶组织内阿米巴（主要是肝脓肿）
棘球蚴（肝脓肿）

呼吸道感染

咽炎

细菌

化脓性链球菌
无乳链球菌（C 群和 G 群）
坏死梭形杆菌
溶血隐秘杆菌
肺炎嗜衣原体
淋病奈瑟菌
白喉棒状杆菌
溃疡棒状杆菌
肺炎支原体

- 小肠结肠炎耶尔森菌
- 梅毒螺旋体

病毒

- 呼吸道合胞病毒
- 鼻病毒
- 冠状病毒
- 腺病毒
- 单纯疱疹病毒
- 副流感病毒
- 流行性感冒病毒
- 柯萨奇病毒 A
- EB 病毒
- 巨细胞病毒
- 人类免疫缺陷病毒

喉炎

细菌

- 肺炎支原体
- 肺炎嗜衣原体
- A 群链球菌

病毒

- 鼻病毒
- 流行性感冒病毒
- 副流感病毒
- 腺病毒
- 冠状病毒

喉气管支气管炎（格鲁布喉炎）

细菌

肺炎支原体

病毒

副流感病毒

甲型流感病毒和乙型流感病毒

呼吸道合胞病毒

腺病毒

鼻病毒

肠道病毒

鼻窦炎

细菌

肺炎链球菌

流感嗜血杆菌

卡他莫拉菌

混合厌氧菌

金黄色葡萄球菌

化脓性链球菌

肺炎嗜衣原体

铜绿假单胞菌（和其他革兰氏阴性棒状菌）

病毒

鼻病毒

流行性感冒病毒

副流感病毒

腺病毒

真菌

　曲霉属（变应性鼻窦炎）

　丝孢菌（变应性鼻窦炎）

　接合菌纲（侵袭性疾病）

支气管炎

细菌

　肺炎支原体

　肺炎嗜衣原体

　百日咳鲍特菌

　卡他莫拉菌

　流感嗜血杆菌

病毒

　鼻病毒

　冠状病毒

　副流感病毒

　流行性感冒病毒

　呼吸道合胞病毒

　腺病毒

脓胸

细菌

　金黄色葡萄球菌

　肺炎链球菌

　化脓性链球菌

　脆弱拟杆菌

　肺炎克雷伯菌（和其他革兰氏阴性杆菌）

放线菌属

诺卡菌属

结核分枝杆菌（及其他分枝杆菌属）

真菌

曲霉属

社区获得性肺炎

细菌

肺炎链球菌

金黄色葡萄球菌

肺炎克雷伯菌

流感嗜血杆菌

卡他莫拉菌

脑膜炎奈瑟菌

肺炎支原体

沙眼衣原体

嗜衣原体属（主要是肺炎嗜衣原体和鹦鹉热嗜衣原体）

铜绿假单胞菌

军团菌属

脆弱拟杆菌（和其他厌氧菌混合感染）

诺卡菌属

马红球菌

结核分枝杆菌（及其他分枝杆菌属）

贝纳柯克斯体

其他细菌

病毒
- 呼吸道合胞病毒
- 副流感病毒
- 流行性感冒病毒
- 腺病毒
- 鼻病毒
- 肠道病毒
- 疱疹病毒
- 麻疹病毒

真菌
- 耶氏（卡氏）肺孢子菌
- 新型隐球菌
- 隐球菌
- 荚膜组织胞浆菌
- 皮炎芽生菌
- 粗球孢子菌
- 巴西副球孢子菌
- 接合菌纲（主要是根霉属和毛霉属）

寄生虫
- 蛔虫
- 粪类圆线虫
- 刚地弓形虫
- 并殖吸虫属

医院获得性肺炎

细菌

　肺炎链球菌
　金黄色葡萄球菌
　流感嗜血杆菌
　肺炎克雷伯菌
　肠杆菌属
　大肠埃希菌
　黏质沙雷菌
　嗜麦芽窄食单胞菌
　不动杆菌属
　卡他莫拉菌
　奇异变形杆菌
　柠檬酸杆菌属
　肠球菌属
病毒
　巨细胞病毒
　呼吸道合胞病毒
真菌
　烟曲霉
　毛霉目（主要是根霉属和毛霉属）
寄生虫
　刚地弓形虫

皮肤和软组织感染

原发性脓皮病
细菌
　金黄色葡萄球菌

化脓性链球菌
铜绿假单胞菌
炭疽杆菌
梅毒螺旋体
杜克雷嗜血杆菌
土拉热弗朗西丝菌
白喉棒状杆菌
分枝杆菌属（主要是溃疡分枝杆菌和海分枝杆菌）

真菌

念珠菌属
申克孢子丝菌

坏疽性蜂窝织炎

细菌

化脓性链球菌
铜绿假单胞菌
梭菌属（主要是产气荚膜梭菌、败毒梭菌、索氏梭菌和诺维梭菌）
创伤弧菌
嗜水气单胞菌
猪红斑丹毒丝菌
混合需氧菌和厌氧菌（如大肠埃希菌、拟杆菌属和消化链球菌属）

真菌

曲霉属
接合菌纲（主要是根霉属、犁头霉属和毛霉属）

结节性病变

细菌

　金黄色葡萄球菌

　诺卡菌属

　海分枝杆菌

　巴尔通体属

真菌

　念珠菌属

　申克孢子丝菌

寄生虫

　利什曼原虫

继发性皮肤感染

细菌

　金黄色葡萄球菌

　化脓性链球菌

　铜绿假单胞菌

　肠杆菌属（和其他肠杆菌科）

　厌氧格兰氏阳性球菌

　巴斯德菌属（主要是多杀巴斯德菌和犬巴斯德菌）

真菌

　念珠菌

　曲霉属

具有皮肤表现的播散性感染

细菌

　金黄色葡萄球菌

化脓性链球菌
奈瑟菌属（主要是脑膜炎奈瑟菌和淋病奈瑟菌）
铜绿假单胞菌
伤寒沙门菌
单核细胞增生李斯特菌
问号钩端螺旋体
念珠状链杆菌
伯克霍尔德菌（主要是类鼻疽伯克霍尔德菌和鼻疽伯克霍尔德菌）
巴尔通体属
结核分枝杆菌（其他分枝杆菌属）
诺卡菌属

真菌

念珠菌属
皮炎芽生菌
曲霉属
粗球孢子菌
镰刀霉属

尿路感染

膀胱炎和肾盂肾炎

细菌

大肠埃希菌
肠球菌属（主要是粪肠球菌和屎肠球菌）
奇异变形杆菌
克雷伯菌

铜绿假单胞菌
解脲棒状杆菌
肠杆菌属
金黄色葡萄球菌
腐生葡萄球菌（和其他葡萄球菌属）
无乳链球菌（B 群）
脲气球菌
血气球菌
结核分枝杆菌

病毒
腺病毒
巨细胞病毒
BK（Bovine Kobu，BK）病毒

真菌
光滑念珠菌
白念珠菌（和其他念珠菌）

寄生虫
埃及血吸虫

肾结石

细菌
变形杆菌属
摩氏摩根菌
肺炎克雷伯菌
解脲棒杆菌
腐生葡萄球菌

解脲脲原体

前列腺炎

细菌

大肠埃希菌

克雷伯菌属

奇异变形杆菌

肠杆菌属

肠球菌属

淋病奈瑟菌

分枝杆菌属

真菌

念珠菌属

新型隐球菌

法定传染病概要：美国，2015[a]

细菌（括号内为 2015 年总数）

炭疽病（炭疽杆菌）（2）

肉毒杆菌中毒，食源性（肉毒杆菌）（37）

肉毒杆菌中毒，婴儿（138）

肉毒杆菌中毒，其他（20）

布鲁菌病（布鲁菌属）（126）

弯曲菌病（54 556）

软下疳（杜克雷嗜血杆菌）（11）

衣原体（沙眼衣原体）（1 526 658）

霍乱（霍乱弧菌）（5）
白喉（白喉棒状杆菌）（0）
埃立克体病和无形体病
　嗜吞噬细胞无形体（3656）
　查菲埃立克体（1288）
　尤因埃立克体（14）
淋病（淋病奈瑟菌）（395 216）
流感嗜血杆菌，侵袭性（4 138）
　血清型 B（29）
汉森病、麻风病（麻风分枝杆菌）（89）
侵袭性肺炎球菌病（肺炎链球菌）（16 163）
军团病（军团菌属）（6 079）
钩端螺旋体病（40）
李斯特菌病（单核细胞增生李斯特菌）（768）
莱姆病（疏螺旋体属）（38 069）
脑膜炎球菌病（脑膜炎奈瑟菌）（372）
　血清群 B（111）
百日咳（百日咳鲍特菌）（20 762）
鼠疫（鼠疫耶尔森菌）（16）
鹦鹉热（鹦鹉热嗜衣原体）（4）
急性 Q 热（贝纳柯克斯体）（122）
慢性 Q 热（贝纳柯克斯体）（34）
沙门菌病（沙门菌属）（55 108）
产志贺毒素的大肠埃希菌（Shiga toxin-producing *Escherichia coli*，STEC）（7 059）

细菌性痢疾（志贺菌属）（23 590）
斑疹热病（立氏立克次体）（4 198）
链球菌中毒性休克（化脓性链球菌）（335）
所有阶段梅毒（梅毒螺旋体）（74 702）
先天性梅毒（487）
破伤风（破伤风梭菌）（29）
中毒性休克综合征（除外链球菌的其他病原体）（64）
结核病（结核分枝杆菌）（9 557）
兔热病（土拉热弗朗西丝菌）（314）
伤寒（伤寒沙门菌）（367）
万古霉素中介金黄色葡萄球菌（Vancomycin-intermediate *Staphylococcusaureus*，VISA）感染（183）
耐万古霉素金黄色葡萄球菌（Vancomycin-resistant *Staphy-lococcusaureus*，VRSA）感染（3）
弧菌病（弧菌科的任何种类，但除外产毒霍乱弧菌01或0139）（1 323）

病毒

基孔肯亚病毒感染
神经侵袭（4）
非神经侵入性（892）
登革病毒感染
登革热（929）
登革热样疾病（16）
重症登革热（6）

脑炎
　加利福尼亚脑炎（0）
东方马脑炎（6）
波瓦生脑炎
　神经侵袭（6）
　非神经侵入性（1）
圣路易斯脑炎
　神经侵入性（19）
　非神经侵入性（4）
西尼罗脑炎
　神经侵入性（1 455）
　非神经侵入性（720）
西方马脑炎（0）
汉坦病毒感染的非汉坦病毒肺综合征（3）
汉坦病毒肺综合征（21）
急性甲型肝炎（1 390）
急性乙型肝炎（3 370）
慢性乙型肝炎（14 147）
围生期感染乙型肝炎（37）
急性丙型肝炎（2 447）
曾经或现在患有丙型肝炎（179 584）
艾滋病（33 817）
流感相关小儿死亡人数（130）
詹姆斯敦峡谷病毒感染
　神经侵侵入性（6）

非神经侵入性（5）

拉克罗斯病毒感染

神经侵侵入性（51）

非神经侵入性（4）

麻疹

本土（162）

输入（26）

流行性腮腺炎（1 329）

新型甲型流感（7）

麻痹性脊髓灰质炎（0）

非麻痹性脊髓灰质炎（0）

狂犬病（动物）（5 491）

狂犬病（人）（2）

风疹（5）

风疹（先天性）（1）

严重急性呼吸综合征冠状病毒相关疾病（SARS-COV）（0）

天花（0）

水痘（发病）（9 789）

水痘（死亡）（6）

病毒性出血热

克里米亚刚果出血热病毒（0）

埃博拉病毒（0）

拉沙病毒（1）

卢约病毒（0）

马尔堡病毒（0）

西半球

沙粒病毒

瓜纳瑞托病毒（0）

胡宁病毒（0）

马丘波病毒（0）

萨比亚病毒（0）

黄热病（1）

真菌

球孢子菌病（粗球孢子菌）（11 072）

寄生虫

巴贝虫病（2 100）

隐孢子虫病（隐孢子虫）（9 735）

环孢子虫病（环孢菌）（645）

贾第虫病（十二指肠贾第鞭毛虫）（14 485）

疟疾（疟原虫属）（1 390）

旋毛虫病（旋毛虫）（14）

注：[a] 数据来自 *Morb. Mortal. Wkly. Rep.* 通报的传染病和病况摘要——美国，2015（64）：1143，2017 年，括号中的数字代表 2015 年报告的病例数。

第三部分

样本采集与运输

总论

实验室检测的质量与提交样本的质量直接相关。尤其是对于传染病的诊断，样本的完整性至关重要。不仅要采集含有相关病原体的合适样本，而且还必须及时将样本运送到实验室，并在保持病原体活力的条件下确保诊断程序的可靠性（如培养、显微镜镜检、抗原或抗体测试）。以下指南可用于常见样本。如需更多信息，请参阅 ASM 出版社的《临床微生物学手册》（*Mannual of Clinical Microbiology*）（第 11 版）。请牢记下面的通用准则。

（1）必须采取适当的安全防护措施来采集和运输所有样本。应保持样本的传染性。因此，处理样本时，操作者应戴上手套，所有程序都应在隔离保护条件下进行，最好在生物安全柜中进行。

（2）许多污染是由患者的共生微生物引起的。因此，一定要避免样本被这些微生物污染。大多数情况下，若存在大量上皮细胞（即鳞状细胞或呼吸状细胞），则表明样本采集不理想，可能含有影响培养结果的菌落。

（3）应从微生物生长繁殖的区域采集样本。虽然这个原则很好理解，但常常被忽视。例如，脓液中往往含有较少的活微生物。更合适的样本是脓肿壁的刮屑或活检样本。同样，伤口表面采集的样本的检查结果通常不能代表伤口深处的情况。诊断下呼吸道感染需要从该部位（如痰）而不是从口腔（如唾液）采集样本。

（4）采集的样本数量必须足以确保所需的试验（培

养、显微镜检查、抗原测试、核酸扩增测试）的正常进行。如果采集的样本量有限，则应选择性地进行试验。如果进行试验过多，则不能保证结果的准确性。

（5）以往不建议用棉签采集样本。随着带有液体Amies传输介质的植绒拭子的出现，现在可以使用棉签采集样本，并且在某些情况下这种方法是首选。植绒拭子样本采集系统非常适用于那些自动样本处理器的实验室。

（6）样本运输时应保持病原体的活力（如果要进行培养），并防止污染物过度生长。

（7）样本运输时应始终放置在防漏容器中，将该容器装入防漏袋中，这种防漏袋要单独存放。防漏袋需是透明的，以便在开袋之前检查样本。如果原始样本是装在泄漏的容器中，应尽可能再次采集样本。但是，如果无法再次采集样本，实验室应在安全的前提下处理该样本。

（8）有关异地样本运输指南，请参阅国际航空运输协会（International Air Transport Association，IATA）危险品法规、美国交通部和国际民用航空组织（International Civil Aviation Organization，ICAO）的规定。准备运输样本时，请务必查看接收实验室的样本运输指南。

表 3-1 细菌学：采集和运输指南[a, b]

样本类型	采集指南	运输设备和/或最小容量	运输时间和温度	备注
脓肿				
普通型	用无菌生理盐水或 70% 的乙醇擦拭，清除表面渗出物		组织或液体样本效果优于拭子样本。如果必须使用棉签，须采集两份，一份用于培养，一份用于革兰氏染色。将拭子材料置于 Stuart 或 Ames 培养基中保存。在液体培养基中的单个植绒拭子适合用于培养和革兰氏染色	
开放性	尽可能吸取标本或将棉签深入病灶内部采样，在新发病变部位取样	拭子运输系统	≤ 2 小时，RT	病变基底和脓肿壁处的样本效果最好

闭锁性	用针头和注射器吸出脓肿内容物；无菌条件下将所有材料转移到厌氧运输装置中	厌氧运输系统，1mL	≤ 2 小时，室温	污染的表面材料会引入其他细菌定植
咬伤	同脓肿		除非出现感染迹象，否则不要对 12 小时之内的动物咬伤伤口进行病原体采集和培养（病原体尚未繁殖）	
血液	消毒培养瓶；在橡胶塞上涂上 70% 的异丙醇或酚醛，并等待 1 分钟	细菌血培养瓶；成人每套 20 mL（容量越大效率最高） 小儿按最大安全容量抽取，很多患儿（甚至新生儿）有	≤ 2 小时，室温	急性发热发作，立即开始使用或更换抗生素：10 分钟内完成不同部位的两组培养物采集（在使用抗生素之前） 非急性疾病，不要立即

续表 1

样本类型	采集指南	运输设备和 / 或最小容量	运输时间和温度	备注
		低水平菌血症，需要最大的血量		开始使用或更换抗生素：24 小时内从不同部位采集 2 组或 3 组培养物，间隔不超过 3 小时（在使用抗生素之前） 急性心内膜炎：采集来自不同部位的 3 组培养物（在使用抗生素之前的 1 ～ 2 小时）。24 小时内，每隔 1 小时从不同部位采集。如果 24 小时内培养结果为阴性，则再采集 2 ～ 3 组培养物再培养

静脉穿刺部位消毒前触诊		不明原因发热：在 24 小时内每隔 1 小时从不同部位取 2 ～ 3 组培养物培养。如果在 24 ～ 48 小时为阴性，则再采集 2 ～ 3 组培养物进行培养	
静脉穿刺部位消毒： （1）用 70% 的乙醇消毒穿刺部位 （2）从要穿刺部位中心开始，用碘制剂同心圆式擦拭 （3）穿刺部位碘制剂待干	婴儿和儿童，每套 1 ～ 20 mL。依患者的体重选择		一些数据表明，除厌氧培养外，同时进行需氧培养和真菌培养效果更好。儿科：立即采集；菌血症患儿很少需要间隔数小时的连续记录培养 分枝杆菌：使用特殊的培养系统（例如隔离器、

续表 2

样本类型	采集指南	运输设备和 / 或最小容量	运输时间和温度	备注
	（4）在没有无菌手套的情况下，不要触诊静脉 （5）采血 （6）静脉穿刺后，用乙醇清除皮肤上的碘制剂			Bactec13A、BactecMyco/FLytic）
骨髓穿刺	准备穿刺部位作为手术切口	接种入血培养瓶或裂解离心管；将平板样本立即送到实验室	如果在培养瓶或管中进行培养，需在 24 小时内送检；RT	少量骨髓可以直接接种到培养基上。骨髓的常规细菌培养一般对诊疗无帮助
烧伤	清洁和清创烧伤部位	将组织放入无菌螺旋盖容器中；抽吸液或拭子渗出液在无菌容器或拭子运输系统中运输，由于复现性低，不建议定量培养	≤ 24 小时，RT	当要求进行定量培养时，选择 3 ～ 4 mL 穿刺活检样本。仅用于需氧培养。定量培养可能有作用也可能没有作用。烧伤表面样本培养可能会对诊疗造成误导

导管					
静脉注射	（1）用酒精清洁导管周围（>部位）的皮肤 （2）在无菌条件下取出导管并将 5 cm 的远端尖端直接夹入无菌管中 （3）为防止干燥应立即运送至微生物实验室	无菌螺帽管或杯	≤ 15 分钟，RT		导管培养的临床相关性尚存疑 可接受的静脉注射半定量培养导管（Maki 方法）：穿刺中心、中心静脉压（CVP）Hickman、Broviac、外周动脉、脐带、营养过度、斯旺 – 甘兹
福莱导氏管	不用培养，因为其生长代表远端菌群				没有必要培养
蜂窝组织炎，从患处吸出	（1）用无菌生理盐水或 70% 乙醇擦拭清洁患部 （2）用针头和注射器抽吸炎症最严重的区域（通常是中心而不是前缘）；可能需要用少量无菌生理盐水冲洗 （3）注射器吸入生理盐水，然后排出到无菌螺帽管中	无菌管（不推荐使用注射器运输）	≤ 15 分钟，RT		培养的少数样本存在潜在病原体

续表 3

样本类型	采集指南	运输设备和 / 或最小容量	运输时间和温度	备注
脑脊液	（1）用碘制剂消毒 （2）在 L_3～I_A、L_4～L_5 或 L_5～S_1 间隙插入带测针的针 （3）到达蛛网膜下腔后，取出测针，在 3 个防漏管中各采集 1～2 mL 的液体	无菌螺旋盖管 所需最小量：细菌，21 mL；抗酸杆菌（AFB），25 mL	细菌：勿冷藏；15 分钟，RT	也要采集血液进行培养。如果只采集 1 管脑脊液，应首先进行微生物学检查；否则要对第 2 管脑脊液进行微生物学检查。为了检测厌氧菌或寄生虫，可能需要吸出脑脓肿或活检样本
压疮	拭子样本不是首选 （1）用无菌生理盐水清洁表面 （2）如果没有活检样本，则从溃疡底部吸出炎症物质	无菌管（需氧）或厌氧系统（用于组织）	≤ 2 小时，RT	由于压疮的拭子样本不能提供有用的临床信息，因此不应提交。组织活检样本或针吸液是首选样本

口腔科培养:牙龈炎、牙周炎、根尖周炎、文森特口炎	（1）仔细清洁牙龈边缘和龈上牙齿表面，去除唾液、碎屑和牙菌斑 （2）使用牙周洁治器，仔细清除龈下病变材料，并将其转移到厌氧运输系统中 （3）用同样方式对采集的样本制备涂片进行染色	厌氧运输系统	≤ 2 小时，RT	牙周病灶只能由配备专门技术以检测和计数已识别病原体的实验室处理
耳				
内耳	用于复杂性、复发性或慢性持续性中耳炎的鼓膜穿刺术 （1）对于完整的鼓膜，	无菌管、拭子传输介质或厌氧系统	≤ 2 小时，RT	咽喉或鼻咽拭子培养的结果不能报告中耳炎的病原体，不应为此目的报告

续表 4

样本类型	采集指南	运输设备和/或最小容量	运输时间和温度	备注
	用肥皂液清洁耳道，通过注射器抽吸技术（鼓膜穿刺术）采集液体 （2）对于破裂的鼓膜，通过窥耳镜采集软轴拭子上的液体			
外耳	（1）使用湿棉签清除耳道中的碎屑或痂 （2）在外耳道中用力旋转拭子来获取样本	拭子运输	≤ 2 小时，RT	对于外耳道炎，需要进行严格的拭子检查，因为表面拭子检查可能会遗漏链球菌性蜂窝织炎
眼				
结膜	（1）用单独的棉签（用无菌生理盐水预湿）在每个结膜上滚动，对每只眼睛进行采样	直接培养接种：血琼脂平板（BAP）和巧克力琼脂(CHOC);	玻片：≤ 15 分钟，RT; 拭子：≤ 2 小时，RT	即使只有一侧眼感染，也尽可能双侧结膜取样，可以确定微生物菌群。未被感染的眼可以作为

	（2）可在采集的同时接种培养基 （3）可以在采集时制备涂片；在载玻片的 1 ～ 2 cm 区域上滚动拭子	实验室接种：拭子运输		对照，用来比较从被感染的眼睛中分离出来的样本。如果成本限制此采集方法，则依靠革兰氏染色法来协助培养
角膜刮片	（1）样本由眼科医师采集 （2）使用无菌刮刀，刮开溃疡或病变，并将刮片直接接种到培养基上 （3）用刮刀将材料摩擦到载玻片的 1 ～ 2 cm 区域，准备两份涂片	直接培养接种：含 10% 羊血的牛脑心浸出液（BHI）、CHOC 和霉菌抑制性琼脂	≤ 15 分钟，RT	如果需采集结膜样本，应在使用麻醉药之前进行，麻醉可能会抑制一些细菌的生长。在麻醉后取角膜刮片，放入真菌培养基进行培养

续表 5

样本类型	采集指南	运输设备和/或最小容量	运输时间和温度	备注
玻璃体液抽吸物	为针吸液体做好准备	无菌螺旋盖管或将少量液体直接接种到培养基上	≤ 15 分钟，RT	包括真菌培养基。麻醉剂可能对某些病原体有抑制作用
粪便				
常规培养	将样本直接放置在干净、干燥的容器中；在采集后 1 小时内运送至微生物实验室或转移至 Cary-Blair 氏运送培养基中保存	清洁、防漏；宽口容器或使用 Cary-Blair 氏运送培养基（＞2 g）	未防腐处理：≤ 1 小时，RT 保存在培养基：≤ 24 小时，RT	对于住院时间超过 3 天且入院诊断不是胃肠炎的患者，不要在未咨询医师的情况下进行常规粪便培养。应考虑对这部分患者的样本进行梭状芽孢杆菌检测 除婴儿外，不推荐常规病原体拭子（同直肠拭子）

艰难梭状芽孢杆菌培养	将液体或软便直接放入干净、干燥的容器中；软便是指放入容器后，呈现出其容器形状的粪便	无菌、防漏、广口容器，＞ 5 mL	≤ 1 小时，RT； 1 ～ 24 小时，4 ℃； ≤ 24 小时，− 20 ℃或更低	患者应每 24 小时排出 3 ～ 5 次液状粪便或软便。不建议对成形坚硬的粪便进行测试 − 20 ℃冷冻会导致细胞毒素活性迅速丧失
大肠埃希菌 O157：H7 和其他产生志贺毒素的血清型	将液体或血便置于干净、干燥的容器中	无菌、防漏、广口容器或 Cary-Blair 氏运送培养基（＞ 2 g）	无防腐处理：≤ 1 小时 RT；拭子传输系统：≤ 24 小时，RT 或 4 ℃	腹部绞痛患者在发病 6 天内血便或液体粪便中的细菌培养量最高。所有 EHEC 血清型的志贺毒素检测仅优于山梨糖醇 O157：H7 麦康凯培养物

续表 6

样本类型	采集指南	运输设备和/或最小容量	运输时间和温度	备注
白细胞检测（不推荐用于急性感染性腹泻患者）	将粪便直接倒入干净、干燥的容器中；在采集后 1 小时内运送至微生物实验室，或转移至虫卵和寄生虫运送系统［100% 福尔马林溶液或聚乙烯醇固定剂（PVA）］	无菌、防漏、广口容器或 10% 福尔马林和 / 或 PVA ＞ 2 mL	未防腐处理：≤ 1 小时，RT； 福尔马林 /PVA：运输时间未知，RT	争议：许多人认为这项检测没有什么临床价值
直肠拭子	（1）小心地将棉签插入肛门括约肌外约 1 英寸处 （2）轻轻旋转拭子以对肛门隐窝进行采样 （3）拭子上应该存在粪便，以便检测导致腹泻的病原体	拭子运输	≤ 2 小时，RT	用于检测淋病奈瑟菌、志贺菌、弯曲菌和单纯疱疹病毒及 B 群链球菌和其他溶血性链球菌的肛门携带情况，或用于无法自行送检样本的患者

瘘管	同脓肿			
液体：腹水、羊水、胆汁、关节积液、穿刺液、心包积液、胸膜腔液、滑膜积液、胸腔穿刺液	（1）用碘制剂消毒覆盖皮肤 （2）经皮针吸或手术获取样本 （3）提供尽可能多的液体；切勿提交蘸有液体的拭子	厌氧输送系统、无菌螺旋盖管或细菌血培养瓶；立即运送到细菌实验室，> 1 mL	≤ 15 分钟，RT	羊水和腹腔穿刺液应在厌氧系统中运输，在革兰氏染色前无须离心。其他液体最好通过离心后进行革兰氏染色检查。可在床旁立即接种一个需氧血培养瓶
坏疽组织	同脓肿			不建议对表面或浅表组织取样。应进行组织活检或抽吸

续表 7

样本类型	采集指南	运输设备和/或最小容量	运输时间和温度	备注
胃				
清洗或灌洗以检测分枝杆菌	患者清晨进食前在病床上时采集样本 （1）将鼻胃管插入胃中 （2）用 25 ～ 50 mL 冷冻无菌蒸馏水进行灌洗 （3）回收样本并放入防漏、无菌容器中	无菌、防漏容器	≤ 15 分钟，RT，或在采集后 1 小时内中和	必须迅速处理样本，因为分枝杆菌在洗胃液中会迅速死亡。若保存时间超过 1 小时，需用碳酸氢钠中和
幽门螺杆菌活检	消化科医师做内镜检查时采集	带运输介质的无菌管	≤ 1 小时，RT	可能需要培养以进行抗菌测试
女性生殖器				
羊水	通过羊膜穿刺抽吸羊水，或在剖宫产时采集	厌氧转运系统，≥ 1 mL	≤ 2 小时，RT	不可擦拭或抽吸阴道分泌物，因为这有可能被阴道内的共生菌群污染

前庭大腺分泌物	（1）用碘制剂消毒皮肤 （2）从管道中抽出液体	厌氧转运系统，≥ 1 mL	≤ 2 小时，RT		
子宫颈分泌物	（1）使用不带润滑剂的窥器观察子宫颈 （2）用棉签去除子宫颈上黏液和分泌物，并丢弃 （3）用新的无菌棉签对宫颈管取样，力度适当	拭子运输	≤ 2 小时，RT		沙眼衣原体和淋病奈瑟菌的采集和运输见正文
直肠子宫陷凹积液	提交抽吸物或液体	厌氧转运系统，> 1 mL	≤ 2 小时，RT		

续表 8

样本类型	采集指南	运输设备和/或最小容量	运输时间和温度	备注
子宫内膜组织和分泌物	（1）通过伸缩导管采集经宫颈抽吸物 （2）将全部样本转移到厌氧运输系统	厌氧转运系统，≥1 mL	≤2 小时，RT	
受孕产品	（1）将一部分组织放入无菌容器中 （2）如果通过剖宫产获得样本，则立即将其转移到厌氧运输系统	无菌管或厌氧运输系统	≤2 小时，RT	不要处理恶露，培养可能会产生误导性结果
尿道分泌物	在患者排尿后 1 小时采集 （1）清除尿道口原有渗出物 （2）通过按摩尿道，用拭子采集分泌物；对于女性，对着耻骨联合方向，通过阴道按摩尿道来采集分泌物	拭子运输	≤2 小时，RT	如果没有分泌物，用倍他汀肥皂清洗尿道周围区域，然后用水冲洗。将小棉签插入尿道 2～4 cm，旋转，并在原地停留至少 2 秒以促进吸收

阴道分泌物	（1）擦去原有的分泌物和排泄物 （2）用无菌棉签或移液管从阴道壁的黏膜上采集分泌物 （3）如果还需要进行涂片检查，则换一支新的棉签	拭子运输	≤ 2 小时，RT	对于宫内节育器，RT 下将整个装置放入无菌容器中。细菌性阴道病的患者样本建议使用革兰氏染色，而不是培养法 为检测 B 群链球菌的定植，需提供直肠棉签样本
女性或男性生殖器病变	（1）用无菌生理盐水清洁，并用无菌手术刀去除表面病灶 （2）等待渗出液累积 （3）在按压病灶底部的同时，用无菌棉签用力擦拭底部，以采集液体	拭子运输	≤ 2 小时，RT	为了进行暗视野检测梅毒螺旋体，将载玻片接触渗出物，盖上盖玻片，并立即置于加湿盒内（带湿润纱布的培养皿），运送到实验室 梅毒螺旋体不能在人工培养基上培养

续表 9

样本类型	采集指南	运输设备和 / 或最小容量	运输时间和温度	备注
男性生殖器				
前列腺	（1）用肥皂和清水清洁尿道口 （2）通过直肠按摩前列腺 （3）用无菌棉签采集从前列腺中流出的液体	样本＞ 1 ml 时，可用拭子运输或无菌介质	≤ 2 小时，RT	前列腺分泌物中的病原体可通过按摩前后的尿液定量培养来确定。精液也可以用来培养
尿道	将一根小棉签插入尿道腔内 2 ～ 4 cm，旋转棉签，并将其留在原处至少 2 秒，以利于采集	拭子运输	≤ 2 小时，RT	
藏毛囊肿	同脓肿			

下呼吸道					
支气管肺泡灌洗、刷洗或冲洗，气管内抽吸物	（1）采集洗涤液或吸痰器中的痰 （2）将刷子放在装有 1 mL 生理盐水的无菌容器中	无菌容器，> 1 mL	≤ 2 小时，RT		支气管肺泡灌洗（BAL）液的定量分析总共需要 40 ～ 80 mL 的液体。将刷子放入 1 mL 生理盐水中，定量分析刷洗物
咳出的痰液	（1）在护士或医师的监督下采集样本 （2）让患者用水冲洗或漱口以去除多余的口腔菌群 （3）指导患者深咳以咳出下呼吸道样本（不是鼻后积液） （4）采集在无菌容器中	无菌容器，> 1 mL 最小量：细菌检测，> 1 mL	≤ 2 小时，RT		对于无法提供痰液样本的患儿，呼吸治疗师应通过吸痰采集样本。最好的样本应该有 ≤ 10 个鳞状细胞 /100× 视野（10× 物镜和 10× 目镜） 分枝杆菌：连续 3 天提交清晨样本

续表 10

样本类型	采集指南	运输设备和 / 或最小容量	运输时间和温度	备注
诱导痰	（1）让患者在刷完牙龈和舌头后用清水漱口 （2）在雾化器的协助下，让患者吸入大约 25 mL 的 3% ～ 10% 无菌盐水 （3）在无菌容器中采集	无菌容器，＞ 1 mL	≤ 2 小时，RT	同咳出的痰液
上呼吸道				
口腔	（1）用棉签去除病灶表面的口腔分泌物和碎屑，使用后丢弃 （2）使用第二根棉签，对病变部位稍用力采样，避开正常组织区域	拭子运输或无菌容器	≤ 2 小时，RT	不鼓励对表层组织取样进行细菌评估。组织活检样本或针吸样本是首选

鼻腔	（1）将预先用无菌生理盐水润湿的棉签（或使用植绒棉签）插入鼻腔 1 ～ 2 cm （2）对着鼻黏膜旋转棉签	拭子运输	≤ 2 小时，RT	鼻前部培养用于检测葡萄球菌携带者或鼻部病变
鼻咽部	（1）将一个小拭子（如海藻酸钙或植绒拭子）经鼻腔轻轻插入后鼻咽部 （2）缓慢旋转拭子 5 秒，以吸收分泌物	床旁或检查台直接接种培养基，拭子运输	玻片：15 分钟，RT 拭子：2 小时，RT	

续表 11

样本类型	采集指南	运输设备和 / 或最小容量	运输时间和温度	备注
喉或咽部	（1）用压舌板压住舌 （2）用无菌拭子对后咽部、扁桃体和发炎部位进行采样	拭子运输	≤ 2 小时，RT	会厌炎患者禁用咽拭子培养。淋病奈瑟菌的拭子应放在含有木炭的运输介质中，并在采集后 12 小时内进行平板培养 JEMBEC、Biobags 和 GonoPak 更适合在 RT 条件下运输
组织	在手术或皮肤活检过程中采集	厌氧运输系统或无菌螺旋盖容器；添加几滴无菌盐水以保持小块组织湿润	≤ 15 分钟，RT	提交尽可能多的组织样本。如果有多余的样本可用，可将一部分手术组织样本保存在 − 70 ℃环境下，以防需要进一步研究。在组织表面摩擦过的拭子不可使用

尿液			
男性和女性，第一次做NAAT时应空腹（针对衣原体和淋病奈瑟菌）		NAAT指定的无菌试管或运输介质	未防腐处理：≤2小时，NAAT采集量≤30 mL RT ≤24小时，4 ℃
中年女性	（1）将阴唇分开，开始排尿 （2）流出几毫升尿液后，采集中段尿 （3）中段尿用于细菌培养	无菌、广口，容量超过1 mL的容器，或含有硼酸防腐剂的尿液运输管	未防腐处理：≤2小时，RT 防腐处理：≤24小时，RT

续表 12

样本类型	采集指南	运输设备和 / 或最小容量	运输时间和温度	备注
中年男性	（1）牵开包皮，开始排尿 （2）流出几毫升尿液后，采集中段尿 （3）中段尿用于细菌培养	无菌宽口容器，≥ 1 mL，或含硼酸防腐剂的尿液运输管	未防腐处理：≤ 2 小时，RT	
直通式导尿管	（1）用肥皂和清水充分清洁尿道口 （2）用湿纱布垫冲洗该区域 （3）在无菌条件下将导管插入膀胱 （4）大约 15 mL 尿液流出后，采集尿液，并将其放入无菌容器中	带有硼酸防腐剂的无菌、防漏容器或尿液输送管	未防腐处理：≤ 2 小时，RT； 防腐处理：≤ 24 小时，RT	导管插入术可能会将尿道内菌群带入膀胱，并增加医源性感染的风险

留置导尿管	（1）用 70% 乙醇消毒导管采集口。将导管夹在端口下方，在管道中采集尿液，10～20 分钟 （2）无菌操作，使用针头和注射器，采集 5～10 mL 尿液 （3）转移到无菌管或容器中	带硼酸防腐剂的无菌防漏容器或尿液输送管	未防腐处理：≤ 2 小时，RT 防腐处理：≤ 24 小时，RT	留置导尿管的患者膀胱中有细菌。除非患者出现症状，否则不要采集患者的尿液
伤口	见脓肿			

[a] 改编自 Jorgensen JH，Pfaller MA，Carroll KC，Funke G，Landry ML，Richter SS，Warnock DW（编者），《临床微生物学手册》，第 11 版，ASM 出版社，华盛顿哥伦比亚特区，2015 年。

[b] AFB（acid-fast bacilli）：抗酸杆菌；BAL（bronchoalveolar lavage）：支气管肺泡灌洗液；BAP（blood agar plate）：血琼脂平板；BHI（brain heart infusion）：脑心浸出液；CHOC（chocolate agar）：巧克力琼脂；CVP（central venous pressure）：中心静脉压；EHEC（enterohemorrhagic Escherichia coli）：肠出血性大肠埃希菌；NAAT（nucleic acid amplification test）：核酸扩增试验；i.v.（intravenous）：静脉注射；PVA（polyvinyl alcohol fixative）：聚乙烯醇固定剂；RT（room temperature）：室温。

表 3-2 不常见细菌的样本采集和运输指南[a]

微生物（疾病）	样本选择	运输问题	选择的检测方法
无形体属（人粒细胞无形体病）	血涂片、皮肤活检、血液（用肝素或 EDTA 抗凝剂）、CSF[b]、血清	用于培养的材料在冰上运送；保持组织湿润和无菌；在 4 ～ 20 ℃下保存直到检测或在－ 7 ℃下运送；用于 PCR 检测的样本用冰块运输或冷冻	血清学
巴尔通体属（猫抓热）	血液、组织、淋巴结抽吸物	4 ℃下保存 1 周；在－ 70 ℃下无限期保存	血清学和 / 或组织 PCR
伯氏疏螺旋体（莱姆病）	病灶周边皮肤活检、血液、CSF	保持组织湿润和无菌；条件允许的话，随身携带到实验室	血清学
疏螺旋体（回归热）	血涂片（血液）	条件允许的话，随身携带到实验室	血涂片 Wright-Giemsa 染色、血清学（可在公共卫生实验室和一些私人参比实验室进行检测）

布鲁菌属（布鲁菌病）	血液、骨髓	常温运输；儿科样本可用裂解 - 离心管	培养和血清学
肉芽肿克雷伯菌（杜诺凡病；腹股沟肉芽肿）	组织，表层下刮屑	常温运输	培养
柯克斯体属（Q 热），立克次体属（斑疹热、斑疹伤寒）	血清、血液、组织	血液和组织在运送前均需在－70 ℃下冻存	Ⅰ期（慢性）和Ⅱ期（急性）血清学
埃立克体属（埃立克体病）	血涂片、皮肤活检、血液（含肝素或 EDTA 抗凝剂）、CSF、血清	冷藏培养的材料加冰块运输；保持组织湿润和无菌；保持在 4 ～ 20 ℃直到检测或在－70 ℃下运输；用于 PCR 检测的样本冷藏运输或冷冻	血液 PCR
弗朗西丝菌属（兔热病）	淋巴结抽吸物、刮屑、病变活检、血液、痰	快速运送到实验室或冻存；用干冰运输	培养和血清学

续表

微生体（疾病）	样本选择	运输问题	选择检测方法
钩端螺旋体属（钩端螺旋体病）	血清、血液（不应使用含柠檬酸盐的抗凝剂）、CSF（第一周）、尿液（第一周后）	血液，< 1 小时；尿液，< 1 小时或在 1% 牛血清清蛋白中按 1 ∶ 10 稀释，储存在 4 ～ 20 ℃或用碳酸氢钠中和	血清学
链杆菌（鼠咬热、黑弗里尔热）	血液、关节液抽吸物	首选大容量瓶	培养

[a] 改编自 Jorgensen JH，Pfaller MA，Carroll KC，Funke G，Landry ML，Richter SS，Warnock DW（编者），《临床微生物学手册》，第 11 版，ASM 出版社，华盛顿哥伦比亚特区，2015 年。

[b] CSF：脑脊液。

EDTA（ethylenediamine tetraacetic acid）：乙二胺四乙酸。

PCR（polymerase chain reaction）：聚合酶链式反应。

表 3-3　厌氧菌培养样本采集指南[a]

合格材料	不合格材料
抽吸物（通过针头和注射器）	支气管肺泡灌洗液
前庭大腺炎或分泌物	宫颈分泌物
血液（静脉穿刺）	气管内分泌物（抽吸物）
骨髓（抽吸物）	恶露分泌物
支气管镜分泌物（防污染样本毛刷）	鼻咽拭子
后穹窿穿刺液（抽吸物）	会阴拭子
输卵管液或组织（抽吸物 / 活检）	前列腺液或精液
宫内避孕环，用于放线菌属检测	痰液（咳出的或诱导出的）
鼻窦（抽吸物）	粪便或直肠拭子样本
胎盘组织（通过剖宫产）	气管造口术的分泌物
粪便，用于艰难梭菌检测	尿道分泌物
手术（抽吸物，组织）	尿液（排出的或从导管排出的）
经气管吸出物	阴道或外阴分泌物（拭子）
尿液（耻骨弓上的抽吸物）	

[a] 改编自 Murray PR，Baron EJ，Jorgensen JH，Pfaller MA，Yolken RH（编者），《临床微生物学手册》，第 8 版，ASM 出版社，华盛顿哥伦比亚特区，2003 年。

病毒学：样本通用指南

（1）样本采集的时机很重要，因为病毒采样的持续时间受病毒类型、所涉及的器官或组织及患者免疫功能的影响。为采集到最理想的病毒样本，对于大多数病毒来说，应在症状发生后 3 ～ 7 天采集样本。

（2）采集方法会对病毒的检测产生重大影响。如果要进行病毒培养，必须采用合适的运输培养基以保持病毒的活力。如果要进行核酸扩增，拭子的成分和抗凝剂可能会影响检测结果。

（3）如果只能采集到有限的样本，则检测数量也应该受到限制。

（4）因为病毒是专性的细胞内病原体，所以伤口和皮肤样本（如小囊泡）应该含有细胞物质。

（5）样本应尽快运送到实验室，尤其是进行病毒培养递送的样本。抗原检测或核酸扩增试验不要求病毒处于活性状态。

（6）应使用病毒运输培养基（viral transport medium，VTM）以避免样本干燥。脑脊液、血液、尿液、支气管肺泡灌洗液、羊水和粪便不需要使用 VTM。

（7）除血液以外，样本如果在采集后存放超过 1 小时，应保持在 4 ℃下。除非预计检测延迟时间超过 24 小时，应避免冷冻样本，冷冻会影响一些包膜病毒的复苏（如呼吸道合胞病毒、单纯疱疹病毒、巨细胞病毒和水痘 - 带状疱疹病毒）。

（8）有多种商品化的 VTM 可供选择。大多数 VTM 含有稳定病毒的蛋白质、抑制细菌和真菌生长的抗生素、以及调节 pH 的缓冲液。也可以使用 Stuart 培养基和培养拭子。

病毒学：具体样本指南

血液

（1）使用无菌技术采集 8 ～ 10 mL 血液。

（2）抗凝管 [EDTA（紫色管帽）、肝素（绿色管帽）和酸性枸橼酸盐葡萄糖（黄色管帽）] 用于检测血浆或白细胞中的病毒。肝素会抑制 PCR 和一些病毒的传染力。

（3）离心抗凝剂试管中的血液可以获得血浆。血浆分隔管可以促进血浆与细胞成份的分离。

（4）用于 RNA 病毒核酸扩增的血浆应在采集后 4 ～ 6 小时分离，保存时间达到 72 小时的样本需冷冻，更长时间需在 – 70 ℃冷冻。

（5）对于血清学检测，急性期血清应在临床发病的最初几天内采集，恢复期血清应在 2 ～ 4 周后采集。

骨髓

（1）从髂后嵴、髂前嵴（婴儿和儿童）或胸骨或胫骨（小于 18 个月的婴儿）采集骨髓抽吸物。

（2）骨髓样本中的白细胞可以用于培养巨细胞病毒。水痘 – 带状疱疹病毒和人类疱疹病毒 6 型也可以从骨髓中培养。PCR 可用于诊断人类细小病毒 B19 感染。

脑脊液

注意：很少进行脑脊液病毒培养，因为大多数可以从脑脊液中培养出来的病毒都存在更高灵敏度的替代样本。

（1）肠道病毒和单纯疱疹病毒是脑脊液（CSF）中最常见的病毒。虫媒病毒是导致散发性脑炎的重要原因，但它难以培养。这些感染最常通过核酸检测来诊断。同样，巨细胞病毒、水痘－带状疱疹病毒、EB 病毒和 JC 病毒感染也常通过核酸检测诊断。

（2）脑脊液中的病毒滴度通常较低。因此，样本不应稀释，应选择性地进行检测。

（3）脑脊液应采集在无菌管中，不应使用运输培养基。

（4）用于病毒培养的脑脊液无需特殊处理。

呼吸道样本［咽喉、鼻咽拭子、鼻咽抽吸物、鼻腔冲洗液和支气管肺泡灌洗（BAL）液样本］

（1）流感病毒、副流感病毒、劳斯肉瘤病毒、腺病毒和鼻病毒在呼吸道样本中最常见。偏肺病毒和冠状病毒也是重要的呼吸道病原体。

（2）随着植绒拭子的使用，现在认为，用鼻咽拭子采集的样本相当于鼻咽抽吸物。

（3）洗鼻液中不包含大量病毒感染细胞。但是，在有鼻腔抽吸禁忌时，经常使用洗鼻液进行检测。

（4）通常采用合适的病毒运输培养基转运鼻咽抽吸物。洗鼻液和 BAL 样本可选择性使用 VTM。

（5）所有样本均可用于病毒培养。但是，鼻咽抽吸物和洗鼻液是抗原检测的首选样本。

（6）样本中的黏液会通过荧光抗体（fluo-rescent

antibody，FA）测定和酶免疫分析（enzyme immuno-assay，EIA）影响抗原检测结果。黏液可以抑制细胞固定在载玻片上（FA 检测），并且可以引起非特异性荧光。它还会干扰样品渗透到 EIA 膜中。因此，在处理前应用玻璃珠打碎或经小口径移液器吸出样本。

尿液

（1）尿液是检测巨细胞病毒、肠道病毒、腺病毒和 BK 病毒的重要样本。由于疫苗的推广，流行性腮腺炎和风疹病毒已很少从尿液中分离出来。

（2）应在婴儿出生后 7 天内对尿液进行巨细胞病毒培养，以检测先天性感染。

（3）中段尿液应采集在无菌容器中，无需 VTM。

（4）尿液培养前，应用 7.5% 碳酸氢钠溶液中和，并通过 0.2 μm 孔径的过滤器过滤，以去除污染细菌。

粪便

（1）许多引起肠胃炎的病毒（如肠腺病毒、杯状病毒、星状病毒和轮状病毒）无法培养。

（2）除免疫力低下患者的巨细胞病毒外，包膜病毒通常不在粪便中回收。

（3）粪便样本（2 ～ 4 g）优先于粪便拭子，因为拭子采集的样本量不足。

眼睛

（1）呼吸道合胞病毒和腺病毒是最常见的眼部分离病毒。肠道病毒 70 型和柯萨奇病毒 A24 型可经 PCR 检测。

（2）结膜拭子是用无菌生理盐水浸润的柔性细轴拭子，可从下眼结膜采集样本，并置于 VTM 中。

（3）角膜或结膜的刮片也应置于 VTM 中。

（4）眼房水和玻璃体液可以抑制 PCR。因此，必须稀释或提取样本以去除抑制性液体。

组织

（1）许多病毒可以从组织中分离出来。

（2）组织应在 VTM 中运输。

（3）应采集尽可能多的组织并递送给临床微生物学和外科病理学实验室。

（4）实验室收到样本后，应将组织磨碎并离心，使用离心上清液进行处理。

（5）用于核酸检测的组织应切碎后用蛋白水解酶处理，并用离液盐或有机溶剂提取。

生殖器

（1）HSV-2 和 HSV-1 是最常从外生殖器病变中分离出来的病毒。HSV-1、HSV-2 和 CMV 病毒常从子宫颈、阴道和尿道中分离出来。同样，这些病毒也很容易从这些部位培养出来。人乳头瘤病毒是导致宫颈癌的一个重要原因，用分子测试可以检测到。

（2）应大力擦拭生殖器病变部位以采集细胞物质，并将样本装在 VTM 中运送至实验室。

（3）采集宫颈样本的方法是将干净的拭子插入宫颈管 1 cm，旋转 5 秒，拭子在 VTM 中运送。

（4）采集尿道样本时，应提取渗出液并弃掉。在样本采集前，患者至少 1 小时不能排尿。将一根柔软的细轴棉签插入尿道 4 cm，旋转 2 ～ 3 圈，取出并置于 VTM 中。

皮肤

（1）风疹病毒、麻疹病毒、腺病毒和肠道病毒可引起皮疹，可通过培养分离出来。人类细小病毒 B19 也可引起皮疹，但它可从其他部位分离得到。单纯疱疹病毒、水痘 – 带状疱疹病毒和肠道病毒可以从水疱性病变部位中获得。

（2）可从新鲜的皮肤病变（未结痂、正在愈合的病变）获得病毒。

（3）应采集病灶底部的水疱液和细胞并在 VTM 中运送到实验室。

表 3-4 血培养的推荐采血量[a]

患者体重 / 磅[b]	每次培养推荐血容量 /mL	两种培养的总血容量 /mL	患者总血容量 1% / mL
＜ 18	1	2	2
18 ～ 30	3	6	6 ～ 10
30 ～ 60	5	10	10 ～ 20
60 ～ 90	10	20	20 ～ 30
90 ～ 120	15	30	30 ～ 40
＞ 120	20	40	＞ 40

[a]Jorgensen JH，Pfaller M，Carroll KC，Funke G，Landry ML，Richter SS，Warnock DW（编者），《临床微生物学手册》，第 11 版，ASM 出版社，华盛顿哥伦比亚特区，2015 年。

[b]1 磅≈ 0.45kg。

表 3-5 真菌学：采集和运输指南[a, b]

样本类型	采集指南	处理程序	运输时间和温度	备注
脓肿（引流物、渗出液、脓液、伤口）				
	用 70% 乙醇清洁病灶表面。用无菌针头和注射器从病灶活动的边缘采集。如果脓肿是开放性的，请使用拭子系统或抽吸	如果样本比较黏稠，预处理方法类似于痰样本	如果 ≤ 2 小时，RT	检查有无粒状物或颗粒，若有请记录颜色
血液				
	按细菌培养的方法采集；用碘酊消毒皮肤；采集推荐的最大血液量	人工处理	如果 ≤ 2 小时，RT；如果更长时间，RT	
		自动处理（自动化微生物培养系统：BacT/Alert、	同上	

		裂解－离心	同上；处理时间≤16小时	裂解－离心系统有利于获取真菌，尤其是那些引起地方性真菌病的真菌。它们具有高污染性和高假阳性率
		双相瓶	如果≤2小时，RT；如果更长时间，RT	
双态/丝状真菌	同上	裂解－离心	同上	
骨髓	用肝素化注射器或裂解离心管无菌采集	凝结成块的骨髓不可用	≤15分钟，RT，如果时间更长，RT	儿科隔离管（Pediatri-cIsolatortubes）是首选

续表 1

样本类型	采集指南	处理程序	运输时间和温度	备注
皮肤（头发、皮肤、指甲）	均需 70% 乙醇消毒 头发：发根最重要，最好拔毛；用无菌干燥容器或信封递送 10～12 根头发 皮肤：用手术刀或载玻片的钝边刮擦，或用软毛牙刷用力转圈刷 指甲：用手术刀夹住或刮掉。指甲下的材料也应刮掉。用无菌容器或干净的干燥纸信封运送	应只对病变的前缘进行取样，因为病变中心通常是不可取的 应使用无菌棉签将所有样本轻轻压入琼脂；不要在琼脂板上划线。如果使用牙刷，也应将其轻轻压入琼脂中	如果 ≤ 72 小时，RT（非常稳定），切勿冷藏，因为皮肤癣菌易受寒冷环境影响	选择在伍德灯下能发出荧光的毛发。可以用软毛牙刷采集头发和皮肤 对于花斑癣样本（糠秕马拉色菌），应在琼脂板的第一象限放橄榄油或浸满橄榄油的纸盘
外耳	用力在外耳道内旋转棉签		如果 ≤ 2 小时，RT；如果更长时间，RT	

眼				
角膜刮片	角膜刮片：由医生取材，直接接种在培养基/放在载玻片上	角膜：以 X 形或 C 形接种在非抑制性培养基上	如果 ≤ 2 小时，RT；如果更长时间，RT	通常可用于检测的材料很少。避免使用含有放线酮菌的培养基
玻璃体液	针吸法	通过离心浓缩；使用沉淀物用于培养和涂片	如果 ≤ 2 小时，RT；如果更长时间，RT	
前列腺液	让患者排空膀胱，然后按摩前列腺以产生液体	直接接种培养基或在无菌广口容器中运输	如果 ≤ 2 小时，RT；如果更长时间，RT	液体应进行显微镜检查。排尿后第一次按摩产生的液体量最多。非常适合检测地方性真菌病
下呼吸道（BAL、洗、刷、吸、痰）	使用早上刷牙后采集的第一口痰液。通过手术采集刷洗液和 BAL 液。将所有样本放入无菌容器中。分别接种在含有和不含有放线菌酮抗菌剂的培养基上	黏稠的下呼吸道样本应进行预处理和离心以浓缩内容物	如果 ≤ 2 小时，RT；如果更长时间，4 ℃	双态病原体的存活时间短 唾液或 24 小时痰液是不可取。不可用分枝杆菌培养消毒去杂质方法

续表 2

样本类型	采集指南	处理程序	运输时间和温度	备注
上呼吸道（口腔、口咽和鼻窦样本）	擦拭口腔病变部位，避开舌头。对口咽部使用细线或柔性棉签。通过手术采集鼻窦内容物	对口腔和口咽样本使用拭子运输系统。将鼻窦内容物放入无菌容器中	口腔：如果≤2小时，RT；如果更长时间，4 ℃ 窦道：如果≤2小时，RT；如果更长时间，RT	选择性和显色培养基最适合获取念珠菌
无菌体液（脑脊液、心包液、腹腔和滑膜腔积液	同细菌学样本采集方法。离心浓缩，用沉淀物接种。若有凝块，需磨碎	除 CSF 外，将无菌体液放入装有肝素的无菌真空采血管中或放入裂解离心管中以防止血液凝结。除 CSF 外，血培养瓶可用于获取酵母菌	如果≤2小时，RT；如果更长时间，RT。切勿冷藏	无菌液体沉淀物应用显微镜检查。样本体积<2 mL，应在每个载玻片上尽可能多地滴加液体，直接观察

粪便				不建议做
组织活检样本	手术采集，比细菌学需要的量大	无菌容器；加几滴无菌生理盐水保持湿润	如果 ≤ 2 小时，RT；如果更长时间，RT	建议对侵袭性疾病进行组织活检。检查皮下组织是否有颗粒并查看脓肿信息
尿液	同细菌培养；首选清晨样本，或置管样本；不建议做 24 小时样本	无菌广口容器或尿液运输系统离心浓缩样本并接种沉淀物	如果 ≤ 2 小时，RT；如果更长时间，4 ℃。根据制造商的建议，尿液运输系统可以在 RT 中停留更长时间	显色培养基最适合念珠菌，沉淀物应进行显微镜检查
阴道	与细菌培养相同	拭子运输系统或用于放清洗液的无菌容器	如果 ≤ 2 小时，RT；如果更长时间，RT	抗菌培养基或显色培养基最适合获取念珠菌

[a] 改编自 Jorgensen JH，Pfaller MA，Carroll KC，Funke G，Landry ML，Richter SS，Warnock DW（编者），《临床微生物学手册》，第 11 版，ASM 出版社，华盛顿哥伦比亚特区，2015 年。

[b] BAL（bronchoalveolar lavage）：支气管肺泡灌洗；CSF（Cerebrospinal fluid）：脑脊液；RT（room temperature）；室温。

表 3-6 寄生虫学：样本指南[a]

采样部位	样本和程序[b]	推荐的染色剂和相关寄生虫[b]
血液	显微镜下：薄血膜和厚血膜。新鲜血液（首选）或 EDTA-血液（用血液填满 EDTA 管，然后混合）	吉姆萨染色可用于全部的血液寄生虫检测；含苏木精的染色剂适用于检测带鞘微丝蚴。尽管赖特染色（Wright-Giemsa 组合染色）有一定作用，但镜下疟疾生物体和红细胞薛氏点可能不可见；颜色可能与描述不符。然而，用其他染色方法（一些前面列出的，以及一些“快速”的血液染色剂），在血涂片上应该可以检测到微生物
	浓缩方法：EDTA-抗凝血液	血沉棕黄层、新鲜血膜，用于检测移动的微丝蚴或锥虫
	抗原检测：EDTA-抗凝血液用于疟疾的检测，血清或血浆用于循环抗原检测（溶血的血液在某些测试中会产生相互作用）	QBC 是一种血液寄生虫筛查方法（血细胞比容管含有吖啶橙），已用于疟疾、巴贝虫、锥虫和微丝蚴检测。通常不能在物种水平上识别疟原虫，需要更高灵敏度的检测 用于疟疾和一些微丝蚴的商品化免疫检测试剂盒。对疟原虫的检测敏感性不高于厚膜法，对利什曼原虫的敏感性要高得多（外周血仅用于免疫缺陷患者）
	PCR：EDTA-抗凝血液、乙醇固定或未固定的薄血膜和厚血膜、凝固的血液，可能带有溶血或冷冻的血液样本	PCR 产物的测序用于物种或基因型鉴定

	特异性抗体检测：血清或血浆、抗凝的或凝固的血液（溶血会对某些测试产生干扰）	最常用的是 EIA（许多商品化的检测试剂盒）、EITB（商业上可用于某些寄生虫）和 IFA
骨髓	活检样本或抽吸物 显微镜：用加入 EDTA 抗凝的抽吸物制作薄膜和厚膜，进行显微镜检测 培养：EDTA 抗凝剂或培养基中的无菌材料	吉姆萨染色（全部的血液寄生虫）。培养需要无菌样本。利什曼原虫（或克氏锥虫）的检测可用培养法 PCR 用于血液寄生虫检测
中枢神经系统	显微镜检查：脊髓液和 CSF（湿法检查、涂片染色），脑活检（接触或压片制备，染色）	吉姆萨染色（锥虫、刚地弓形虫）；吉姆萨染色，三色染色法，或荧光白染色（阿米巴［耐格里阿米巴 -PAM，棘阿米巴，巴氏变型虫 -GAE］）；吉姆萨染色、抗酸染色、PAS、改良三色染色、六胺银染色（微孢子虫）（组织革兰氏染色也推荐用于常规组织学制备中的微孢子虫）；H&E、PAS、常规组织学（绦虫幼虫：猪带绦虫囊尾蚴、棘球蚴）。亮视野显微镜检查，在未染色的载玻片（湿法制备）中寻找活动的阿米巴，玻片加热到 35 ℃可促进其运动

续表 1

采样部位	样本和程序[b]	推荐的染色剂和相关寄生虫[b]
	培养：无菌抽吸物或活检材料（生理盐水中）	自生生活阿米巴原虫（除外巴拉姆西亚属。在常规琼脂/细菌覆盖法中不生长）。可以在组织培养基中培养弓形体属
	PCR：抽吸或活检材料，天然的、冷冻的或固定在乙醇中	原虫和蠕虫：物种和基因型表征
皮肤溃疡	显微镜检查：抽吸活检材料（涂片、接触或压片制备、组织切片）	荧光白染色（棘阿米巴，仅孢囊）；吉姆萨染色（阿米巴滋养体，孢囊）；改良三色染色（首选）或六胺银染色、PAS、抗酸染色［微孢子虫；H&E，常规组织学（囊尾蚴、罗阿丝虫、弓形虫属）］
	培养：原材料（见上文）加入PBS中，可适当加入抗生素以抑制细菌生长	培养：自生生活阿米巴原虫和弓形虫属
	PCR：原材料加入生理盐水、PBS或乙醇，也可使用冷冻标本	自生生活阿米巴、弓形体属、微孢子虫属类和基因型鉴定

眼	显微镜检查：活检材料（涂片、接触或压片制备）、刮片、隐形眼镜、镜片浸液沉淀物	荧光白染色仅用于孢囊（棘阿米巴）；吉姆萨染色用于滋养体和孢囊（阿米巴原虫）；常规组织学 H&E（囊尾蚴、罗阿丝虫、鼠弓形体）；六胺银染色、PAS、抗酸染色、EM（用于微孢子虫）
	培养：PBS 中的原材料（见上文），可适当加入抗生素以抑制细菌生长	培养物：自生生活阿米巴和弓形体属。自生生活阿米巴、弓形体属、微孢子虫属类和基因型鉴定
	PCR：原材料加入生理盐水、PBS 或乙醇，也可使用冷冻标本	
肠道	粪便和其他肠道材料	浓缩方法：福尔马林或 SAF 固定的粪便样品（大多数原生动物）的福尔马林－乙酸乙酯沉淀法；浮选或联合沉淀浮选法（蠕虫卵）；琼脂或贝尔曼法增菌（类圆线虫属的幼虫；需未经防腐的粪便）
	显微镜检查：粪便、乙状结肠镜检材料、十二指肠内容物（新鲜的或防腐的（见表 3–4）、直接湿涂片、浓缩方法	直接湿涂片（直接检查未防腐的新鲜材料）；（运动的原生动物滋养体；也可以检测到蠕虫卵和原生动物孢囊）
	肛门印模涂片	
	成年蠕虫或绦虫节段（节片）	染色：三色染色或铁苏木精染色（肠道原生动物）；改良三色染色（微孢子虫）；改良的抗酸染色（隐孢子虫属，环孢子虫属，囊等孢虫属）

续表 2

采样部位	样本和程序[b]	推荐的染色剂和相关寄生虫[b]
肠道		纤维素黏性胶带，无染色（蛲虫） 卡红染色（很少用于蠕虫成虫或绦虫节段）。在不使用组织染色的情况下，节片通常可以识别到属水平（绦虫属、裂头属、膜壳绦虫属）
	抗原检测：新鲜原材料或冷冻材料；是否需要固定取决于检测	商品化免疫测定（如 EIA、FA）、试剂检测（大肠阿米巴、贾第鞭毛虫和隐孢子虫）猪带绦虫和牛带绦虫的内部测试
	PCR：原材料、新鲜、冷冻或乙醇固定的活检材料	没有可用的商品化检测。包含大多数蠕虫和原生动物属种鉴定的入门指南已出版
	显微镜检查：固定后用于组织学检查或接触或压片制备后染色	H&E，常规组织学（大肠阿米巴、隐生孢子虫、环孢子虫、微孢子虫）；不太常见的包括血吸虫属、钩虫或鞭虫属

肝脏和脾脏	活检样本或抽吸物 显微镜检查：生理盐水中的未固定材料；用于组织学检查的固定材料 培养：无菌制备的原材料 动物接种：无菌制备的原材料 PCR：原材料、冷冻或乙醇固定的材料	湿涂片检查大肠阿米巴（滋养体），棘球绦虫或肝毛细线虫的卵。吉姆萨染色（利什曼原虫，其他原生动物和微孢子虫）；H&I（常规组织学） 可检测利什曼原虫（但不常见） 腹腔内接种多房棘球绦虫孢囊材料用于长期化疗后的活力测试 物种或基因型鉴定（如棘球绦虫）
呼吸道	痰、诱导痰、鼻腔和鼻窦分泌物、支气管肺泡灌洗液、经支气管抽吸物、气管支气管抽吸物、刷拭活检、开胸肺活检术；无菌支气管肺泡灌洗液和风干涂片 显微镜检查：未固定的材料，处理后制备涂片 PCR：未固定的原材料、冷冻或乙醇固定的材料	改良的抗酸染色检查隐孢子虫；H&E，常规组织学检查粪类圆线虫、并殖吸虫、恶丝虫、阿米巴原虫；六胺银染色法、PAS、抗酸染色、组织革兰氏染色、改良三色染色、EM（微孢子目）；可用于检查耶氏肺孢子虫的吉姆萨染色、六胺银染色、甲苯胺蓝染色 一些蠕虫幼虫（似蚓蛔线虫、粪类圆线虫）、虫卵（并殖吸虫）或棘球蚴钩可以在未染色的呼吸道样本中检测出

续表 3

采样部位	样本和程序[b]	推荐的染色剂和相关寄生虫[b]
肌肉	活检材料	未染色毛线虫属幼虫可以进行 PCR 鉴定（通过 PCR 对单个幼虫进行物种鉴定）。H&E、常规组织学（毛线虫、囊状虫）；六胺银染色、PAS、抗酸染色、组织革兰氏染色、EM（罕见微孢子虫）
	显微镜：未固定的、接触和压片制备的样料或用于组织学和 EM 的固定材料	
	PCR：未固定的或天然、冷冻或乙醇固定的材料	在物种水平对微孢子虫的鉴定需要随后进行测序
皮肤	抽吸物、皮肤切片、刮屑、活检组织	见皮肤溃疡（上） 湿片法（微丝蚴）
	显微镜检查：湿法检查、染色涂片（或用于组织学或 EM 的固定材料）	吉姆萨染色涂片或 H&E 染色，常规组织学（旋盘尾丝虫、链尾棘唇线虫、匐行恶丝虫、利什曼原虫、棘阿米巴、溶组织内阿米巴、微孢子目）。其他有皮肤移行的幼虫（人畜共患类圆线虫、钩虫）和节肢动物（疥螨和其他螨虫）指南适用于大多数寄生虫
	PCR：未固定的天然组织，冷冻或乙醇固定的材料	
羊水	PCR（和 / 或培养）：原材料 动物接种（弓形虫）	高度重复基因序列的 PCR 检测是首选方法

泌尿生殖系统	阴道分泌物、生理盐水拭子、运输拭子（不含木炭）、培养基、塑料包膜培养、FA 的风干涂片；尿道分泌物、前列腺分泌物；尿液、单一未保存样本、24 小时未防腐样本、清晨样本 显微镜检查：湿涂片、尿沉渣涂片、染色涂片培养：阴道或尿道分泌物或拭子制备 分子：原材料，冷冻或乙醇固定材料	吉姆萨染色、免疫分析试剂（FA）（阴道毛滴虫）；德拉菲尔德苏木精染色（微丝蚴）；改良的三色染色（微孢子虫）；H&E、常规组织学（埃及血吸虫，微丝蚴）；PAS、抗酸染色、组织革兰氏染色、EM 或 PCR（微孢子虫）阴道毛滴虫的鉴定和传播（可使用商品化塑料包膜培养系统）；移动的滋养体可以在显微镜下检测（或在吉姆萨染色涂片中）

[a] 改编自 Jorgensen JH，Pfaller M，Carroll KC，Funke G，Landry ML，Richter SS，Warnock DW（编者），《临床微生物学手册》，第 11 版，ASM 出版社，华盛顿哥伦比亚特区，2015 年。

[b] CSF（cerbrospinal fluid）：脑脊液；EIA（enzyme immunoassay）：酶免疫分析；EM（electron microscopy）：电子显微镜；FA（fluorecent antibody）：荧光抗体；GAE（granulomatous amebic encephalitis）：肉芽肿性阿米巴脑炎；Gl（gastrointestinal）：胃肠道；H&E（hematoxylin and eosin）：苏木精和伊红；PAM（primary amebic encephalitis）：原发性阿米巴脑炎；PAS（periodic acid–Schiff stain）：过碘酸－雪夫氏染色。

表 3-7 粪便样本寄生虫处理指南[a, b]

样本处理方式	优点	缺点
不对住院超过 3 天患者的排便进行检查	住院几天后，患者可能会出现腹泻症状；症状通常不是由寄生虫感染引起，一般是由其他原因引起的	可能与医院寄生虫感染有关（罕见），可能需要考虑隐孢子虫和微孢子虫
单次粪便检查（O&P 检查）。数据表明，仅通过一次粪便检查就能发现 40%～50% 的生物体；仍有症状的患者需要进行额外的检查。可对 2 个样本进行检查，但 3 个样本敏感性会更高	如果在第一个样本中诊断出寄生虫，或者如果患者在采集第一个粪便样本后症状消失，不需要采集后续样本 对于一些肠道寄生虫感染，患者可能会交替出现便秘和腹泻	单次粪便检查的诊断准确性取决于微生物学家的经验、采集的适当性及样本中的寄生虫数量。在 3 个粪便样本检测时中，可能出现 3 个样本不全是阳性和 / 或可能是对不同的生物体呈阳性
仅在第一次粪便样本为阴性且患者仍有症状后，才检查第二次粪便样本	通过 2 次检查，原生动物的检出率增加（溶组织内阿米巴，22.7%；十二指肠贾第鞭毛虫，11.3%；和脆弱双核阿米巴，31.1%）	建议以 10 天为一周期采集第 2 个（或第 3 个）粪便样本；原生动物是定期排出的。这可能会给患者带来不便

单次粪便检查和免疫测定（EIA、FA 试剂盒）（贾第鞭毛虫）；这是一种联合检测方法，加入一种免疫学检测；O&P 检查不是最好的方法	如果检查结果为阴性且患者症状消退，则不需要进一步检查	患者可能会出现断断续续的症状，因此仅通过单一粪便样本和免疫分析可能难以排除寄生虫感染。如果患者仍有症状，那么即使贾第鞭毛虫免疫测定结果为阴性，也可能会漏诊其他原生动物（大肠阿米巴、迪斯帕内阿米巴和脆弱双核阿米巴）
采集 3 个样本进行检查；进行 1 次浓缩和 1 次永久染色。在实验室汇集样本	7 ～ 10 天内采集 3 个样本，可以节省时间和费用	不推荐使用该程序。由于稀释因素，少量存在的生物可能会被遗漏。可能难以在合理的时间范围内协调采集 3 个样本
汇集 3 个样本进行检查；进行 1 次浓缩和 3 次永久染色涂片	在 7 ～ 10 天采集 3 个样本；这将最大限度地检测出该地区最常见的原生动物	由于集中 3 个样本进行汇集，可能会遗漏轻度蠕虫感染（卵、幼虫）；然而，由于对 3 个样本中的每一个都进行了永久性染色，这种方法可能是继标准方法（对每个粪便进行浓缩和永久性染色涂片）之后的下一个最佳选择。可能难以在合理的时间范围内协调 3 个样本的采集

续表

样本处理方式	优点	缺点
采集 3 次粪便；将所有 3 次采集的粪便样本放在 1 个小瓶中（只给患者 1 个小瓶）	只需要 1 个小瓶就可以汇集样本	不建议使用。这将使患者采集工作复杂化，并且很可能导致样本保存不良，特别是在粪便与防腐剂的推荐比例，以及样本和固定剂缺乏适当混合的情况下
对选定的患者（< 5 岁的儿童、日托中心的儿童、免疫缺陷患者和腹泻患者）进行肠道原生动物的免疫测定	比对所有样本进行免疫测定更具成本效益；然而，对患者进行分组所需的信息通常不会随样本一起采集到。需要对就诊者进行教育让其遵循医嘱	实验室很少收到允许他们将患者置于特定风险组的信息，例如< 5 岁的儿童、来自日托中心的儿童（可能有也可能没有症状）、免疫缺陷患者和病情暴发的患者。对每个粪便样本进行免疫测定并不符合成本效益，除非涉及病情暴发，否则阳性率将低于此

[a] 改编自 Jorgensen JH，Pfaller M，Carroll KC，Funke G，Landry ML，Richter SS，Warnock DW（编者），《临床微生物学手册》，第 11 版，ASM 出版社，华盛顿哥伦比亚特区，2015 年。

[b] EIA（enzyme immunoassay）：酶免疫分析；FA（fluorescent antibody）：荧光抗体；O&P（ova and parasite）：卵和寄生虫。

第四部分

细菌诊断

总论

本节为筛选和处理用于检测特定细菌的样本提供了指南。检测可细分为显微镜检查、培养、抗原检测（包括免疫测定法和分子生物学诊断试验）和抗体检测。虽然不可能为所有可能的感染提供指南，但本指南包括了最常见的人类疾病相关细菌。本节增加了包括鉴别试验的总结表，且对微生物免疫学检测进行了更详细讨论。

表 4-1 临床相关细菌样本的检测方法[a]

微生物	显微镜检查	培养	抗原检测	抗体检测	分子生物学诊断
需氧革兰氏阳性球菌					
金黄色葡萄球菌	A	A	B	D	B
A 群链球菌	B	A	A	B	A
B 群链球菌	B	A	C	D	B
肺炎链球菌	A	A	C	D	C
肠球菌属	A	A	D	D	A
需氧革兰氏阳性杆菌					
炭疽杆菌	A	A	D	D	C
李斯特菌属	B	A	D	D	C
丹毒丝菌属	A	A	D	D	D
白喉棒状杆菌	A	A	D	D	C
棒状杆菌其他种	A	A	D	D	D
阴道加德纳菌	A	B	D	D	D

续表 1

微生物	显微镜检查	培养	抗原检测	抗体检测	分子生物学诊断
抗酸和部分抗酸革兰氏阳性杆菌					
结核分枝杆菌复合群	A	A	D	D	A
鸟分枝杆菌复合群	A	A	D	D	C
诺卡菌属	A	A	D	D	D
红球菌属	A	A	D	D	D
需氧革兰氏阴性球菌					
淋病奈瑟菌	A	A	D	D	A
脑膜炎奈瑟菌	A	A	B	D	D
卡他莫拉菌	A	A	D	D	D
需氧革兰氏阴性杆菌					
放线杆菌属	A	A	D	D	D
巴斯德菌属	A	A	D	D	D
二氧化碳嗜纤维菌属	A	A	D	D	D

金氏菌属	A	A	D	D	D
艾肯菌属	A	A	D	D	D
心杆菌属	A	A	D	D	D
链杆菌属	A	A	D	D	D
流感嗜血杆菌	A	A	C	D	C
杜克雷嗜血杆菌	B	A	D	D	C
大肠埃希菌	A	A	D	D	B
伤寒沙门菌	A	A	D	C	B
沙门菌属的其他血清型沙门菌	A	A	D	D	B
志贺菌属	A	A	D	D	B
鼠疫耶尔森菌	A	A	D	B	C
小肠结肠炎耶尔森菌	A	A	D	B	B
其他肠杆菌科	A	A	D	D	D
气单胞菌属	A	A	D	D	D

续表 2

微生物	显微镜检查	培养	抗原检测	抗体检测	分子生物学诊断
霍乱弧菌	A	A	D	C	B
弧菌其他种	A	A	D	D	B
铜绿假单胞菌	A	A	D	D	D
类鼻疽伯克霍尔德菌	A	A	D	C	C
洋葱伯克霍尔德菌复合群	A	A	D	D	C
嗜麦芽窄食单胞菌	A	A	D	D	D
不动杆菌属	A	A	D	D	D
百日咳鲍特菌	B	B	D	A	A
弗朗西丝菌属	B	A	D	A	C
布鲁菌属	B	A	C	A	D
军团菌属	B	A	A	B	C
巴尔通体属	C	B	D	A	B
弯曲菌属	B	A	C	D	B

幽门螺杆菌	B	B	A	A	C
厌氧细菌					
产气荚膜梭菌	A	A	D	D	D
肉毒梭菌	B	B	A	D	D
破伤风梭菌	A	A	D	D	D
艰难梭菌	A	B	A	D	A
放线菌属	A	A	D	D	D
动弯杆菌属	A	B	D	D	D
拟杆菌属	A	A	D	D	D
梭形杆菌属	A	A	D	D	D
弧形和螺旋形细菌					
钩端螺旋体属	B	C	D	A	C
伯氏疏螺旋体	C	C	D	A	B
伯氏螺旋体以外的其他种	A	C	D	C	D

续表 3

微生物	显微镜检查	培养	抗原检测	抗体检测	分子生物学诊断
梅毒螺旋体	A	D	D	A	D
支原体属和专性细胞内细菌					
肺炎支原体	D	C	C	A	A
沙眼衣原体	B	B	A	B	A
鹦鹉热嗜衣原体	D	B	D	A	D
肺炎嗜衣原体	D	C	D	B	A
立氏立克次体	B	D	D	A	B
埃立克体属	B	D	D	A	A
无形体属	B	D	D	A	B
柯克斯体属	D	D	D	A	B

[a]A：在一般情况下检测有效；B：在某些情况下或在诊断特定形式感染时检测有效；C：试验很少用于一般诊断，但可能用于对照试验；D：一般情况下检测无效。

表 4-2　对于革兰氏染色和平板培养基的建议[a, b]

样本或微生物	革兰氏染色	需氧菌培养基	厌氧菌培养基	备注[c]
体液				应使用血培养瓶以培养大量全身体液样本。遵循生产商建议
CSF（常规）	x	B C		
CSF（分流）	x	B C Th		
围心膜	x	B C	BBA	
胸膜	x	B C	BBA	
腹膜	x	B C Mac CNA	BBA LKV BBE	
CAPD	x	B C Th	BBA	
滑膜	x	B C		
骨髓	x	B C	BBA	
导管尖端		B		
耳外液 / 拭子	x	B C Mac		
耳内液	x	B C	BBA	

续表 1

样本或微生物	革兰氏染色	需氧菌培养基	厌氧菌培养基	备注[c]
眼	x	B C		
胃肠道				
粪便		B Mac HE Ca EB（可选）；山梨糖醇-MAC/染色琼脂/志贺毒素检测		所有胃肠道样本中的空肠弯曲菌/大肠埃希菌需在 5% O_2，10% CO_2 和 85% N_2 环境中，42 ℃进行培养
直肠拭子		B Mac HE Ca EB		
生殖道				
阴道/子宫颈	X	B TM		革兰氏染色和非培养方法是诊断 BV 的首选方法
尿道/阴茎	X	TM		
其他	X	B C Mac TM	BBA LKV BBE	

B 群链球菌筛查		选择性肉汤，传代培养至 B	
下呼吸道			
痰液	x	B C Mac（囊性纤维化）；BCSA 甘露醇盐	
气管穿刺	x	B C Mac	
支气管肺泡灌洗液	x	B C Mac CNA	
支气管刷检、冲洗	x	B C Mac CNA	保护性支气管刷检用以厌氧培养 BBA LKV
组织	x	B C Mac Th CNA	BBA LKV BBE
上呼吸道			
鼻咽		B C	
鼻		B	

续表 2

样本或微生物	革兰氏染色	需氧菌培养基	厌氧菌培养基	备注[c]
喉		B 或 SSA		额外接种巧克力琼脂以诊断会厌炎
尿液		B Mac 或显色琼脂		
伤口或脓肿				
拭子	x	B C Mac CNA	BBA LKV BBE	仅在通过合适系统运输分离拭子时进行厌氧培养
抽出物	x	B C Mac CNA	BBA LKV BBE	
选择性微生物				
百日咳鲍特菌和副百日咳鲍特菌		Regan Lowe 培养基		
布鲁菌属		B C		

白喉棒状杆菌		半胱氨酸亚硝酸盐或吕氏血清或 CNA（如果上述不可用）	
艰难梭菌		CCFA	NAAT 更具敏感性
大肠埃希菌 O157：H7（E.coli O157：H7，EHEC）		山梨糖醇–MAC 显色琼脂	志贺毒素 EIA 或 NAAT 更具敏感性
土拉热弗朗西丝菌		C 或 BCYE	
杜克雷嗜血杆菌		C＋万古霉素（3 μg/mL）	革兰氏染色结果呈鱼群样
幽门螺杆菌	x	B 或 BHI	在 35 ～ 37 ℃的气体环境中对弯曲菌进行培养
军团菌属		BCYE	
钩端螺旋体属		Fletcher 培养基或 EMJH	在 30 ℃下培养最多 13 周

续表 3

样本或微生物	革兰氏染色	需氧菌培养基	厌氧菌培养基	备注[c]
淋病奈瑟菌		TM		
诺卡菌属		BCYE		
弧菌属		TCBS		
小肠结肠炎耶尔森菌		CIN		

[a] 改编自 Jorgensen JH，Pfaller M，Carroll KC，Funke G，Landry ML，Richter SS，Yolken RH（编者），《临床微生物学手册》，第 11 版，ASM 出版社，华盛顿哥伦比亚特区，2015 年。

[b] CAPD（fluid from chronic ambulatory peritoneal dialysis）：慢性不卧床腹膜透析液；B（blood agar）：血琼脂；C（chocolate blood agar）：巧克力血琼脂；Mac（MacConkey agar）：麦康凯琼脂；Th（thioglycolate broth）：巯基乙醇酸盐肉汤；Ca（Campylobacter agar）：弯曲菌琼脂；HE（Hektoen enteric）：赫克通肠道菌琼脂；EB（enrichment broth）：增菌肉汤；SSA（group A Streptococcus selective agar）：A 群链球菌选择性琼脂；TM（Thayer-Martin）：T-M 培养基；BCYE（buffered charcoal yeast extract）：缓冲活性炭酵母膏；TCBS（thiosulfate citrate bile salt sucrose）：硫代硫酸盐柠檬酸盐胆盐蔗糖琼脂培养基；CIN（cefsulodin-Irgasan-novobiocin）：头孢磺啶 – 三氯生 – 新生霉素琼脂培养基；BBA（brucella blood agar）：布鲁菌血琼脂；LKV（laked blood with kanamycin and vancomycin）：含卡那霉素和万古霉素的血液；BBE（bacteroides bile esculin）：拟杆菌胆汁七叶苷培养基；CNA（anaerobic colistin-nalidixic acid）：厌氧黏菌素 – 萘啶酸培养基；CCFA（cycloserine-cefoxitin-fructose agar）：环丝氨酸 – 头孢西丁果糖琼脂；EMJH（Ellinghausen-McCullough-Johnson-Harris medium）：EMJH 培养基。

[c] 如果样本采集和运输得当，应要求进行厌氧培养。如果样本没有厌氧培养要求，请致电医生。

表 4-3 常规细菌培养样本筛查

样本	筛选方法	筛选结果[b]	
		可接受	不可接受
痰液	革兰氏染色涂片的显微镜检查	< 10 SEC/ 平均 10 视野	> 10 SEC/ 平均 10 视野
气管抽出物	革兰氏染色涂片的显微镜检查	< 10 SEC/ 平均 10 视野和在 20 视野中的至少 1 视野中检测到的细菌（100 倍）	> 10 SEC/ 平均 10 视野，20 视野（100 倍）未检测到细菌
支气管肺泡灌洗液	革兰氏染色涂片的显微镜检查	< 1% 的细胞是 SEC	> 1% 的细胞是 SEC
浅表伤口	革兰氏染色涂片的显微镜检查	< 2 + SEC，存在 PMN	> 2 + SEC，无 PMN
含细菌病原体的粪便	住院天数	≤ 3 天	> 3 天（除非医师提供合理理由）

续表

样本	筛选方法	筛选结果[b]	
		可接受	不可接受
尿	尿液分析、革兰氏染色或尿沉渣	以试纸白细胞酯酶试验结果阳性或出现 > 10 PMN/mm^3 为指标或证明可能出现的感染，但尚未证明任何方法真正可靠。每个油力场中的一个细菌相当于尿液中的 10 000 cfu/mL	3 种或更多潜在病原体的生长通常表明留置导管上的生物膜或粪便污染。革兰氏染色涂片上的混合粪便形态可能表明从胃肠道到膀胱出现瘘管

[a] 改编自 Jorgensen JH，Pfaller MA，Carro llKC，Funke G，Landry ML，Richter SS，Yolken RH（编者），《临床微生物学手册》，第 11 版，ASM 出版社，华盛顿哥伦比亚特区，2015 年。

[b] LE（leukocyte esterase）：白细胞酯酶；SEC（squamous epithelial cells）：鳞状上皮细胞。

表 4-4 分枝杆菌鉴定样本的处理

样本类型[a]	涂片[b]	固体和液体培养基	
		35℃	30℃
脓肿	R	X	
血液 / 骨髓	N	X	
活检样本			
肺	R	X	
非肺、淋巴结、皮肤或滑膜	O	X	
皮肤、滑膜和淋巴结[c]	O	X	X
浅表皮肤、伤口或组织[c]	R	X	X
眼	O	X	X
体液			
非关节液或滑液	O	X	
关节液和滑液	O	X	X
洗胃液	R	X	
呼吸道（非口腔）	R	X	
粪便	O	X	
尿	O	X	

[a]通常不推荐用生殖器、耳、导管、口腔和直肠的拭子样本培养分枝杆菌。有需要请咨询实验室。

[b]R：应进行常规染色；O：染色是可选的，应根据需要进行；N：应在医生建议的情况下进行染色。

[c]疑为快速生长的分枝杆菌、嗜血分枝杆菌或海分枝杆菌。

显微镜检查

抗酸染色

抗酸染色对于包括分枝杆菌属（快速和缓慢生长）、诺卡菌属、红球菌属、冢村菌属、戈登菌属和麦氏军团菌在内的特定细菌组很有用。这些细菌的特征在于它们具有长链脂肪酸或霉菌酸，这些脂肪酸组成了它们的细胞壁并使它们不易脱色。因此，抗酸染色的原理是使用强脱色剂［3% 酸醇（冷染色和齐 – 内染色），0.5% ～ 1.0% 硫酸（改良抗酸染色剂）］。齐 – 内（Ziehl-Neelsen，ZN）染色和改良后的冷染色之间的主要区别在于齐 - 内染色过程需要漫长的加热过程和缓慢的冷却过程。冷染色过程中，则无加热步骤。在抗酸染色剂中，主要染色试剂是石炭酸品红，而复染色剂是亚甲蓝。

吖啶橙染色

吖啶橙是一种荧光染料，可嵌入核酸（变性和未变性）。在 pH 中性环境，它可以把细菌、真菌和细胞物质（如白细胞和鳞状上皮细胞）染为红橙色。在酸性环境（pH 4.0）下，细菌保持红橙色，但背景材料会变成黄绿色。最佳荧光检测需要使用 420 ～ 490 nm 激发光和 520 nm 吸收光。这种染色剂在许多情况下都很有用。可用于评估在革兰氏染色上看到的模糊物体是否真实，并且可以较低的放大倍率筛查低微生物密度样本中的微生物（即在革兰氏染色后，无菌体液或阳性血培养瓶中无可见微生物）。

金胺 - 罗丹明荧光染色

金胺和罗丹明是非特异性荧光染料，可与分枝菌酸结合，并且能抗酸醇脱色（抗酸染色）。抗酸微生物呈橙黄色，如果不进行二次染色，微生物会出现黄绿色的荧光。高锰酸钾用作复染剂。它是一种强氧化剂，可灭活未结合的荧光染料，为染色的样本产生黑色背景。荧光染色的涂片可以通过冷染色或齐 - 内染色重新测定。最佳荧光检测需要使用 420 ～ 490 nm 激发光和 520 nm 吸收光。

直接荧光抗体染色

通过使用特异性荧光素标记抗体，可以在临床样本中直接检测多种微生物（如军团菌属和沙眼衣原体）。标记的抗体与微生物结合，并在紫外线下发出绿色荧光。染色剂的敏感性和特异性取决于试剂中使用的抗体的质量。最佳荧光检测需要使用 420 ～ 490 nm（宽带）或 470 ～ 490 nm（窄带）激发光和 510 ～ 530 nm 吸收光。

革兰氏染色

革兰氏染色剂是临床微生物实验室中最常用的染色剂。它能将细菌分为革兰氏阳性（蓝）和革兰氏阴性（红）组。这种染色的性能变化比较常见，但是染色原理不变。将样本固定在载玻片上（通过加热或用 95% 甲醇处理）后，使之暴露于碱性染料结晶紫。加入碘后，碘与基础染料形成复合体。在脱色步骤中，该复合体保留在革兰氏阳性微生物中，但不留存于革兰氏阴性微生物中。通过复染检测革兰氏阴性微生物（如番红染色）。微生物保留染色的程度取决于微生物种类、培养条件和染色技术。更成熟的培养物往往容易脱色。需要关注的重要革兰氏染色反应包括：

（1）密螺旋体、支原体、衣原体和立克次体要么没有细胞壁，要么太小，通过革兰氏染色不可见。

（2）芽孢杆菌属和梭菌属经常脱色，出现革兰氏阴性。

（3）可对革兰氏阴性杆菌（如弯曲菌、弗朗西丝菌、布鲁菌、军团菌、螺杆菌等）进行微弱染色，用石炭酸品红代替番红进行对比染色，观察效果更好。

（4）用抗生素（特别是作用于细胞壁的抗生素，即β-内酰胺类）治疗的微生物可能具有扭曲的外观，使其更难识别。

（5）两极染色是耶尔森菌最常见的特征；不过，肠杆菌科的许多其他细菌也可以显示这一特征。

芽孢染色

Wirtz-Conklin 芽孢染色剂是用于检测孢子的鉴别染色剂，对于鉴定芽孢杆菌和梭菌样本非常有用。使用这种方法将孢子染成绿色，而其余的细胞染成粉红色。非孢子形成的细菌是粉红色的。染色过程中，载玻片被 5% ～ 10% 孔雀石绿水溶液浸没。将染色剂留在载玻片上 45 分钟。或者，可以将载玻片轻轻加热 3 ～ 6 分钟至产生蒸汽，可增强染色剂对孢子的染色。随后用水冲洗载玻片。番红精水溶液（0.5%）复染 30 秒。然后将载玻片洗涤、吸干，并用 1 000 倍放大倍率的光学显微镜检查。

初代平板培养基：细菌

Ashdown 培养基

Ashdown 培养基用于从临床样本（如痰液）中选择性分离和鉴定类鼻疽伯克霍尔德菌。培养基含有结晶紫和庆大霉素作为选择性因子。它富含甘油，含有中性红色染料。类鼻疽伯克霍尔德菌在这种培养基上产生扁平带褶皱的紫色菌落。Ashdown 琼脂和 Ashdown 肉汤都可以通过添加抗菌剂进行改良，用于类鼻疽伯克霍尔德菌的选择性培养。改良的 Ashdown 肉汤仍然是疑似类鼻炎患者从咽拭子中分离假单胞菌的标准。

拟杆菌 – 胆汁 – 七叶苷（BBE）琼脂

拟杆菌 – 胆汁 – 七叶苷琼脂是一种选择性的鉴别琼脂培养基，用于培养拟杆菌和沃氏嗜胆菌。该培养基含有酪蛋白和大豆琼脂培养基中的牛胆（胆汁）、七叶苷、枸橼酸铁铵、氯高铁血红素、维生素和庆大霉素。非拟杆菌属微生物的生长受到胆汁和庆大霉素的抑制。琼脂中添加氯高铁血红素和维生素 K_1 刺激拟杆菌属的生长。当七叶素转化为七叶苷并与枸橼酸铁铵反应产生黑色菌落时，检测到七叶黄素水解。

胆汁 – 七叶苷（肠球菌选择性）琼脂

胆汁 – 七叶苷琼脂可以通过添加 6 μg/mL 万古霉素来选择性地培养万古霉素耐药肠球菌属。肠球菌属能够在胆汁和水解七叶苷的存在下生长。万古霉素耐药菌株在这种琼脂上产生黑色菌落，但易感菌株无法生长。此外，万古霉素耐药乳杆菌可以在这种培养基上生长。

亚硫酸铋琼脂

亚硫酸铋琼脂是一种用于分离和鉴定伤寒沙门菌和其他肠道杆菌的选择性鉴别培养基。该培养基含有酪蛋白、动物组织、牛肉提取物、葡萄糖、硫酸铁和亚硫酸铋的提取物。大多数共生生物受到亚硫酸铋的抑制。伤寒沙门菌的菌落呈黑色，带有金属光泽。这种培养基可能对某些志贺菌具有抑制作用。

血琼脂

许多类型的血琼脂培养基都可用于临床实验室。该培养基用于分离和检测溶血微生物。α- 溶血微生物在菌落周围的培养基中呈现绿色，而 β- 溶血微生物菌落周围有更清晰的界线。β- 溶血是某些微生物的特征。血琼脂的两个基本成分是基础培养基（如脑心浸出液琼脂、布鲁菌琼脂、哥伦比亚血琼脂、Shaedler 琼脂、胰蛋白酶大豆琼脂）和血液（如羊、马、兔的血液）。其他补充剂通常用于增强特定微生物的生长或抑制不需要的微生物的生长。

B-G（Bordet-Gengou）琼脂

百日咳鲍特菌和副百日咳鲍特菌的生长受到培养基中常见的脂肪酸、金属离子、硫化物和过氧化物等因素的抑制。将淀粉、活性炭、血清蛋白、血液或类似成分添加到培养基中以中和这些抑制剂。B-G 琼脂是一种马铃薯浸出液 – 甘油基琼脂培养基，含 20% ～ 30% 的羊血、马血或兔血。马铃薯浸出液是鲍特菌属生长所必需的，其中添加甘油以保存培养基中的水分。通常添加甲氧西林或头孢氨苄等抗生素来抑制葡萄球菌等的生长，这些细菌抑制鲍特菌属的生长。因为这种培养基必须是新鲜的（它的保质期不到 1 周），所以大部分情况下已被 Regan-Lowe 琼脂取代。

脑心浸出液琼脂和肉汤

脑心浸出液琼脂是一种用于分离多种病原体的通用培养基。基本配方包括牛脑和牛心的浸液、胰蛋白胨、酵母膏和葡萄糖。可以添加维生素 K 和氯高铁血红素，以促进厌氧细菌的生长。厌氧制剂分离厌氧革兰氏阴性微生物的能力较差。可将含有 6.5% 氯化钠的肉汤制剂用于分离耐盐链球菌和肠球菌。该培养基可用于链球菌、肺炎链球菌和脑膜炎奈瑟菌的培养。

亮绿琼脂

亮绿琼脂是一种选择性鉴别培养基，用于分离除伤寒沙门菌以外的血清型沙门菌。营养基础包括肉和酪蛋白蛋白胨。高浓度的亮绿色染剂可抑制大多数革兰氏阳性细菌和革兰氏阴性细菌，包括志贺菌属和肠道沙门菌。酚红是 pH 指示剂。酵母膏提供额外的营养。蔗糖或乳糖发酵产生的酸会使黄绿色区域周围出现黄绿色菌落。非发酵剂（即沙门菌）在红色区域颜色从白色到红粉色。

布鲁菌琼脂和肉汤

布鲁菌琼脂是一种最初用于分离布鲁菌属的培养基。含有 5% 马血的布鲁菌琼脂可用作分离需氧和厌氧生物的通用培养基。营养基础包括肉蛋白胨、葡萄糖和酵母膏。琼脂培养基中可以补充氯高铁血红素和维生素 K 以培养苛养型的厌氧细菌，或添加头孢西丁和环丝氨酸以选择性地培养艰难梭菌。含有亚硫酸氢钠的肉汤作为还原剂，已用于培养弯曲菌属。

缓冲活性炭酵母膏（BCYE）琼脂

缓冲活性炭酵母膏琼脂对军团菌、诺卡菌和弗朗西丝菌属的培养具有选择性。它含有琼脂、酵母膏、活性炭和盐，并含有 L- 半胱氨酸、焦磷酸铁、ACES［Ar-（2- 乙酰氨基）-2- 氨基乙烷磺酸］缓冲液和 a- 酮戊二酸。活性炭能帮助培养基去除污染；酵母膏富含营养成分；L- 半胱氨酸、焦磷酸铁和 α- 酮戊二酸刺激军团菌属的生长。需要添加 ACES 来缓冲培养基，因为军团菌属具有较弱的 pH 耐受性（在 pH 6.9 下生长最佳）。在非无菌临床和环境样本下培养时，应添加各种抗生素，如多黏菌素 B、茴香霉素、头孢孟多、万古霉素和环己酰亚胺，以抑制其他细菌的生长。

细菌诊断

洋葱伯克霍尔德菌选择性琼脂（Burkholderia Cepacian Selective Agar，BCSA）

洋葱伯克霍尔德菌选择性琼脂是用于分离洋葱伯克霍尔德菌的选择性培养基。胰酶解酪蛋白蛋白胨、酵母膏、氯化钠、蔗糖和乳糖形成营养基础；加入多黏菌素 B、庆大霉素、万古霉素和结晶紫作为选择性染色剂。这种琼脂是最敏感和最具选择性的洋葱伯克霍尔德菌培养基。

弯曲菌选择性培养基

已经开发出大量培养基用于从粪便样本中选择性分离弯曲菌属。大多数含有布鲁菌基础的培养基可优先支持弯曲菌属的生长。血液以与各种抗生素组合的形式加入培养基中（如 Blaser-Wang 配方中的头孢噻吩、万古霉素、甲氧苄啶，两性霉素和多黏菌素；Butzler 配方中的环己酰亚胺、头孢唑啉、新生霉素、杆菌肽和黏菌素；卡马利配方中的环己酰亚胺、头孢哌酮和万古霉素；普雷斯顿配方中的环己酰亚胺、利福平、甲氧苄啶和多黏菌素）。

头孢磺啶 - 三氯生 - 新生霉素（CIN）琼脂

头孢磺啶 - 三氯生 - 新生霉素琼脂是一种选择鉴别琼脂培养基,常用于分离粪便样本中的小肠结肠炎耶尔森菌。该培养基由动物组织和明胶、牛肉提取物和酵母膏、丙酮酸钠、脱氧胆酸钠、中性红、结晶紫、头孢磺啶、三氯生和新生霉素提取物组成。抗生素和脱氧胆酸钠可抑制粪便样本中大多数微生物的生长。然而，耶尔森菌属对其具有耐药性，可以在培养基中发酵甘露醇。这种发酵产生具有牛眼状菌落（即具有透明边缘和深红色中心的菌落，有时称为“牛眼”）。

显色培养基

用于分离细菌和酵母菌的选择性鉴别显色培养基有很多。这些培养基可包括抗生素，也可用于分离耐药细菌，如万古霉素耐药肠球菌、耐甲氧西林金黄色葡萄球菌和耐药革兰氏阴性微生物。在许多情况下，培养基的成分是专有的，不能在此讨论。显色培养基种类包括但不限于分离鉴别超广谱 β- 内酰胺酶（extended spectrum β lactamase，ESBL）的肠杆菌科、耐碳青霉烯酶肠杆菌科、耐甲氧西林金黄色葡萄球菌（methicillin-resistant *Staphylococcus aureus*, MRSA）、耐万古霉素肠球菌（vancomycin-resistant *Enterococcus*, VRE）、铜绿假单胞菌、沙门菌、无乳链球菌、弧菌、艰难梭菌、肠杆菌科、小肠结肠炎耶尔森菌、不动杆菌等。

巧克力琼脂

巧克力琼脂是一种加富培养基，其名称源自其颜色。血液或血红蛋白在培养基加热后立即加入，热量导致添加的成分分解并变成棕色。该培养基支持大多数细菌的生长，是许多嗜血杆菌属和一些致病性奈瑟菌菌株生长所必需的。所谓的营养缺乏链球菌（乏养菌属和颗粒链菌属）也会生长在巧克力琼脂上，但不会生长在血琼脂上。该培养基有多种配方，但最常见的配方是富含 2% 血红蛋白或使用 IsoVitaleX 添加剂的蛋白胨碱。过氧化氢酶阴性细菌（例如肺炎链球菌）在该培养基上不如在血琼脂上生长得好，因为血琼脂中破裂的红细胞的过氧化氢酶不能保护细菌免受培养基中积聚的过氧化物的侵害。

肉末汤

肉末汤是一种加富培养基，用于从临床样本中培养各种细菌，特别是厌氧细菌。浸出液及牛肉或马肉的固体颗粒悬浮在含有蛋白胨、酵母膏、糖、淀粉和 L- 半胱氨酸的肉汤中。L- 半胱氨酸有助于维持 E_h（低氧化还原电势），支持厌氧细菌的生长。

黏菌素 – 萘啶酸（CNA）琼脂

黏菌素 – 萘啶酸琼脂是一种选择性培养基，用于培养需氧和厌氧革兰氏阳性细菌。培养基由哥伦比亚基础培养基组成，辅以萘啶酸、黏菌素和血液。萘啶酸抑制大多数需氧革兰氏杆菌，黏菌素也是如此。拟杆菌属通常对这些抗生素具有耐药性，但黏菌素可抑制其他厌氧革兰氏阴性杆菌。

哥伦比亚琼脂和肉汤

含有 5% 羊血的哥伦比亚琼脂是用于分离常见细菌的通用培养基。培养基含有胰酪蛋白的蛋白胨、牛肉提取物、酵母膏，玉米淀粉作为营养基础。羊血可用于测定溶血反应并提供 X 因子。然而，大量的碳水化合物可能使乙型溶血性链球菌看起来是甲型溶血性链球菌或草绿色链球菌。使用马或兔血可改善溶血。羊血中的 NAD 酶会破坏 V 因子（NADase，NAD）。因此，需要这种因子的微生物不会生长。将盐和 Tris 缓冲液添加到肉汤配方中，以分别促进微生物的生长并增加缓冲能力。

环丝氨酸－头孢西丁－蛋黄－果糖琼脂（CCFA）

环丝氨酸－头孢西丁－蛋黄－果糖琼脂是一种选择性的鉴别培养基，用于鉴别艰难梭菌。培养基由动物组织、果糖、环丝氨酸、头孢西丁和中性红的提取物组成。环丝氨酸和头孢西丁可抑制大多数肠道细菌。艰难梭菌能发酵果糖，酸性较强，其被指示剂染料检测为中性红色（菌落周围的培养基从红色变为黄色）。这种培养基有多种改良版本，包括添加蛋黄以刺激梭形杆菌的生长。

胱氨酸亚碲酸盐血琼脂

胱氨酸亚碲酸盐血琼脂培养基是一种选择性鉴别培养基，用于鉴别白喉棒状杆菌。培养基包括脑心浸出液琼脂、亚碲酸钾、L-胱氨酸和兔血。亚碲酸钾抑制大多数共生生物的生长，并允许白喉棒状杆菌生长。该微生物使胱氨酸产生硫化氢，碲化物与硫化氢的反应导致白喉棒状杆菌菌落周围出现棕色光晕。

蛋黄琼脂

蛋黄琼脂（改良 McClung-Toabe 琼脂）是一种选择性鉴别培养基，用于分离和分化梭形杆菌属。卵磷脂的降解导致细菌菌落周围出现不透明的沉淀物，脂肪酶破坏蛋黄中的脂肪，导致菌落表面出现彩虹色光泽。也可以在菌落周围培养基出现半透明清晰边界基础上确定蛋白水解。加入的新霉素可抑制兼性厌氧革兰氏阴性杆菌，进而使蛋黄琼脂具有中等选择性。

EMJH 培养基

改良的牛白蛋白聚山梨酯 -80 培养基对钩端螺旋体的生长具有选择性。基础培养基由甘油、丙酮酸钠和硫胺素组成，辅以牛白蛋白、聚山梨酯 -80、维生素 B_{12} 及铁、钙、镁、锌和铜盐。

肠球菌琼脂

该培养基用于肠球菌的快速选择性分离。它也用于葡萄球菌和单核细胞增生李斯特菌的培养。培养基含有酪蛋白、铁、七叶苷和酵母膏的提取物。添加万古霉素可以选择性地检测万古霉素耐药肠球菌。

伊红 – 亚甲蓝（eosin-methylene blue，EMB）琼脂

伊红 – 亚甲基蓝琼脂是一种选择性鉴定培养基，用于乳糖发酵和非发酵革兰氏阴性杆菌的分离和鉴别。琼脂培养基由酪蛋白提取物、乳糖、蔗糖、伊红 Y 和亚甲蓝组成。Levine 制剂不包括蔗糖。革兰氏阳性细菌的生长受到亚甲蓝的抑制，亚甲蓝与伊红 Y 一起，也可作为碳水化合物发酵的指标（染料在酸性下沉淀）。发酵乳糖的细菌（如大肠埃希菌、克雷伯菌属和肠杆菌属）形成具有绿色金属光泽或蓝黑色至棕色的菌落。非发酵菌（如变形杆菌、沙门菌和志贺菌属）具有无色或浅紫色菌落。

Fletcher 培养基

Fletcher 培养基是一种半固体培养基，用于鉴别钩端螺旋体属。培养基由 0.15% 的琼脂、盐、蛋白胨、牛肉提取物和兔血清组成。培养 1 ～ 2 周后钩端螺旋体通常可在该培养基中生长。

革兰氏阴性菌（Hajna）肉汤

该培养基用于选择性培养沙门菌属和志贺菌属。该培养基含有酪蛋白和动物组织、枸橼酸钠、甘露醇、葡萄糖和去氧胆酸钠。如果肉汤培养超过 4 ～ 6 小时，共生生物会比肠道病原体生长得多。

嗜血杆菌检测培养基（*Haemophilus* test medium，HTM）琼脂和肉汤

嗜血杆菌检测培养基是一种加富培养基，用于嗜血杆菌属的药敏试验。培养基含有牛肉和酪蛋白提取物。酵母膏、氯高铁血红素和 NAD 提供必要的生长因子和增菌。磺胺类和甲氧苄啶的拮抗剂通过胸苷磷酸化酶去除。琼脂培养基的优点是它是一个透明的琼脂基质，因此可以对菌落生长终点做出明确判断。钙和镁浓度需调整到 CLSI 推荐的浓度。

赫克通肠道菌琼脂

赫克通肠道菌琼脂是一种选择性培养基，用于分离沙门菌属和志贺菌属，并将这些微生物与可在该培养基上生长的其他革兰氏阴性杆菌区分开来。它由蛋白胨基琼脂组成，辅以胆盐、乳糖、蔗糖、水杨苷、枸橼酸铁铵，以及 pH 指示剂溴麝香草酚蓝和酸性品红。胆汁抑制所有革兰氏阳性杆菌和部分革兰氏阴性杆菌。通过发酵乳糖、蔗糖或水杨苷产生的酸与溴麝香草酚蓝反应产生黄色，与酸性品红反应产生红色。当添加枸橼酸铁铵后形成黑色沉淀物时，检测到硫代硫酸钠代谢产生的硫化氢（hydrogen sulfide，H_2S）。乳糖发酵细菌（如大肠埃希菌）在这种琼脂上受到轻微抑制，并表现为橙色或橙粉色菌落。沙门菌菌落通常呈蓝绿色，中心为黑色。志贺菌落呈绿色，中心无黑色。变形杆菌属也会受到抑制，它们的菌落是无色的。

卡那霉素－万古霉素裂解血（LKV）琼脂

卡那霉素－万古霉素裂解血琼脂是一种选择性鉴定培养基，用于鉴别厌氧革兰氏阴性杆菌，特别是拟杆菌和普雷沃菌属。培养基由酪蛋白和豆粉琼脂组成，并添加了卡那霉素、万古霉素、维生素 K 和裂解（溶解）羊血。卡那霉素抑制大多数兼性革兰氏阴性杆菌；万古霉素抑制大多数革兰氏阳性微生物体和卟啉单胞菌属；维生素 K 刺激一些普雷沃菌株的生长，这些菌株在裂解血液存在下也会形成黑色素。

细菌诊断

LIM 肉汤

LIM 肉汤是一种选择性加富培养基，用于培养 B 群链球菌。培养基由 Todd-Hewitt 肉汤组成，补充了酵母膏、黏菌素和萘啶酸。大多数需氧和厌氧革兰氏阴性杆菌受到抗生素的抑制，而 B 群链球菌在这种肉汤中生长良好。

吕氏（Loffler）培养基

吕氏培养基是一种加富培养基，用于培养白喉棒状杆菌。培养基由动物提取物、心肌浸粉、牛血清、蛋白胨和葡萄糖组成。白喉棒状杆菌在这种培养基上迅速生长，菌落的革兰染色显示出特征性的异染颗粒。

麦康凯（MAC）琼脂

麦康凯琼脂是一种选择性琼脂培养基，用于分离和鉴别乳糖发酵和非发酵的革兰氏阴性杆菌。培养基由蛋白胨、胆汁盐、乳糖、中性红和结晶紫的提取物组成。胆汁盐和结晶紫抑制革兰氏阳性细菌和一些苛养型的革兰氏阴性细菌的生长。发酵乳糖的菌落（如大肠埃希菌、克雷伯菌属和肠杆菌属）产生酸，导致中性红色 pH 指示剂变红并沉淀胆汁盐。菌落呈红色至粉红色，而非发酵菌落（如变形杆菌属、沙门菌属和志贺菌属）呈黄色、无色或半透明。麦康凯琼脂通常会抑制变形杆菌属聚集在玻片上。

麦康凯琼脂与山梨糖醇

见山梨糖醇 - 麦康凯琼脂。

甘露醇盐琼脂

甘露醇盐琼脂是用于分离葡萄球菌的选择性培养基。该培养基由酪蛋白和动物组织、牛肉提取物、甘露醇、盐和酚红指示剂组成。如果微生物可以在7.5%氯化钠溶液的条件下生长并发酵甘露醇，酸会使指示剂变黄。大多数金黄色葡萄球菌菌株产生黄色菌落，而凝固酶阴性葡萄球菌不发酵甘露醇，因此保持红色。大多数其他微生物会受到高盐浓度的抑制。

Martin-Lewis 琼脂

Martin-Lewis 琼脂是改良的 Thayer-Martin（MTM）琼脂，是分离淋病奈瑟菌的选择性加富培养基。基础培养基是巧克力琼脂。其与 MTM 琼脂的具体区别是万古霉素浓度较高（4 μg/mL vs 3 μg/mL）及用茴香霉素替代制霉菌素。其中还添加了甲氧苄啶和黏菌素。据报道，一些致病性奈瑟菌菌株被可万古霉素和甲氧苄啶抑制。

McBride 李斯特菌琼脂

该培养基用于从含有混合生物群的临床样本中选择性分离单核细胞增生李斯特菌。该培养基含有甘氨酸、酪蛋白和动物组织的提取物、牛肉提取物、苯乙醇和氯化锂。

Mueller-Hinton 琼脂和肉汤

CLSI 推荐 Mueller-Hinton 琼脂和肉汤用于非苛养型微生物的常规药敏试验。这种琼脂添加5%的羊血用于对肺炎链球菌等苛养型的微生物进行药敏试验。牛肉和酪蛋白提取物及可溶性淀粉构成营养基础。钙和镁的浓度受到限制。

纽约（NYC）琼脂

纽约琼脂是一种选择性培养基，用于分离致病性奈瑟菌属。培养基由蛋白胨、玉米淀粉、酵母透析液、葡萄糖、血红蛋白、马血浆和抗生素混合物（万古霉素、黏菌素、两性霉素 B 和甲氧苄啶）组成。它可以代替 Thayer-Martin 琼脂。

氧化发酵多黏菌素 B- 杆菌肽 - 乳糖（oxida-tive-fermentative polymyxin B-bacitracin-lactose，OFPBL）琼脂

氧化发酵多黏菌素 B– 杆菌肽 - 乳糖琼脂是一种选择性鉴别培养基，用于分离洋葱伯克霍尔德菌。营养基础是一种含有蛋白胨的氧化发酵培养基。当细菌利用乳糖产生酸时，如洋葱伯克霍尔德菌，溴麝香草酚蓝色指示剂将菌落从绿色变为黄色。多黏菌素 B 和杆菌肽是选择性药物，分别抑制某些革兰氏阴性和革兰氏阳性微生物生长。其他微生物可能在这种培养基上生长，但无法将乳糖分解产生酸而与洋葱伯克霍尔德菌区分开来。

苯乙醇（Phenylethyl Alcohol，PEA）血琼脂

苯乙醇血琼脂是一种选择性培养基，由酪蛋白、琼脂和含有苯乙醇和血液的大豆蛋白胨组成。兼性革兰氏阴性杆菌受到苯乙醇抑制（如抑制变形杆菌属群的生长）。大多数革兰氏阳性和革兰氏阴性厌氧细菌，以及需氧革兰氏阳性细菌，都会在这种培养基上生长。假单胞菌属不受抑制。

Regan-Lowe 琼脂培养基

Regan-Lowe 琼脂培养基用于选择性分离鲍特菌属，含有牛肉提取物、明胶提取物、淀粉、活性炭、烟酸、10% 马血和头孢氨苄（40 μg/mL）。活性炭和马血需要中和培养基中存在的脂肪酸和其他抑制因子。羊血而非人类的血液可以代替马血。头孢氨苄可延迟该培养基上鲍特菌属的检测，但大多数人认为没有必要使用额外的非选择性培养基。该培养基的保质期为 6 ～ 8 周。

沙门 – 志贺氏（Salmonella-Shigella，SS）琼脂

沙门 – 志贺氏琼脂是培养沙门菌属的高度选择性培养基。不建议将该培养基用于志贺菌属的一级分离。该培养基由牛肉提取物和蛋白胨提取物、作为碳水化合物来源的乳糖、胆汁盐、枸橼酸钠、硫代硫酸钠、中性红、亮绿和柠檬酸铁组成。胆汁盐、枸橼酸钠和亮绿对所有革兰氏阳性和特定的革兰氏阴性细菌均有抑制作用。通过柠檬酸铁形成的黑色沉淀物可以检测到在培养基上生长并使硫代硫酸钠代谢物硫化氢的细菌。中性红指示剂用于检测乳糖发酵产生的酸。所有乳糖发酵细菌形成粉红色或红色菌落，而非发酵细菌形成无色（如志贺菌属）或黑色（如沙门菌属）菌落。

Schaedler 琼脂

Schaedler 琼脂是一种用于分离厌氧细菌的通用培养基。营养基础包括蔬菜、胰酪蛋白胨、葡萄糖和酵母膏。添加羊血、维生素 K 和氯高铁血红素，以刺激苛养型厌氧细菌的生长。由于碳水化合物含量高，具有 β- 溶血反应的菌落可能呈绿色。产生的酸也可能导致细胞快速死亡。

亚硒酸盐肉汤

亚硒酸盐肉汤是一种选择性加富培养基，用于从粪便和其他受污染的样本中分离沙门菌属。它由蛋白胨、磷酸钠、乳糖和亚硒酸钠组成。大肠埃希菌和其他革兰氏阴性杆菌受到亚硒酸钠的抑制。肉汤应在移植样本后 8 ～ 12 小时进行传代培养，否则肠道病原体与共生生物将过度生长。

Skirrow布鲁菌培养基

Skirrow 布鲁菌培养基是一种选择性血琼脂加富培养基，用于分离弯曲菌属。营养丰富的琼脂基底是布鲁菌琼脂。氯高铁血红素由羊血提供。选择性药物为甲氧苄啶、万古霉素和多黏菌素 B，可抑制粪便样本中发现的正常菌群。

山梨糖醇－麦康凯琼脂

山梨糖醇－麦康凯琼脂是一种选择性鉴定琼脂，用于分离大肠埃希菌 O157。其中山梨糖醇代替乳糖。大多数大肠埃希菌菌株能发酵山梨糖醇；然而，大肠埃希菌 O157 不能发酵山梨糖醇，因此它的菌落在这种琼脂上是无色的。

链球菌选择性培养基

该培养基用于从临床样本中选择性分离链球菌。培养基含有蛋白胨、淀粉和血液，还含有硫酸黏菌素和作为选择性因子的奥索利酸，是咽拭子培养的常用培养基。

B 群链球菌胡萝卜肉汤

这是一种专有的肉汤，用于检测孕妇中 B 群链球菌（group B streptococcus，GBS）感染。培养基含有蛋白胨、淀粉、吗啉丙烷富烷酸、葡萄糖、丙酮酸盐、生长因子和选择性因子。它是 Granada 培养基的改良版，采用一步法筛查孕妇是否存在 GBS 感染。试管显示橙色至红色的颜色变化，这是 GBS 感染的典型特征。橙红色、红色或砖红色的产生是溶血性 GBS 的独特特征，这是由于淀粉、蛋白胨、血清和叶酸途径抑制剂等底物发生反应。

Hajna 连四硫酸盐肉汤

Hajna 连四硫酸盐肉汤是一种选择性增菌培养基，用于从粪便和尿液样本中鉴别沙门菌属（伤寒沙门菌和肠道沙门菌亚利桑那亚种除外）。它由蛋白胨基质组成，辅以酵母膏、甘露醇、葡萄糖、脱氧胆酸钠、硫代硫酸钠、碳酸钙和亮绿。脱氧胆酸钠、硫代硫酸钠和亮绿可抑制革兰氏阳性和革兰氏阴性细菌。接种后，肉汤应进行 12 ～ 24 小时的传代培养，以防止沙门菌属与共生生物的过度生长。

Thayer-Martin（改良版）琼脂

已研发了 Thayer-Martin 培养基的许多改良培养基，用于分离致病性奈瑟菌属。血液琼脂基础培养基富含血红蛋白和其他补充剂。不需要的细菌可以通过添加抗生素来抑制，如黏菌素（抑制除变形杆菌属以外的大多数革兰氏阴性细菌）、甲氧苄啶（抑制变形杆菌属）、万古霉素（抑制大多数革兰氏阳性细菌）和制霉菌素（抑制酵母菌）。一些淋病奈瑟菌菌株受到万古霉素的抑制，因此应使用非选择性培养基（如巧克力琼脂）进行原代分离。

巯基乙酸盐肉汤

巯基乙酸盐肉汤是一种增菌培养基，用于培养需氧和厌氧细菌。有多种配方但大多数包括酪蛋白消化物、葡萄糖、酵母膏、半胱氨酸和巯基乙酸钠。添加氯高铁血红素和维生素 K 能增强厌氧细菌的培养。

硫代硫酸 – 柠檬酸 – 胆盐 – 蔗糖（TCBS）琼脂

硫代硫酸 – 柠檬酸 – 胆盐 – 蔗糖琼脂是一种选择性鉴别培养基，用于培养弧菌属。该培养基由酪蛋白和动物组织、酵母膏、柠檬酸钠、胆酸钠、牛胆汁、蔗糖、柠檬酸铁、百里香酚蓝和溴麝香草醛蓝的提取物组成。柠檬酸钠、胆酸钠和胆汁可抑制共生微生物。由于蔗糖与酸的发酵，霍乱弧菌菌落在该培养基上呈黄色，导致指示剂溴麝香草酚蓝的黄色变色。副溶血性弧菌无法发酵蔗糖，因此菌落是蓝绿色的。一些肠溶性杆菌和肠球菌可能会生长，但菌落通常很小且半透明。蔗糖发酵的变形杆菌菌株产生类似于弧菌菌落的黄色菌落。

Tinsdale 琼脂

Tinsdale 琼脂是一种选择性鉴别培养基，用于从上呼吸道样本中分离白喉棒状杆菌。培养基由蛋白胨、盐、酵母膏、L- 半胱氨酸、亚碲酸钾和血清组成。亚碲酸钾抑制上呼吸道中大多数共生生物的生长，并允许白喉棒状杆菌和相关棒状杆菌属的生长。可以通过黑色菌落周围形成的棕色光晕来区分白喉菌落。这些光晕是碲酸与硫化氢反应产生的，硫化氢是白喉棒状杆菌从培养基中的半胱氨酸产生的。

胰蛋白胨或胰蛋白大豆琼脂（trypticase soy agar，TSA）和肉汤（trypticase soy broth，TSB）

含有 5% 羊血的胰蛋白酶 Tryptic（ase）大豆琼脂是

一种用于分离各种生物的通用培养基。培养基中的大豆和胰蛋白胨作为营养基础。羊血的加入使培养基营养丰富，并通过添加氯高铁血红素（X 因子）允许苛养型的微生物的生长。V 因子（NAD）被羊血中的酶灭活。羊血用于解释溶血反应。建议将肉汤制剂用于制备提取物以进行药敏试验。在肉汤配方中加入 6.5% 氯化钠以分离耐盐微生物，并且可以在肉汤中加入 Fildes 增菌物以培养苛养型的微生物，如嗜血杆菌属。

木糖–赖氨酸–脱氧胆酸盐（xylose-lysine-deoxycholate，XLD）琼脂

木糖–赖氨酸–脱氧胆酸盐琼脂是一种中度选择性的培养基，用于肠道病原体的分离和鉴别。培养基由酵母膏、木糖、赖氨酸、乳糖、蔗糖、脱氧胆酸钠、硫代硫酸钠、枸橼酸铁铵和酚红组成。大多数非致病性肠溶杆菌可发酵乳糖、蔗糖或木糖，产生黄色菌落（酚红指示剂在酸性 pH 下为黄色）。因为志贺菌属不发酵这些碳水化合物，所以菌落是红色的。沙门菌属和爱德华菌属可发酵木糖，但它们也将赖氨酸脱羧产生碱性二胺和尸胺。这种二胺通过赖氨酸的脱羧化中和发酵的酸产物，并产生红色菌落。如果微生物产生硫化氢（如沙门菌和爱德华菌属），菌落的中心将变黑。脱氧胆酸钠抑制许多非致病性生物的生长（在酸的存在下沉淀，产生黄色的不透明菌落）。

初代平板培养基：分枝杆菌

美国特鲁多学会培养基

美国特鲁多协会培养基含有凝固的蛋黄、土豆粉、甘油和孔雀绿。孔雀绿的浓度低于罗氏培养基，可以更早地检测到分枝杆菌菌落（麻风分枝杆菌除外），但该培养基也更容易造成污染物过度生长。

Dubos 肉汤

Dubos 肉汤是一种非选择性肉汤，含有酪蛋白提取物，盐溶液、L- 天冬酰胺、枸橼酸铁铵、白蛋白或血清和聚山梨酯 -80。在处理来自受污染部位的样本时需要添加抗生素，大多数分枝杆菌在这种培养基中生长迅速。聚山梨酯 -80 是一种表面活性剂，有助于分枝杆菌团块的扩散，并更快速地均匀生长。

罗氏（Lowenstein-Tensen，LJ）培养基

罗氏培养基由甘油、马铃薯粉、某些盐类、凝固的全蛋液（以固化培养基）组成。添加孔雀绿以抑制污染细菌，特别是革兰氏阳性细菌。罗氏培养基具有较长的保质期（数月），并支持大多数分枝杆菌的生长，部分原因是鸡蛋中的卵磷脂能中和临床样本中的许多有毒因子。罗氏培养基的一个问题是，在这种培养基上生长的污染物（通常是来自囊性纤维化痰的铜绿假单胞菌）可以使培养基完全水解。

改良罗氏培养基

改良后的罗氏培养基含有 RNA、青霉素和萘啶酸，

进一步抑制了污染微生物的生长。由于这种选择性培养基可以延缓分枝杆菌的生长，因此应与非选择性培养基一起使用。在改良罗氏培养基上结核分枝杆菌表现为颗粒状、粗糙、干燥的菌落。堪萨斯分枝杆菌表现为光滑或粗糙的，光照产色的菌落。戈登分枝杆菌表现为光滑的黄橙色菌落。鸟分枝杆菌表现为光滑、无色的菌落。耻垢分枝杆菌表现为发皱、乳白色菌落。

改良罗氏分枝杆菌培养基

罗氏培养基的改良分枝杆菌培养基含有环己酰亚胺、林古霉素和萘啶酸，可以抑制污染物的生长。

米氏 7H9 肉汤

米氏肉汤的 7H9 配方与米氏 7H10 琼脂相同，只是缺少琼脂和孔雀绿。大多数分枝杆菌在这种培养基中生长迅速，但必须添加抗生素以抑制污染物的生长。它也用于分枝杆菌药物敏感性测试。

米氏 7H10 琼脂

米氏 7H10 琼脂是一种非选择性培养基，含有某些盐类、维生素、辅因子、油酸、白蛋白、过氧化氢酶、甘油、葡萄糖和孔雀绿。甘油的添加促进了鸟分枝杆菌 / 胞内分枝杆菌的生长。如果疑似牛分枝杆菌，可以加入丙酮酸，并且必须添加 0.25% L- 天冬酰胺或 0.1% 天冬氨酸钾才能最大限度地产生烟酸。培养基的保质期相对较短（约 1 个月），暴露在高温或光照下可能导致其变质和甲醛释放。与蛋黄培养基相比，可以在该培养基上更早检测到分枝杆菌的生长。

米氏 7H11 琼脂

米氏 7H11 琼脂优于 7H10 琼脂，因为添加酪蛋白水解物可提高结核分枝杆菌异烟肼耐药株的培养效率，这些菌株在一些社区中已经流行。它也特别适用于培养在用继发性抗结核药物治疗结核病后出现的苛养型结核分枝杆菌菌株。

Mitchison 改良米氏 7H11 琼脂

7H11 培养基的 Mitchison 改良培养基含有羧苄西林、多黏菌素 B、甲氧苄啶和两性霉素 B。羧苄西林可有效抑制假单胞菌属的生长。

米氏 7H13 肉汤

米氏 7H13 肉汤基于 7H9 肉汤配方，辅以酪蛋白水解物、聚山梨酯 80、聚环氧乙烷磺酸钠、过氧化氢酶和 14C 棕榈酸。这种肉汤用于全自动培养系统。

Patragnani 培养基

Patragnani 培养基是一种非选择性分枝杆菌培养基，含有凝固的全蛋液、蛋黄、全脂牛奶、马铃薯粉、甘油和孔雀绿。这种培养基比罗氏培养基更具抑制性，因为它含有更高浓度的孔雀绿。应限制与严重污染的样本一起使用。它对于耻垢分枝杆菌的培养和维护特别有用。

用于病原体检测的特异性诊断性试验

需氧革兰氏阳性球菌

肠球菌属

显微镜检查和培养是最常用的检测方法。选择性培养基可以从被革兰氏阴性菌污染的样本中筛选出细菌，添加有万古霉素的选择性培养基可用于培养万古霉素耐药肠球菌（VRE）菌株。使用分子方法从样本中直接检测可用于VRE的感染控制筛查。此外，市售的分子方法检测产品可用于鉴定阳性血培养液中的肠球菌和万古霉素耐药性。

金黄色葡萄球菌

显微镜检查和培养是最常用的检测方法。选择性培养基（如甘露醇盐琼脂、黏菌素－萘啶酸琼脂和苯乙醇琼脂）可用于从严重污染的样本中筛选出目标菌落（最常用于囊性纤维化痰液的培养）。分子检测可用于检测耐甲氧西林金黄色葡萄球菌，既可用于感染控制筛查，也可用于阳性血培养。

凝固酶阴性葡萄球菌（coagulase negative staphylococcus，CoNS）

显微镜检查和培养是最常用的检测方法。CoNS 很容易在常规使用的培养基（血液琼脂、巧克力琼脂、CNA琼脂）上生长。然而，解糖葡萄球菌是一种专性厌氧细菌，需要在厌氧条件下培养。样本革兰氏染色结果如果存在上皮细胞，这可能表明样本采集不良且 CoNS 不显著。实际上，在设备感染的情况下，任何 CoNS 都可能是致病性的。

A 群链球菌

A 群链球菌易于培养。链球菌选择性培养基可用于增菌培养从临床样本中分离出的 A 群链球菌（group A *Streptococcus*，GAS）。显微镜检查对咽炎的诊断没有帮助，但对皮肤感染有用。链球菌性咽炎有许多直接抗原检测方法。虽然这些试验具有高度特异性（可用于检测化脓性链球菌，但不适用于其他种类的 A 群链球菌），但敏感性＜ 80%。美国疾病预防控制中心（Centers for Disease Control and Prevention，CDC）建议，对于儿童（而非成人）患者，抗原检测阴性者需用培养法进行确认。抗体检测用于确诊风湿热或肾炎患者的先行 A 群链球菌性咽炎或脓皮病。最有效的测试是抗链球菌溶血素 O（ASO）和抗 DNA 酶 B 测试。两项测试的敏感性均为 85%，应同时进行。ASO 试验在链球菌性脓皮病后肾炎患者中无反应性。ASO 假阳性可发生于肝病和 C 群或 G 群链球菌感染的患者，抗 DNA 酶 B 对 A 群链球菌具有特异性。与其他链球菌群无反应性。ASO 和抗 DNA 酶 B 滴度峰值发生在原发感染后 2 ～ 3 周，并持续 6 个月或更长时间。阳性滴度高于正常上限稀释度的 2 倍或 2 倍以上。其他检查（如链球菌酶）的敏感性和可重复性较低。

B 群链球菌

B 群链球菌易于培养。但 10% 的菌株是非溶血性的，在混合培养物中可能无法检测到。增菌肉汤（即 LIM 肉汤）可用于检测少量微生物。显微镜检查无法检测生殖器携带的链球菌。已有许多直接抗原检测用于检测生殖器携带的链球菌，但灵敏度太低，无法证明其使用是合理的。大量商品化分子检测产品可用于筛查孕妇的生殖器携带链球菌。值得注意的是，大多数分子方法仍然需要在测试之前进行初步的增菌培养。多重 PCR 脑膜炎 / 脑炎检测试剂盒现在包含 GBS，用于脑脊液检测。

肺炎链球菌

显微镜检查和培养是灵敏度较高的检测方法，尽管细菌可以自发裂解，在裂解延迟时不会在样本中检测出。已有多种测试来检测脑脊液（CSF）和尿液中的肺炎链球菌荚膜状抗原。尿液检查的敏感性低于脑脊液检查，而抗原试验敏感性通常并不高于革兰氏染色。由于性能不佳，已在很大程度上停止使用直接样本抗原检测。可以检测特异性抗荚膜抗体滴度以评估对接种疫苗的反应，但不能用于诊断。多重 PCR 脑膜炎 / 脑炎检查现在包括用于脑脊液检测的肺炎链球菌。

需氧革兰氏阳性杆菌

炭疽杆菌

如果呈阳性，可采用显微镜检查，但该方法敏感性不高，并且使用革兰氏染色剂时通常看不到囊泡。荧光素标记的抗荚膜抗体已经开发出来。该微生物在培养基上迅速生长，并具有特异性的集落形态（黏稠、非溶血性的不规则大型菌落）。抗原检测和分子诊断检测也已经应用，在美国，可在州公共卫生实验室进行检测。这些检查往往特异性较高，但敏感性较差，特别是对于暴露于炭疽杆菌的无症状患者。对炭疽毒素（即保护性抗原）的血清学反应可用于评估对疫苗移植的反应，但不能作为诊断工具。

白喉棒状杆菌

诊断必须基于临床参数。显微镜检查通常无法检测出。该微生物在非选择性羊血琼脂上容易生长；选择性培养基（半胱氨酸碲尿酸血琼脂或 Tinsdale 培养基）也可应用于该菌的初代培养。美国疾病预防控制中心（CDC）提供白喉毒素的直接 PCR 检测；建议将此试验用于确认白喉的诊断，但不应单独使用。已有免疫测定法用于检测免疫类毒素患者的白喉衣原体毒素的抗体水平。这些测试可用于评估免疫力，不能用于白喉的诊断。目前普遍认为抗毒素水平≥ 0.01 IU/mL 时具有保护性。抗毒素水平较低时表明可能需要用类毒素免疫。

棒状杆菌其他属

显微镜检查和培养是最常用的检测方法。一些菌株生长缓慢，除非分离培养基添加脂质。一些致病性亲脂菌株，如杰氏棒状杆菌、麦氏棒状杆菌和克氏棒状杆菌，在羊血琼脂上比在巧克力琼脂上生长得更好。

丹毒丝菌属

该菌在显微镜检查中通常不敏感，但对组织中存在细长的革兰氏阳性杆菌的疑似丹毒患者是有帮助的。在血液琼脂平板上生长缓慢，应延长培养 7 天。抗原和分子诊断尚未开发，血清学检测无效，因为患者在丹毒丝菌病发作后不会产生抗体。

阴道加德纳菌

如果可以看到少量的革兰氏易变性的球杆菌或杆菌，则对阴道样本进行革兰氏染色法有用。该微生物在培养基中生长不良，可能无法检测到。通常可以在 CNA 琼脂上分离。

李斯特菌属

显微镜检查对脑膜炎（通常脑脊液中存在少量微生

物）和非特异性（该病原体可能与红杆菌或链球菌混淆）患者不敏感。该微生物在大多数非选择性培养基上生长良好，但在羊血琼脂上溶血可能不明显。已经开发了特殊的选择性琼脂，用于检测粪便和食品中的李斯特菌。抗原检测试剂盒也已开发用于食品检测，但未获得临床样本检测许可。多重 PCR 脑膜炎 / 脑炎检查现在包括用于检测脑脊液的单核细胞增生李斯特菌。

抗酸和部分抗酸革兰氏阳性杆菌

鸟分枝杆菌复合群（*Mycobacterium* avium complex，MAC）

显微镜检查和培养是灵敏的检测方法。MAC 播散性感染在免疫功能低下的患者中很常见，血液和许多身体组织培养后可见大量增殖。分子检测可从培养物中鉴别出 MAC，但无法从样本中直接检测。

结核分枝杆菌复合群

结核分枝杆菌感染通常采用显微镜检查（抗酸染色）和培养来诊断，也可以通过分子方法直接检测。扩增方法可用于涂片阳性呼吸道样本，但不能用于非呼吸道样本，并且对涂片阴性样本的敏感性较低（到 60%）。不过某些方法现已批准用于涂片阴性样本。除皮肤试验外，血清学方法还可用于检测潜伏性结核感染（latent tuberculosis infection，LTBI）。γ- 干扰素释放试验（interferron gamma release assay，IGRA）QuantiFERON-TB Gold（QFT）检测和 T-Spot 已获得美国食品和药物管理局批准，用于 LTBI 筛选。IGRA 能测定患者对结核分枝杆菌的免疫反应。总体而言，IGRA 的性能相当于皮肤测试。然而，在接受卡介苗疫苗移植或既往有过分枝杆菌感染的患者中，IGRA 的特异性优于皮肤试验。

诺卡菌属

诺卡菌病的诊断依赖于临床样本中病原体的显微镜检测和培养物中的分离。丝状形式用革兰氏染色剂染色效果不佳，用抗酸染色剂弱染色（即使使用弱脱色溶液）。虽然该属微生物能在大多数非选择性增菌培养基上生长，但最好在缓冲活性炭酵母膏（BCYE）琼脂和 Thayer-Martin 琼脂上培养。致病性诺卡菌属的抗原异质性、患者的血清学反应差、健康个体对诺卡菌属的高水平免疫反应性，以及与其他微生物抗原的交叉反应性阻碍了血清学检测的应用。

红球菌属

红球菌属的抗酸性较弱，除非在罗氏培养基或米氏琼脂上培养生长，否则只有相对较少的细胞可快速染色。在肉汤培养物中培养了几个小时的细菌状同长杆菌，而那些生长较长时间的细菌将状同球菌或球杆菌。分离该微生物可能需要长时间培养。

需氧革兰氏阴性球菌

卡他莫拉菌

显微镜检查和培养是最常用的检测方法。在呼吸道感染患者中通常观察到大量与多形核白细胞和黏液相关的微生物。

淋病奈瑟菌

从历史上看，显微镜检查和培养是首选的诊断性试验。对于生殖器感染患者，革兰氏染色在有症状的男性中敏感性为 90% ～ 95%，特异性为 95% ～ 100%，但在有症状的女性中敏感性为 50% ～ 70%，在无症状女性中敏感性要低得多。该微生物可生长在巧克力琼脂上，但选择性培养基抑制尿道菌群。在大多数情况下，培养已经被分子测试所取代，最初是基于扩增的分子测试。扩增测定比之前使用的分子探针更灵敏，但必须注意消除样本中存在的抑制剂（特别是尿液中），并防止样本交叉污染。抗体检测不能诊断淋病奈瑟菌感染。分子检测未被批准用于非生殖道样本，但有数据表明直肠、咽部和眼部样本的分子检测是有效的。

脑膜炎奈瑟菌

显微镜检查和培养是最常用的检测方法。脑膜炎奈瑟菌是呼吸道常见定植细菌，是结膜炎的明确原因。可检测脑脊液、血清和尿液中的脑膜炎球菌荚膜多糖抗原。这些检测可检测血清型 A、B、C、Y 和 W135（血清型 B 抗体与大肠埃希菌 KL 抗原发生交叉反应），并且已有报道尿抗原检测结果为假阳性。血清型 A、C、Y 和 W135 的检测敏感性接近 90%，但血清型 B 的检测敏感性要低得多。多重 PCR 脑膜炎 / 脑炎检测组现在包括脑膜炎奈瑟菌，用于脑脊液检测。

需氧革兰氏阴性杆菌

不动杆菌属

该属微生物是革兰氏阴性的球杆菌，偶尔出现革兰氏阳性，并且通常成对排列。一般情况下，在血液琼脂培养基上生长良好。大多数菌株能够在麦康凯琼脂上生长（一些常见的临床菌种不会），厌氧条件下不生长（严格的有氧生长）。

气单胞菌属

大多数菌种在培养中容易生长。选择性培养基[如含氨苄西林（20 μg/mL）的血琼脂和CIN琼脂]可提高受污染样本的分离率。浓缩肉汤（如碱性蛋白胨水）可增强检测效果，但通常不建议使用。血清学检测不常用。目前已有多重PCR胃肠炎检测试剂盒，但迄今不包括气单胞菌检测。

巴尔通体属

可通过沃森–斯塔里银染色（Warthin-Starry silver stain）在患者[如猫抓病（cat-scratch disease，CSD）、杆菌性血管瘤病或紫癜病患者]的临床样本中可观察到杆菌，尽管这在临床微生物学实验室中并不常用。一些参比实验室为这些细菌提供PCR检测，对于正在考虑治疗CSD和/或心内膜炎培养阴性的组织样本，这些样本最有用。外周血PCR对感染性心内膜炎的敏感性明显低于组织培养。不建议对CSD患者的样本进行培养，有其他更有效的方法。血液应在隔离器系统中处理，尽管基于肉汤的血培养系统已经取得了一些成功，但仍需要长时间培养。组织应在添加兔血或马血的心脏输注琼脂上培养。这些培养基优于血液或巧克力琼脂。培养物应在潮湿环境中生长3～4周。血清学检测是诊断的主要手段，尤其是对CSD患者，可在CDC、州实验室和一些参比实验室进行检测。

美国不提供商品化测试套件。在由柯克斯体属和衣原体属引起的感染患者中可观察到交叉反应。

百日咳鲍特菌

与基于 PCR 的检测相比，显微镜检查和培养敏感性较低。该属微生物表现为小革兰氏阴性球菌。最好使用直接荧光抗体（direct fluorescent antibody，DFA）测试观察它们；商品化单克隆和多克隆（用于百日咳鲍特菌和副百日咳鲍特菌）DFA 检测（针对细胞壁锂聚糖）可用。两项检查均具有低敏感性（与培养相比为 30% ～ 70%）和特异性。百日咳鲍特菌是一种苛养型的专性需氧菌，不会在血液琼脂培养基或麦康凯琼脂上生长（副百日咳鲍特菌在血液琼脂上生长，在麦康凯琼脂上变速生长）。Regan-Lowe 培养基比 Bordet-Gengou 培养基更可靠。百日咳鲍特菌的检测通常需要至少 3 ～ 4 天，甚至一周或更长时间。PCR 测定是检测百日咳鲍特菌最灵敏的方法。已经使用了多种靶基因，包括百日咳毒素启动子区和 *IS481* 基因。*IS481* 是一种多拷贝基因，该基因的靶向测定似乎比靶向百日咳毒素启动子区域的基因更敏感。然而，*IS481* 也存在于福氏芽孢杆菌中，因此可导致被该微生物定植的患者出现假阳性结果。即使在有效治疗 7 天后，也可观察到阳性检测结果。有许多血清学检测可用，酶联免疫吸附测定（enzyme-linked immunosorbent assay，ELISA）是首选方法。免疫球蛋白（IgG）和 IgA 对百日咳毒素（PT）或丝状血凝素（FHA）的反应是感染的可靠指标。PT 抗体对百日咳鲍特菌具有特异性；FHA 抗体对百日咳鲍特菌和副百日咳鲍特菌（与其他细菌发生交叉反应）具有特异性。血清学检测（IgG 与 PT）可能是未免疫个体中百日咳鲍特菌感染的最敏感指标，但必须证明发生血清转换。

布鲁菌属

该微生物是一种微小球杆菌，菌体常单独出现，很少成对排列成短链状。DFA 染色不可用。该微生物是一种完全需氧菌，需要含有多种氨基酸、硫胺素、烟酰胺和镁离子的复杂培养基。血清和富含 CO_2 环境可促进其生长，并且需要延长培养时间，尽管现代血培养基可以在常用的 5 天培养期内促进布鲁菌生长。目前已经开发了各种血清学检测方法，其中血清凝集试验是最常用的。单次滴度 > 1 ： 160 时提示感染（伴有流产布鲁菌、猪种布鲁菌或马耳他布鲁菌）。该属细菌与土拉热弗朗西丝菌、霍乱弧菌和肠球菌存在交叉反应。已经开发出一种针对 IgM 抗体的快速试纸检测方法。

洋葱伯克霍尔德菌复合群

选择性培养基已被用于提高受污染样本的检测率。洋葱伯克霍尔德菌选择性琼脂是最敏感的和最具选择性的培养基。相关 PCR 检测已经开发出来，但用于微生物鉴定而不是检测。尚无相关血清学检测。

类鼻疽伯克霍尔德菌

该属微生物经直接革兰氏染色后，表现为具有两极染色的小革兰氏阴性杆菌。菌体类似于“安全别针”，这种特性可用于进行判断识别。该属微生物在血琼脂和麦康凯琼脂上生长，在 Ashdown 培养基上具有更好的检测效果。

添加黏菌素的 Ashdown 培养基增菌汤（在传代培养前培养 7 天）可改善检测效果。目前已经开发了一种非商品化的间接血凝测定法，但与洋葱芽孢杆菌复合物发生交叉反应，并且在地方性感染地区的健康个体中发现高抗体滴度。单一滴度无法解释，因此必须证明发生血清转换。

弯曲菌属

该属细菌呈弯曲的杆状，通常成对排列（类似于“鸥翼”或 S 形）。菌体较细，可能无法在临床样本中观察到。大多数弯曲菌的生长需要微氧环境，建议用选择性培养基培养粪便样本中的空肠弯曲菌和大肠埃希菌。乌普萨拉弯曲菌是一种常见的肠道病原体，但其培养效果不佳，因为它在大多数弯曲菌的选择性培养基上受到抑制。胎儿弯曲菌更常在血液中检测出。血清学检测对流行病学调查有用，但对诊断无效。现在有用于粪便检测的多重 PCR 测定，可检测空肠弯曲菌、大肠埃希菌和乌普萨拉弯曲菌。

二氧化碳嗜纤维菌属

该属包括前 DF-1 和 DF-2。微生物呈梭形，还可观察到弯曲、球形和纺锤形形状。该属细菌生长需要增菌培养基和 CO_2；在 2 ～ 4 天生长最佳；贴附菌落可能略带黄色，并且具有规则的边缘或扩散边缘。在麦康凯琼脂中不生长；该微生物是兼性厌氧细菌。

心杆菌属

该属杆菌单独或成对排列，呈短链或玫瑰花样。该属微生物是兼性厌氧的，在麦康凯琼脂上不生长。该属是苛养型细菌且生长缓慢，需要 CO_2。

艾肯菌属

该属微生物呈细长的直杆，具有兼性厌氧性。在麦康凯琼脂中不生长；生长需要氯高铁血红素，并需要 CO_2 增菌。

大肠埃希菌

选择性培养基（如加山梨糖醇）的麦康凯琼脂可用于检测肠道出血性大肠埃希菌菌株，免疫学方法可用于检测志贺毒素。商品试剂盒也可用于检测肠产毒性大肠埃希菌菌株的热不稳定和耐热毒素。已经开发了分子测试来检测这些和其他大肠埃希菌菌株中的毒力因子。目前存在用于粪便检测的多重 PCR 检测，包括检测肠致病性、肠聚集性、肠侵袭性、肠产毒性和产志贺样毒素的大肠埃希菌。此外，已经开发了多重检测方法，用于脑脊液和血液培养中大肠埃希菌阳性。

弗朗西丝菌属

显微镜检查相对不敏感。该属微生物是一种非常小的球杆菌，不能很好地在藏红复染剂下显现。多克隆 DFA 试剂可于检测该属微生物,但其敏感性和特异性尚不明确。弗朗西丝菌属是苛养型完全需氧菌，无法在血液琼脂或麦康凯琼脂上生长。生长需要添加巯基化合物（如半胱氨酸、胱氨酸、硫代硫酸钠和异维生素 X）的培养基。该属生长缓慢，但在巧克力琼脂、Mueller-Hinton 琼脂和 BCYE 琼脂较有优势。培养应持续 2 周。抗原和 PCR 检测已经开发出来，但其敏感性较低（抗原测试，10^6/mL；PCR，10^2/mL）。血清学检测是最常用的诊断方法。抗体最早可在症状发作后 1 周检测到，并可能持续数年。试管凝集（tube agglutination，TA）和微量凝集（microagglutination，MA）是标准检测方法。单个 TA 滴度＞1 ∶ 160 或 MA 滴度＞1 ∶ 128，判断为阳性反应。抗体滴度改变大于 4 倍有诊断意义。

杜克雷嗜血杆菌

这种微生物的革兰氏染色形态为“长链”状（鱼群），该特征在体外培养菌株比生殖器溃疡样本中的菌株更突出。革兰氏染色敏感性＜ 50%。目前已经制备了直接荧光抗体（DFA）测定试剂，但多克隆抗血清的特异性较差，而单克隆抗血清没有得到开发。该菌的培养需要使用选择性培养基（例如，添加万古霉素、血红蛋白、胎牛血清和 IsoVitaleX 的 GC 琼脂），并且敏感性各不相同。基于 PCR 的检测方法已经开发出来，但尚未广泛使用。

流感嗜血杆菌

这些微生物呈多态杆样（即球状体、球孢杆菌或短杆），兼性厌氧，在羊血琼脂或麦康凯琼脂上无法生长。检测类型特异性荚膜抗原已用于诊断播散性疾病（即脑膜炎）；然而，该测试敏感性低于革兰氏染色。疫苗接种大大降低了流感嗜血杆菌感染的发病率。目前有用于检测脑脊液中流感嗜血杆菌的多重 PCR 检测方法。血清学检测通常仅限于证明对疫苗接种的反应。

幽门螺杆菌

显微镜检查可用于检查组织活检样本，但主要在细胞学实验室进行。该菌感染的诊断最常使用抗原检测，特别是检测组织活检样本使用中的脲酶活性或通过呼吸分析。粪便抗原检测也广泛使用。这些检查的敏感性和特异性差异很大，但通常敏感性和特异性> 90%。PCR 检测可用，但敏感性不高于抗原检测。也可以进行培养（在怀疑存在耐药菌的情况下使用）。该微生物在新鲜制备的非选择性培养基（如布鲁菌或添加马血的脑心输注琼脂）上生长最佳，在微氧环境中至少培养 5 天。还可使用各种血清学检测。血清 IgG 检测是首选检测，但全血检测使用频率越来越高（与血清检测相比，这些检测的敏感性为 80% ～ 90%）。血清 IgA 检测的敏感性较低，但可作为 IgG 检测阴性患者的随访检测。

金氏菌属

该属微生物是苛养型的兼性厌氧短杆菌，末端呈方形，成对或链条排列，在革兰氏染色时脱色不均匀。该属细菌不需要 CO_2 也能生长，在麦康凯琼脂上不生长。一些证据表明，床旁采集骨髓和 / 或关节样本可以提高金氏菌的分离率。此外，已证明 PCR 对培养的金氏菌化脓性关节炎具有很高的敏感性。据推测，滑膜液可能对病原体的体外生长有抑制作用。

军团菌属

军团菌属是形体较小且染色不良的杆菌。在临床样本中通常表现为球杆菌，在培养物中可以看到长丝状。已有商品化的单克隆和多克隆 DFA 染色剂可购买；与培养相比，其敏感性较差（33% ～ 70%），并且使用单克隆试剂（蜡样芽孢杆菌）和多克隆试剂（脆弱拟杆菌、假单胞菌属、窄食单胞菌属和百日咳鲍特菌）可观察到交叉反应。可用于嗜肺军团菌血清型1组的尿抗原检测（Wampole Laboratories，Bartels）及Binax和Biotest market对嗜肺军团菌非血清型1组和其他军团菌属的尿抗原检测。这些测试的灵敏度各不相同，据报道灵敏度为70%～80%，特异度良好，但Bartels试验与肺炎链球菌会发生反应，并且Binax EIA已报道了由于非特异性蛋白结合引起的假阳性反应。在军团菌感染患者中，阳性反应在有效治疗后持续数周至数月。PCR检测可用，但通常敏感性低于培养。该属微生物是苛养型，需要添加L-半胱氨酸和铁盐的培养基，添加有抗生素（以抑制污染微生物的生长）的BCYE培养基是首选。培养应持续一周或更长时间。IFA试验和ELISA可用于检测对感染的抗体反应，敏感性和特异性分别为75%和96%。滴度＞1∶256表明没有被感染。然而，在健康个体中也发现了这种水平的滴度。滴度产生4倍变化是近期感染的判定证据。

巴斯德菌属

该属微生物为球菌或球杆菌，单独、成对或短链排列。生长不需要氯高铁血红素或CO_2，但有些菌株需要V因子。通常分离株无法在麦康凯琼脂上生长；该微生物是兼性厌氧细菌。

铜绿假单胞菌

铜绿假单胞菌容易在各种实验室培养基上生长。PCR扩增已用于直接检测呼吸道样本中的病原体，特别是对于囊性纤维化患者，但这些方法并不常用或没有商品化试剂盒。该方法速度快，但灵敏度低于培养。血清学检测没有用。目前，多重 PCR 方法可用于检测血培养阳性的培养基，包括铜绿假单胞菌。

伤寒沙门菌

必须使用选择性培养基来优化粪便样本的检测。肥达试验可测定对肠道沙门菌的 O 抗原和 H 抗原的凝集抗体，用于血清诊断，但该方法缺乏敏感性和特异性。其他抗原（如 Vi 抗原）的检测也已投入使用，但仅限于流行病学研究。

沙门菌其他血清型

必须使用选择性培养基来优化粪便样本的检测。现在已有用于粪便检测的多重 PCR 测定，包括沙门菌。

志贺菌属

必须使用选择性培养基来优化粪便样本的检测。血清诊断检测方法已用于流行病学调查，但尚未用于诊断检测。现在已有用于粪便检测的多重 PCR 测定，包括志贺菌。

窄食单胞菌属

显微镜检查和培养是较为灵敏的检测方法。PCR 检测已经开发出来，但尚未用于微生物检测。

链杆菌属

该属微生物呈杆状，但在延长培养期后，可以形成非常长的细丝（100 ~ 150 μm 长）和球状形式。菌落生长缓慢。该属微生物是兼性厌氧菌，在麦康凯琼脂上无法生长。在大多数市售的血培养基中都含有聚茴香脑磺酸钠（sodium polyanethole sulfonate，SPS），这抑制了病原体的分离。

霍乱弧菌

霍乱弧菌在碱性条件下存活，在成形的粪便或酸性条件下活性降低。如果不能立即培养培养，样本应储存在 Cary-Blair 氏培养基中，但不要储存在缓冲甘油盐水中。该微生物在血琼脂上生长良好，在麦康凯琼脂（乳糖阴性）上生长缓慢，在选择性培养基（如 TCBS）上生长良好。市面上已有可进行反向被动乳胶凝集试验的试剂盒，用于检测霍乱毒素（也可与大肠埃希菌热不稳定肠毒素反应）。参比实验室还能够测量抗体对感染的反应。目前已有用于粪便检测的多重 PCR 检测方法，包括霍乱弧菌。

其他属弧菌

大多数致病性弧菌属在血琼脂和麦康凯琼脂上生长良好。与霍乱弧菌一样，样本应立即处理或使用 Cary-Blair 氏培养基运输。副溶血弧菌（神奈川毒素）可以通过商品化反向被动乳胶凝集试验直接在样本中检测。目前已有用于粪便检测的多重 PCR 检测方法，包括副溶血性弧菌和创伤弧菌。

小肠结肠炎耶尔森菌

使用富集方法（例如，在 4 ℃下将样本移植到磷酸盐缓冲盐水中维持 21 天）来培养小肠结肠炎耶尔森菌对于诊断腹泻患者通常不是必需的，但已证明其对诊断末端回肠炎或感染后关节炎患者有用。CIN 琼脂是首选的选择性培养基，该菌在 25 ～ 30 ℃时比在 35 ℃时生长更好。针对质粒和染色体毒力因子的 PCR 检测已经开发出来，但尚未广泛使用。针对血清型 0 ∶ 3、0 ∶ 9、0 ∶ 5、27 和 0 ∶ 8 的抗体可通过试管或微量滴定凝集试验检测。滴度 > 1 ∶ 40 或滴度升高 4 倍时具有显著意义。布鲁菌属发生交叉反应。这些测试可通过专业实验室获得，尚无商品化试剂盒。目前已有用于粪便检测的多重 PCR 检测，包括小肠结肠炎耶尔森菌。

鼠疫耶尔森菌

鼠疫耶尔森菌的染色除了使用革兰氏染色剂外，还可使用其他染色剂（即吉姆萨染液、Wright 染色剂、魏森染色、亚甲蓝），其特征性的"双极性，安全别针"形态在革兰氏染色中未观察到。针对荚膜 Fl 抗原的 DFA 染色可在国家卫生部门实验室进行，但尚未上市。该病原体可以在非选择性琼脂（羊血琼脂或脑心浸出液琼脂）上分离，也可以从麦康凯琼脂或 CIN 琼脂的受污染样本中分离（头孢磺啶浓度降低［4 pg/mL］）。已有针对纤溶酶原激活蛋白（pla）和囊状 Fl 抗原（cafl）基因的 PCR 检测，但其敏感性低于培养和 ELISA 检测包膜 Fl 抗原的敏感性。通过 CDC 获得被动血凝试验和 ELISA，可用于检测针对 Fl 抗原的抗体。> 1 ∶ 10 滴度是疾病的推定证据，抗体滴度升高或下降 4 倍有助于确诊。

厌氧细菌

放线菌属

该属微生物可能在有氧环境中生长缓慢，并且某些菌株难以通过培养的方法分离出来。对"硫磺色颗粒"（临床样本中存在的肉眼可见的菌落）的显微镜检查有助于诊断放线菌病。

脆弱拟杆菌菌群

该菌群微生物在临床样本中多表现为多形性杆状，该菌群在大多数厌氧培养基上生长迅速，但非无菌样本应使用选择性培养基（如卡那霉素－万古霉素裂解羊血琼脂和拟杆菌－胆汁－七叶苷琼脂）进行培养。

肉毒梭菌

显微镜检查仅对涉及食品的样本有用，美国 CDC 为类毒素免疫患者提供肉毒梭菌抗体水平（抗毒素水平）检测。这些测试能评估免疫力，但不能用于肉毒梭菌中毒的诊断。食源性肉毒梭菌中毒的诊断试验能检测血清、粪便、胃内容物或呕吐物中的肉毒梭菌毒素或患者粪便中的病原体。在可疑食物中发现病原体或毒素可提供肉毒梭菌中毒的间接证据。伤口渗出物中存在病原体或检测到毒素可确诊伤口肉毒梭菌中毒。

艰难梭菌

粪便样本的显微镜检查没有临床意义。在选择性培养基中培养是检测病原体的灵敏方法，但不能区分细菌定植和临床重大疾病。艰难梭菌感染（*Clostridium difficile* infection，CDI）的诊断存在争议，通常采用几种非基于培养的诊断策略。检测毒素基因（通常为毒素 B）的 PCR 是常用诊断方法中最敏感的，但人们担心它可能过于敏感，可能会检测出被艰难梭菌定植但无 CDI 的患者。检测毒素的酶免疫分析（EIA）检测不如 PCR 敏感，并且可能会遗漏一些 CDI 患者，但在无 CDI 的定植患者中，其阳性率较低。谷氨酸脱氢酶（glutamate dehydrogenase，GDH）是艰难梭菌产生的抗原，可用做检测艰难梭菌的非特异性标志物。GDH 对 CDI 是非特异性的，因为 GDH 可以检测到毒素阴性和毒素阳性菌株。这三种测定（PCR、毒素 EIA 和 GDH）是诊断 CDI 的各种方法的基础。其中最常用的是 GDH/ 毒素 EIA 方法，如果 GDH 为阳性且 EIA 为阴性，可影响 PCR。该方法的替代方法是 PCR 筛查，EIA 阳性样本。

产气荚膜梭菌

产气荚膜梭菌微观形态具有特征性（大、短、胖、矩形细胞，没有观察到孢子）。该菌在厌氧羊血琼脂上生长迅速，多可观察到双重溶血区。用于检测毒素的抗原检测方法尚未开发，PCR 检测仅限于研究实验室。

破伤风梭菌

显微镜检查和培养通常用处不大，因为相对较少的破伤风梭菌即可引起临床疾病。然而，在适当的条件中，通过观察临床样本中的微生物或在培养基中生长可以作为诊断依据。血清学检测也无助于诊断，因为临床患者不会形成抗体，但可用于评估个体的免疫状态，一般认为抗毒素水平 > 0.5 IU/mL 具有保护性。

梭形杆菌属

某些物种（如具核梭形杆菌）具有特征性的细梭形形态。培养周期可能较长（到 5 天）。具核梭形杆菌是 Lemierre 综合征的常见病因，通常通过血培养阳性诊断。此外，坏死性芽孢杆菌是引发咽炎的原因之一，因为喉标本厌氧培养不常见，尚未引起重视。

动弯杆菌属

动弯杆菌属阴道样本的常规培养通常无临床意义。首选的诊断检查是显微镜检查，可在阴道涂片中观察到弯曲的杆菌。

弧形和螺旋形细菌

伯氏疏螺旋体

对莱姆病患者来说，血液、脑脊液和其他样本的显微镜检查是无效的，因为菌荷量往往低于检测限。可以在改良的 Kelly 培养基等培养基上进行培养，但必须延长培养时间，并且产量低。ELISA 可用于检测组织中的抗原，但不推荐使用该方法。PCR 方法可用于检测伯氏疏螺旋体。检测的灵敏度取决于检测方法、靶基因和疾病阶段。各种测试敏感性如下：皮肤，50% ～ 70% 用于培养或 PCR；滑液，PCR 为 50% ～ 70%，培养很少呈阳性；脑脊液，10% ～ 30% 用于培养或 PCR；尿液，0%。血清学检测是莱姆病诊断最常用的方法。早期抗体反应主要是 IgM 反应，针对外膜相关蛋白 OspC、p35、鞭毛亚基 p37 和 p41。抗体滴度在临床发病后一周内达到峰值，即使在有效治疗后也可能持续数月。IgG 抗体在发病几周后出现，在疾病早期对 p37、p41 和 OspC 具有反应性；在早期播散期对 p39 和 p58 具有反应性；在播散晚期对多种抗原具有反应性。通常还观察到 IgG 抗体对其他抗原的反应性。检测方法包括 IFA、EIA 和免疫印迹法。梅毒螺旋体超声处理的血清吸附提高了 IFA 的特异性。一般认为 IFA 滴度＞1 ： 64

时为阳性。该测定难以标准化，EIA 是首选的测试方法。免疫印迹法用于鉴定哪些抗原是反应性的。推荐的血清诊断方法可筛查血清或脑脊液中 IgG 和 IgM 抗体，以及 EIA 抗体。如果反应呈阳性或临界，则进行 IgG 和 IgM 免疫印迹。血清学检测的敏感性如下：Ⅰ期（早期局限性疾病），20% ～ 50%，以 IgM 为主；Ⅱ期（早期播散性疾病），70% ～ 90%，IgG 为主；Ⅲ期（晚期播散性疾病），几乎 100%，以 IgG 为主。尽管进行了治疗，但抗体仍可持续数月。

疏螺旋体其他属

回归热患者在发热期间血液中含有大量疏螺旋体。一般选择的诊断方法是显微镜检查，通过暗视野显微镜检查血液或用吉姆萨染色。少量的细菌可以集中在血沉棕黄层制剂中。可以在改良的 Kelly 培养基等培养基上进行培养，但培养物应在 30 ℃下培养至少 6 周。

钩端螺旋体属

可通过暗视野显微镜或 DFA 检测病原体，但样本中必须存在大量微生物（10^4/mL）。在发病的第一周进行血液和脑脊液培养，在第二周开始进行尿液培养，可以使用 EMJH 培养基进行培养。培养物在 28 ～ 30 ℃下培养，并每周用暗视野显微镜进行检查，长达 13 周。PCR 检测方法已经开发出来，但尚未广泛使用。血清学检测是最常用的诊断方法。在症状发作后 5 ～ 7 天使用血液显微镜凝集试验检测抗体。需要配对血清来确认诊断，如果单次血清的滴度＞1 ∶ 200，则诊断成立。该测试在技术上很复杂，并且已经开发了其他检测方法。间接血凝试验的敏感性和特异性分别为92%和95%。乳胶凝集试验和ELISA也已开发，但效果尚未得到充分评估。

梅毒螺旋体

暗视野显微镜检查对于采集的生殖器下疳或继发性渗出物新鲜样本的诊断非常敏感。对梅毒螺旋体（DFA-TP）的DFA检测不需要有活力的螺旋体，可以鉴别梅毒螺旋体和非致病性螺旋体。Ⅰ期或Ⅱ期梅毒的检测敏感性接近100%。该微生物不在体外生长，并且抗原检测不可用。PCR方法已经开发出来，但目前仅限于研究实验室使用。通过非密螺旋体和密螺旋体试验进行血清学检测是最常见的诊断方法。非密螺旋体试验包括性病研究实验室（VDRL）试验、快速血浆反应素（RPR）卡片试验、未加热血清恢复（USR）试验和甲苯胺红未加热血清试验（TRUST）。密螺旋体试验包括荧光密螺旋体抗体吸收（FTA-ABS）试验、梅毒螺旋体微粒凝集（TP-PA）试验和EIA。测试敏感性随方法和疾病的阶段而变化。一般来说，非密螺旋体试验的敏感性为原发期72%～90%，继发期为100%，潜伏期为95%～100%，晚期＜75%，而密螺旋体试验的敏感性为原发期80%～90%，继发期和潜伏期敏感性为100%，后期＞95%。许多条件会影响试验的特异性，非密螺旋体试验观察到更多的假阳性反应。从过往研究上看，患者接受过非密螺旋体试验（通常为RPR）筛查，结果呈阳性，对密螺旋体试验有反射性以进行确认。许多实验室最近采用了一种所谓的反向算法，该算法通过密螺旋体试验进行筛查，并对 RPR 进行反射，以确认阳性结果。

支原体属和专性细胞内细菌

无形体属

外周血或血沉棕黄层细胞的吉姆萨或 Wright 染色的敏感性接近 60%。与埃立克体属一样，核酸扩增试验已经开发出来，并且灵敏度较高（50% ～ 86%）。据报告，其特异性为 100%。IFA 是首选的血清学方法。感染急性期的典型反应是抗体水平迅速升高，在发病的第一个月内滴度＞ 1 ∶ 640。抗体可以持续数月至数年。测试灵敏度＞ 90%。对于由立克次体属、柯克斯体属和 EB 病毒引起的感染患者，会遇到假阳性反应。无形体滴度高的患者对伯氏疏螺旋体的滴度也会升高。

沙眼衣原体

根据过往研究，沙眼衣原体感染已通过培养、DFA 观察样本中的原体或 EIA 检测衣原体抗原（即脂多糖和主要外膜蛋白）得到证实。DFA 的敏感性和特异性分别为 75% ～ 85% 和 99%。据报道，与核酸扩增试验相比，EIA 的敏感性为 60% ～ 70%。最近，这些方法已被分子方法取代，最初是探针试验，现在是扩增试验。扩增试验是最敏感的，但必须注意消除抑制剂（特别是在尿液中）并避免样本交叉污染。两种血清学检测常用：补体结合法（CF）和微免疫荧光（micro-IF）。CF 试验可检测沙眼衣原体抗体及鹦鹉热嗜衣原体和肺炎嗜衣原体的抗体。微免疫荧光试验针对特定类型。CF 试验在几乎所有患有性病淋巴肉芽肿的患者中呈阳性，但在眼部感染和沙眼患者中通常不呈阳性。CF 滴度阳性＞1 ∶ 6。性病淋巴肉芽肿患者的 CF 滴度通常超过 1 ∶ 128，而包涵体结膜炎、宫颈炎或尿道炎患者的抗体滴度＜1 ∶ 16。微免疫荧光试验比 CF 试验更灵敏。大多数衣原体感染患者表现出阳性反应性（90%～100% 的患者具有可检测的 IgG 抗体）。然而，针对既往感染产生的抗体持续数年，可通过试验检测到。

肺炎嗜衣原体

大多数感染通过PCR的检测或血清学检测进行诊断。目前普遍使用针对上呼吸道感染的多重 PCR 检测，包括肺炎嗜衣原体。微免疫荧光试验可用于诊断急性感染。与其他细菌的交叉反应不常见。血清样本通常以 1 ∶ 8 的比例筛查 IgM 和 IgG 抗体，并在增加 2 倍稀释度时检测阳性反应的血清样本。急性感染的诊断标准：双份血清抗体滴度至少升高 4 倍，单次血清 IgM 滴度＞1 ∶ 16 和 / 或两次 IgG 滴度 1 ∶ 512。

鹦鹉热嗜衣原体

大多数感染通过血清学方法诊断，其中 CF 试验是最常见的。

柯克斯体属

贝氏柯克斯体可以在培养中生长，但该方法很少使用。PCR 灵敏度高，但目前仅限于研究实验室。多种血清学方法可用于柯克斯体属检测，包括微凝集、CF、IFA 和 ELISA，目前首选方法为 IFA。ELISA 似乎比 IFA 更敏感，但尚未定义解释标准。抗原期变异发生在贝氏柯克斯体感染时。在急性自限性感染中，Ⅱ期抗原的抗体首先出现并主导免疫反应。在慢性感染中，针对Ⅰ期抗原的抗体占主导地位。Ⅱ期抗体首先出现，并在1个月内达到1：1024或更高的峰值。Ⅰ期抗体出现较晚，并在4个月时达到峰值。Ⅰ期和Ⅱ期反应之间的比率可能有助于区分急性和慢性感染。Ⅰ期滴度为1：800或更高，可诊断为慢性Q热（如心内膜炎）。

埃立克体属

埃立克体属已成功从血液中培养，但该试验很少用于诊断。同样，通过使用吉姆萨或瑞特染色的外周血或血沉棕黄层细胞可以检测到受感染的单核细胞，但该测试的敏感性＜30%。PCR是一种广泛使用的诊断性试验，16S rRNA基因作为靶向位点；与血清学检测相比，其敏感性为79%～100%。血清学检测也很有用，IFA是首选的检测方法。虽然尚未确定特定抗体滴度是否适用于重大疾病，但认为滴度＞1：64时是既往或当前患病的参考依据。

肺炎支原体

显微镜检查是无效的，通过培养分离肺炎支原体缓慢且不敏感。因此，已经开发了各种抗原定向测试，包括DFA、EIA和免疫印迹法。这些测试及DNA探针的敏感性和特异性较差。相比之下，据报道，PCR检测具有高度敏感性和特异性。特异性血清学检查包括CF、ELISA、IFA和乳胶凝集试验。CF主要检测IgM抗体。约60%的培养阳性患者观察到血清转换，而80%～90%的患者的单次滴度＞1 ∶ 32。ELISA 可检测 IgM 和 IgG 抗体，并且比 CF 更敏感，通过使用纯化的 PI 黏附蛋白作为捕获抗原可以提高特异性。一般认为免疫荧光 IgG 和 IgM 抗体滴度＞1 ∶ 10 时为阳性，抗体滴度变化超过 4 倍认为是疾病活动期。乳胶凝集试验检测 IgG 和 IgM 抗体。单次凝集抗体滴度＞1 ∶ 320 或两次滴度升高 4 倍提示活动性或近期感染。这些测试中的每一项的特异性都是一个问题，因为已经观察到与其他支原体属的交叉反应。上呼吸道感染可通过多重 PCR 检查诊断，其中包括肺炎支原体。

立氏立克次体

可导致斑点热的立氏立克次体可以通过免疫荧光或 PCR 在组织样本中检测。尽管也采用其他靶标，但 *17kDa* 脂蛋白基因是 PCR 的主要靶标，通常认为 PCR 的敏感性低于血清学检查。目前已经开发了各种群体特异性血清学检测（例如，IFA、CF、ELISA、RIA、乳胶凝集和血凝），其中 IFA 是金标准。通常在发病的第 2 周检测到诊断滴度 1 ∶ 64。以前曾使用过 ProteusOX 凝集试验，但已被更具特异性的血清学试验所取代。

鉴别表

表 4-5　过氧化氢酶阳性革兰氏阳性球菌的差异特征

微生物	专性需氧菌	依附于琼脂	在 6.5% 的氯化钠水溶液中生长	氧化酶	运动性	溶葡球菌酶（200 μ g/mL）	红霉素（0.4 μ g/mL）	杆菌肽（0.04 U 纸片）	呋喃唑酮（100 μ g 纸片）
葡萄球菌属	—	—	+	—[c]	—	S	R	R	S
巨球菌属	—	—	+	+	—	S	R	R	S
库克菌属	—	—	+	+	—	R	S	S	R
微球菌属	+	—	+	+	—	R	S	S	R
动性球菌属	+	—	+	NT[a]	+	R	NT	NT	S
差异球菌属[b]	+	—	+	—	—	NT	NT	NT	NT
罗斯菌属	—	+	—	—	—	R	NT	S	NT

[a]NT：未测试。

[b] 差异球菌属是弱过氧化氢酶阳性或过氧化氢酶阴性。

[c] 缓慢葡萄球菌、松鼠葡萄球菌和小牛葡萄球菌是氧化酶阳性。

表 4-6 临床常见的重要葡萄球菌的差异特征

种类	凝固酶	凝聚因子	热稳定核酸酶	碱性磷酸酶	PYR[a]水解	鸟氨酸脱羧酶	尿素酶	β 半乳糖苷酶	伏－波试验	新生霉素	多黏菌素 B
金黄色葡萄球菌	+	+	+	+	—	—	V	—	+	S	R
表皮葡萄球菌	—	—	—	+	—	V	+	—	+	S	R
溶血葡萄球菌	—	—	—	—	+	—	—	—	+	S	S
猪葡萄球菌(兽医)	V	—	+	+	—	—	V	—	—	S	R
中间葡萄球菌	+	V	+	+	+	—	+	+	—	S	S
伪中间葡萄球菌(兽医)	+	-	NT	V	+	NT	+	+	NT	S	R

里昂葡萄球菌	—	(+)	—	—	+	+	V	—	+	S	V
腐生性葡萄球菌腐生亚种	—	—	—	—	—	—	+	+	+	R	S
施氏葡萄球菌施氏亚种	—	+	+	+	—	—	—	(+)	+	S	S

[a]PYR（pyrrolidonylarylamidase）：吡咯烷酮芳胺酶。

NT：未测试；V：可变；括号表示延迟反应。

表 4-7 过氧化氢酶阴性革兰氏阳性球菌的差异特征

微生物	PYR	亮氨酸氨基转肽酶	形态[a]	在 6.5% 的氯化钠水溶液中生长	随体增长	运动性	万古霉素	精氨酸水解	β 葡萄糖醛酸酶	七叶苷水解试验
肠球菌属	+	+	链状	+	—	V[d]	S/R			+
乏氧菌属	+	+	簇状	—	+	—	S	+	—	
孪生球菌属	+	+	链状[b]	—	—	—	S			
颗粒链菌属	+	+	链状	—	—	—	S	V[e]	V[e]	
费克蓝姆菌属	+	+	链状[c]	+	—	—	S		—	
漫游球菌属	+	+	链状	V	—	+	S			
格鲁比菌属	+	—	链状	+	—	—	S			
绿色气球菌	+	—	簇状	+	—	—	S			
脲气球菌	—	+	簇状	+	—	—	S			
片球菌属	—	+	簇状	V	—	—	R			

乳球菌属	V	+	链状	V	—	—	S
链球菌属	V	+	链状	V	—	—	S
明串珠菌属	—	—	链状	+	—	—	R

[a] 肉汤培养中的细胞形态。

[b] 溶血孪生球菌成簇排列。

[c] 迟缓费克蓝姆菌成簇排列。

[d] 铅黄肠球菌和鹑鸡肠球菌是活动球菌。

[e] 毗邻颗粒链菌呈 ARG 阴性和 BGUR 阳性；苛养颗料链菌呈 ARG 阳性和 BGUR 阴性。

表 4-8　乙型溶血性链球菌的差异特征

链球菌种类	兰斯菲尔德分类	β 溶血	菌落	PYR	杆菌肽	伏－波试验	CAMP 试验	马尿酸盐
化脓性链球菌	A 群	大量	大	+	+	—	—	—
无乳链球菌	B 群	少量	大	—	—	—	+	+
停乳链球菌似马亚种	C 群、G 群	大量	大	—	—	—	—	—
停乳链球菌停乳亚种	C 群	甲型	大	—	—	—	—	—
咽峡炎链球菌群	A 群、C 群、F 群、G 群、无群	多变	小	—	—	+	—	—
肺炎链球菌	E 群、P 群、NG1 群、无群、B 群（!）	大量	大	V	-	NT	+	-
猪链球菌	E 群、P 群、U 群、V 群、无群	大量	大	V	-	+	+	V
犬链球菌	G 群	大量	大	-	NT	NT	+	-

[a]PYR：L- 吡咯烷基芳酰胺酶；NT：未测试；（!）：肺炎链球菌没有兰斯菲尔德 B 群抗原，但是会引起错误的阳性反应；V：可变。

表 4-9　甲型溶血性链球菌的差异特征

链球菌群[a]	酸来自		伏－波试验	精氨酸水解	七叶苷水解
	甘露醇	山梨糖醇			
轻型链球菌群	—	V	—	V	V
唾液链球菌群	—	—	+	—	+
变形链球菌群	+	+	+	—	+
咽峡炎链球菌群	—	—	+	+	+
牛链球菌群	V	—	+	—	V

[a] 轻型链球菌群：轻型链球菌、血链球菌、副血链球菌、戈登链球菌、嵴链球菌、口腔链球菌、婴儿链球菌、澳大利亚链球菌、栖口腔链球菌、中国链球菌、奥里拉蒂链球菌、寡发酵链球菌和玛斯里链球菌。

[a] 唾液链球菌群：唾液链球菌、前庭链球菌和嗜热链球菌。

[a] 变形链球菌群：变形链球菌、表兄（又名远缘 / 茸毛）链球菌。

[a] 咽峡炎链球菌群：咽峡炎链球菌、中间链球菌、星座链球菌。

[a] 牛链球菌群：马链球菌、解没食子酸链球菌、婴儿链球菌、无乳链球菌。

表 4-10　常见肠球菌的差异特征

组	种类	酸来自						精氨酸水解	在 0.04% 碲酸盐里生长	运动性	产生色素	甲基-CX-D-吡喃葡萄糖苷
		阿拉伯糖	甘露醇	山梨糖醇[a]	棉子糖	蔗糖	丙酮酸盐					
Ⅰ	鸟肠球菌	+	+	+	—	+	—	—	—	—	+	
	棉子糖肠球菌	+	+	+	+	+	+	—	—	—	—	+
Ⅱ	粪肠球菌	—	+	+	—	+	+	+	+	—	—	—
	屎肠球菌	+	+	V	V	+	—	+	—	—	—	—
	铅黄肠球菌	+	+	V	+	+	V	+	—	+	+	+
	鹑鸡肠球菌	+	+	—	+	+	—	+	—	+	—	+
Ⅲ	耐久肠球菌	—	—	—	—	—	—	—	—	—	—	—
	小肠肠球菌	—	—	—	V	+	—	+	—	—	—	
	殊异肠球菌	—	—	—	+	+	+	+	—	—	—	+
Ⅳ	盲肠肠球菌	—	—	+	+	+	+	—	—	—	—	—
Ⅴ	河流漫游球菌	—	+	—	—	—	+	—	—	+	—	+

[a] 肠球菌分组的关键测试。

V：可变。

表 4-11　革兰氏阳性杆菌的差异特征

过氧化氢酶阴性

β **溶血**——隐秘杆菌属

α **溶血**——丹毒丝菌属、乳杆菌属

无溶血——放线菌属

过氧化氢酶阳性

规则形状，孢子形成菌——芽孢杆菌属、类芽孢杆菌属

规则形状，非孢子形成菌——李斯特菌属

不规则形状，粉红色素——马红球菌属

不规则形状，橙色色素——红球菌属、微球菌属、诺卡菌属

不规则形状，黄色素

厄氏菌属、短小杆菌属、纤维单胞菌属、金杆菌属

不规则形状，没有色素

杆状——棒状杆菌属

球杆状——节杆菌属、短小杆菌属、棒状杆菌属、皮杆菌属、红球菌属

分枝——诺卡菌属、放线菌属、丙酸杆菌属、罗斯菌属、链霉菌属、苏黎士菌属

表 4-12　常见棒状杆菌的差异特征

种类	发酵/氧化	亲脂性	硝酸盐还原作用	尿素酶	七叶苷水解	酸来自					备注
						葡萄糖	麦芽糖	蔗糖	甘露醇	木糖	
杰氏棒状杆菌	O	+	—	—	—	+	V	—	—	—	专性需氧菌
解脲棒状杆菌	O	+	—	+	—	—	—	—	—	—	产生大量尿素酶
假白喉棒状杆菌	O	—	+	+	—	—	—	—	—	—	
白喉棒状杆菌	F	—	+	—	—	+	+	—	—	—	
溃疡棒状杆菌	F	—	—	+	—	+	+	—	—	—	禁止 CAMP 试验
无枝菌酸棒状杆菌	F	+	V	V	—	+	V	V	—	—	
麦氏棒状杆菌	F	+	+	—	—	+	—	+	V	—	定植于眼睛；可能有玫瑰色
微小棒状杆菌	F	—	—	—	—	+	+	V	V	—	

纹带棒状杆菌	F	—	+	—	—	+	—	V	—	—	
解葡萄糖苷棒状杆菌	F	—	V	V	V	+	V	+	—	V	CAMP 试验和 BGUR 阳性，花的气味
假结核棒状杆菌	F	—	V	+	—	+	+	V	—	—	禁止 CAMP 试验
伯纳德隐秘杆菌	F	+	—	—	+	+	V	+	—	—	来自乳腺囊肿
化脓隐秘杆菌	F	—	—	—	V	+	+	+	—	—	大多数菌株呈淡黄色，一些呈灰色 / 黑色

V：可变。

表 4-13　部分杆菌的差异特征

微生物	发酵/氧化	过氧化氢酶	硝酸盐还原作用	七叶苷水解	运动性	酸来自					备注
						葡萄糖	麦芽糖	蔗糖	甘露醇	木糖	
耳炎苏黎士菌	O	+	—	—	—	—	—	—	—	—	耳朵；CAMP 试验阳性
节杆菌属	O	+	V	V	V	V	V	V	—	—	
短小杆菌属	O	—	V	—	—	V	V	V	—	—	似奶酪的气味
微小杆菌属	O/F	V	V	V	V	+	+	V	+	+	黄色色素
短小杆菌属	O	+	—	+	V	+	V	V	V	+	
水生利夫森菌	O	+	V	—	+	+	V	V	+	+	
伯氏隐秘杆菌	F	—	—	—	—	+	+	—	—	—	
溶血隐秘杆菌	F	—	—	—	—	+	+	V	—	—	禁止 CAMP 试验

化脓隐秘杆菌	F	—	—	V	—	+	V	V	V	+	弱溶血性
阴道加德纳菌	F	—	—	—	—	+	+	V	—	—	从革兰氏阳性易变性到革兰氏阴性
人皮肤杆菌	F	+	—	+	—	+	+	+	—	V	球状到球杆状
龋齿罗斯菌	F	V	+	+	—	+	+	+	—	—	
骚动厄斯菌	F	+	+	+	V	+	+	+	—	+	
伤口杆菌属	F	+	+	—	—	+	+	+	+	+	
纤维素单胞菌属	F	+	+	+	V	+	+	+	V	+	
伯氏特吕佩尔菌	F	—	—	—	—	+	+	—	—	—	
化脓特吕佩尔菌	F	—	—	V	—	+	V	V	V	+	

V：可变。

表 4-14 部分芽孢杆菌和相关产孢子杆菌的差异特征

微生物	生长环境			孢子位置	卵磷脂酶（蛋黄）	酪蛋白水解	明胶水解	精氨酸双水解酶	酸来自					
	厌氧	50 ℃	60 ℃						D-阿拉伯糖	甘油	糖原	胰岛素	甘露醇	水杨苷
炭疽杆菌	+	—	—	S	+	+	+	—	—	—	+	—	—	—
蜡样芽孢杆菌	+	—	—	S，C	+	+	+	V	—	V	+	—	—	+
苏云金芽孢杆菌	+	—	—	S	+	+	+	+	—	+	+	—	—	+
蕈状芽胞杆菌	+	—	—	S,（C）	+	+	+	V	—	+	+	—	+	
枯草芽胞杆菌	—	V	—	S，C	—	+	+	—	+	+	+	+	+	
地衣芽胞杆菌	+	+	—	S，C	—	+	+	+	—	+	+	V	+	+

环状芽胞杆菌	+	—	—	S，T	—	—	—	—	—	V	+	+	+	+
类芽孢杆菌属	—	—	—	S, C, T	—	V	+	—	V	+	+	V	+	V
地芽孢杆菌属	V	+	+	S，T	—	V	V	—	—	V	V	V	V	V

注：S，接近端点的；C，中间处；T，末端处；括号代表很少出现；V，可变。

表 4-15 部分放线菌的差异特征

微生物	气生菌丝	分生孢子	抗酸性	分枝菌酸	在 50 ℃时生长	在溶菌酶中生长
马杜拉放线菌属	V	V	—	—	—	V
拟无枝酸菌属	V	V	—	—	—	V
棒状杆菌属	—	—	—	V	—	—
嗜皮菌属	+	—	—	—	—	NT
迪茨菌属	—	—	—	+	NT	NT
戈登菌属	—	—	W	+	—	V
分枝杆菌属	—	—	+	+	—	+
诺卡菌属	+	V	W	+	—	+
拟诺卡菌属	+	+	—	—	—	—
红球菌属	—	—	W	+	—	—
糖单胞菌属	+	+	—	—	+	V
糖多胞菌属	+	+	—	—	+	V
链霉菌属	+	+	—	—	—	V
高温放线菌属	+	+	—	—	+	+
冢村菌属	—	—	W	+	—	+

注：W，弱抗酸或部分抗酸；NT，未测试；V，可变。

表 4-16　部分诺卡菌[a]的差异特征

种类	芳香基硫酸酯酶（14天）	乙酰胺水解	酪蛋白水解	酪氨酸水解	黄嘌呤水解	对以下物质的敏感性							
						阿米卡星	利奈唑胺	头孢曲松钠	环丙沙星	克拉霉素	庆大霉素	亚胺培南	妥布霉素
脓肿诺卡菌	—	—	—	—	—	S	S	S	R	R	V	R	V
盖尔森基兴诺卡菌	—	+	—	—	—	S	S	R	R	R	V	S	V
皮疽诺卡菌	—	+	—	+	—	S	S	R	S	R	R	S	R
新星诺卡菌复合亚种	+	—	—	—	—	S	S	S	V	S	V	S	V
巴西诺卡菌	—	—	+	+	—	V	S	V	R	R	V	V	V
类巴西诺卡菌	—	—	+	+	—	V	S	V	S	S	V	V	V
豚鼠耳炎诺卡菌	—	—	—	—	—	S	S	R	S	V	S	R	V

[a] 这个属的分类已经被大范围地修改；大多数种的鉴定都需要进行分子检测；V，可变。

表 4-17　部分生长缓慢的分枝杆菌的差异特征

分类	种类	最佳温度/℃	常见菌落形态[a]	色素沉着[c]	烟酸	在 T2H 上生长 /（10 μg/mL）[b]	对吡嗪酰胺的敏感性	硝酸盐还原作用
结核分枝杆菌复合群	结核分枝杆菌	37	R	—	+	+	+	+
	山羊分枝杆菌	37	S	—	—	—	+	—
	牛分枝杆菌	37	S	—	—	—	—	—
	卡介苗 BCG 株菌	37	R	—	—	—	—	—
不产色菌	鸟分枝杆菌	30 ～ 37	Smt/R	—	—	NA	NA	—
	胞内分枝杆菌	30 ～ 37	Smt/R	—	—	NA	NA	—
	嵌合分枝杆菌	25 ～ 37	S	—	—	NA	NA	—
	嗜血分枝杆菌	28 ～ 32	R	—	—	NA	NA	V
	玛尔摩分枝杆菌	30	Sm	—（88）	—	NA	NA	—
	石氏分枝杆菌	37	R	—	—	NA	NA	—
	日内瓦分枝杆菌	37	Smt	—	—	NA	NA	—
	隐藏分枝杆菌	33 ～ 42	S	—	—	NA	NA	—

	溃疡分枝杆菌	30	R	—	—	NA	NA	—
	土地分枝杆菌复合群	35	S/R	—（7）	—	NA	NA	V
	蟾分枝杆菌	40～45	S	—	—	NA	NA	—
产色菌	戈登分枝杆菌	30～37	S/R	+	—	NA	NA	—
	堪萨斯分枝杆菌	35～37	R	+	—	NA	NA	+
	海分枝杆菌	30	S/R	+	V	NA	NA	—
	瘰疬分枝杆菌	37	S	+	—	NA	NA	—
	猿分枝杆菌	37	S	+	V	NA	NA	+
	斯氏分枝杆菌	37	S/R	+	—	NA	NA	+

[a]R：粗糙；S：光滑；S/R：中等粗糙度；Smt：光滑而透明。

[b]T2H（thiophere-2-carboxylic acid hydrazide）：噻吩-2-羧酸酰肼。

[c]需要氯高铁血红素作为生长因子。

NA：不适用。括号中的数值为各检测中阳性菌株的百分比，而检测结果是基于百分比而得出。

V：可变。

表 4-18 与临床相关的快速生长的分枝杆菌的差异特征

种类	产生色素	独特表现型	热休克蛋白 65 PRA 检测	独特（完整的）16S 序列
脓肿分枝杆菌脓肿亚种	—	—	+	+
龟分枝杆菌	—	+	+	+
偶发分枝杆菌	—	+	+	+
脓肿分枝杆菌博莱亚种	—	—	—	—
脓肿分枝杆菌马赛亚种	—	—	—	—
菌血症分枝杆菌	+	—	+	+
波尼克氏分枝杆菌	—	—	+	+
加那利群岛分枝杆菌	—	—	+	+
美容品分枝杆菌	+	+	+	+
戈登分枝杆菌	+	—	+	+
休斯敦分枝杆菌	—	—	—	—
产免疫分枝杆菌	—	—	+	+
马德里分枝杆菌	—	+	+	+
黏液分枝杆菌	—	+	+	+
新金色分枝杆菌	+	—	+	+
外来分枝杆菌	—	—	+	—
猪分枝杆菌	—	—	+	+
塞内加尔分枝杆菌	—	—	+	+
耻垢分枝杆菌	+	—	+	+

表 4-19　医学相关奈瑟菌的差异特征

种类	形态学[d]	选择性培养基上的生长[a]	硝酸盐还原酶	酸来自				
				葡萄糖	麦芽糖	乳糖	蔗糖	果糖
动物奈瑟菌	CR	NT	+	+	—	—	—	NT
杆形奈瑟菌	R	—	V	—	—	—	—	NT
灰色奈瑟菌	C	V	—	—	—	—	—	—
长形奈瑟菌[b]	C	—	V	V	—	—	—	—
浅黄奈瑟菌	C	—	—	—	—	—	—	—
淋病奈瑟菌	C	+	—	+	—	—	—	—
乳糖奈瑟菌	C	+	—	+	+	+	—	—
脑膜炎奈菌	C	+	—	+	+	—	—	—
黏液奈瑟菌	C	—	+	+	+	—	+	+
多糖奈瑟菌	C	+	+	+	+	—	V	—

续表

种类	形态学[d]	选择性培养基上的生长[a]	硝酸盐还原酶	酸来自				
				葡萄糖	麦芽糖	乳糖	蔗糖	果糖
干燥奈瑟菌	C	—	+	+	+	—	+	+
微黄黄奈瑟菌[c]	C	V	—	+	+	—	V	V
魏弗氏奈瑟菌	R	NT	—	—	—	—	—	—
动物咬奈瑟菌	CR	NT	V	V	—	—	—	NT

[a]MTM（modified Thayer-Martin agar）：改良 Thayer-Martin 琼脂；ML（Martin-Lewis agar）：Martin-Lewis 琼脂；NYC（New York City agar）：纽约琼脂；CHOC：巧克力琼脂；BA（blood agar）：血琼脂。

[b]包括长形亚种、糖酵母菌亚种和硝化还原亚种。

[c]包括黄色亚种、深黄色亚种和微黄亚种。

[d]CR：杆菌或分枝杆菌；R：杆菌；C：球菌。

NT：未测试；V：可变。

表 4-20 部分奈瑟菌科和心杆菌科细菌的差异特征

种类	氧化酶	过氧化氢酶	在麦康凯琼脂上生长	吲哚	硝酸盐还原酶	精胺酸二水解酶	鸟氨酸脱羧酶	七叶苷水解	碱性磷酸酶	酸来自				备注
										葡萄糖	蔗糖	麦芽糖	甘露醇	
人心杆菌	+	—	—	+	—	—	—	—	—	+	+	+	+	多形性杆菌
瓣膜心杆菌	+	—	—	V	—	NT	NT	—	NT	V	V	V	V	
紫色色杆菌	V	+	+	V	+	+	—	—	+	+	V	—	—	生产紫色杆菌素
金氏金氏菌	+	—	—	—	—	—	—	—	+	+	—	+	—	弱β溶血
脱硝金氏菌	+	—	—	—	+	—	—	—	—	+	—	—	—	
口金氏菌	+	—	—	—	—	—	—	—	+	+	—	—	—	

NT：未测试；V：可变。

续表

种类	氧化酶	过氧化氢酶	在麦康凯琼脂上生长	吲哚	硝酸盐还原酶	精胺酸二水解酶	鸟氨酸脱羧酶	七叶苷水解	碱性磷酸酶	酸来自				备注
										葡萄糖	蔗糖	麦芽糖	甘露醇	
饮剂金氏菌	+	—	—	—	—	—	—	—	—	—	—	—	—	黄色色素
反硝化艾肯菌	+	—	—	—	+	—	+	—	—	—	—	—	—	细长杆菌，可以使琼脂凹陷
米氏西蒙斯菌	+	—	—	—	V	—	—	—	—	+	—	—	—	细胞排列成类似毛毛虫的细丝
产吲哚萨顿菌	+	—	—	+	—	—	—	—	+	+	+	+	—	

注：V，可变；NT，未测试。

表 4-21 部分凝聚杆菌、放线杆菌和巴斯德菌的差异特征

种类	氧化酶	过氧化氢酶	在麦康凯琼脂上生长	尿素酶	七叶苷水解	吲哚	邻-硝基苯-β-D-半乳糖苷	分解葡萄糖产气	酸来自							备注
									乳糖	麦芽糖	甘露糖醇	蜜二糖	蔗糖	海藻糖	木糖	
伴放线放线杆菌	—/W	+	—	—	—	NT	—	V	—	+	V	—	—	—	V	球杆菌；星形，黏附菌落
嗜沫凝聚杆菌	V	—	V	—	—	NT	+	+	(+)	+	—	NT	+	(+)	—	黏附菌落
迟缓凝聚杆菌	—	V	—	—	—	NT	—	—	—	+	—	—	+	—	+	
放线杆菌属	+	V	V	+	V	NT	V	—	V	+	V	V	+	V	V	尿素酶可以区分凝聚杆菌和巴斯德菌
多杀巴斯德菌	+	+	—	—	NT	+	NT	—	+	—	—	NT	+	NT	V	球杆菌
犬巴斯德菌	+	+	—	—	NT	+	NT	—	—	—	—	NT	+	NT	—	球杆菌

表 4-22 部分二氧化碳嗜纤维菌、微生长单胞菌和链杆菌的差异特征

种类	氧化酶	过氧化氢酶	吲哚	硝酸盐还原酶	邻-硝基苯-β-D-半乳糖苷	酸来自					备注
						葡萄糖	乳糖	蔗糖	木糖	蜜二糖	
二氧化碳嗜纤维菌[a]（人类菌群）	—	—	—	V	V	NT	V	+	—	NT	梭状；多形
二氧化碳嗜纤维菌[b]（猫狗菌群）	+	+	—	V	+	NT	+	V	—	NT	梭状；多形
类二氧化碳嗜纤维微生长单胞菌	—	—	V	—	+	+	+	+	+	+	类似草莓的气味
念珠状链杆菌	—	—	—	—	—	+	—	—	—	NT	通常会形成很长的细丝

[a] 包括黄褐二氧化碳嗜纤维菌、生痰二氧化碳嗜纤维菌、齿龈二氧化碳嗜纤维菌、颗粒二氧化碳噬纤维菌和溶血二氧化碳噬纤维菌。

[b] 包括狗咬二氧化碳嗜纤维菌、犬咬二氧化碳嗜纤维菌。

V：可变；NT：未测试。

表 4-23 嗜血杆菌属的差异特征

种类	生长需求		溶血现象	尿素酶	鸟氨酸脱羧酶	吲哚	过氧化氢酶	酸来自			
	氯化高铁氯高铁血红素（X因子）	烟酰胺腺嘌呤二核苷酸（V因子）						葡萄糖	蔗糖	乳糖	甘露糖
流感嗜血杆菌	+	+	—	V	V	V	+	+	—	—	—
溶血性嗜血杆菌	+	+	+	+	—	V	+	—	—	—	—
副溶血性嗜血杆菌	—	+	+	+	—	—	+	+	—	—	—
副流感嗜血杆菌	—	+	—	V	V	V	V	+	+	—	+
副溶血嗜沫嗜血杆菌	—	+	+	+	—	—	V	+	+	—	—
皮特曼嗜血杆菌	—	+	+	NT	NT	NT	+[w]	+	+	—	+
杜克雷嗜血杆菌	+	—	—[a]	—	—	—	—	V	—	—	—
唾液嗜血杆菌	—	+	+[b]	+	—	+	NT	+	NT	—	—
埃及嗜血杆菌	+	+	—	+	—	—	+	—	—	—	—

[a] 某些菌株发生延迟溶血。
[b] 羊和马的血产生溶血。
[w] 反应弱。
V：可变；NT：未测试。

表 4-24 部分肠杆菌科细菌的差异特征

种类	产生吲哚	黄色色素	甲基红	伏-波试验	柠檬酸的利用率	尿素酶	苯丙氨酸脱氨酶	赖氨酸脱羧酶	精氨酸双水解酶	鸟氨酸脱羧酶	运动性	酸来自							
												葡萄糖	乳糖	蔗糖	甘露醇	半乳糖醇	核糖醇	麦芽糖	木糖
弗氏柠檬酸杆菌	V	—	V	—	V	V	—	—	V	—	+	+	V	+	+	—	—	+	+
库氏柠檬酸杆菌	+	—	+	—	+	V	—	—	V	+	+	+	V	V	+	V	+	+	+
阪崎肠杆菌	—	+	—	+	+	—	V	—	+	+	+	+	+	+	+	—	—	+	+
迟缓爱德华菌	+	—	+	—	—	—	—	+	—	+	+	+	—	—	—	—	—	+	—

产气肠杆菌	—	—	—	+	+	—	—	+	—	+	+	+	+	+	+	—	+	+	+
阴沟肠杆菌复合群	—	—	—	+	+	V	—	—	+	+	+	+	+	+	+	V	V	+	+
大肠埃希菌	+	—	+	—	—	—	—	+	V	V	+	+	+	V	+	V	—	+	+
弗格森埃希菌	+	—	+	—	—	—	—	+	—	+	+	+	—	—	+	—	+	+	+
赫尔曼埃希菌	+	+	+	—	—	—	—	—	—	+	+	+	V	V	+	—	—	+	+
产酸克雷伯菌	+	—	V	+	+	+	—	+	—	—	—	+	+	+	+	V	+	+	+

续表 1

种类	产生吲哚	黄色色素	甲基红	伏-波试验	柠檬酸的利用率	尿素酶	苯丙氨酸脱氨酶	赖氨酸脱羧酶	精氨酸双水解酶	鸟氨酸脱羧酶	运动性	酸来自							
												葡萄糖	乳糖	蔗糖	甘露醇	半乳糖醇	核糖醇	麦芽糖	木糖
肺炎克雷伯菌[a]	—	—	V	+	+	+	—	+	—	—	—	+	+	+	+	V	+	+	+
摩氏摩根菌	+	—	+	—	—	+	+	—	—	+	+	+	—	—	—	—	—	—	—
类志贺邻单胞菌	+	—	+	—	—	—	—	+	+	+	+	+	V	—	—	—	—	—	—
奇异变形杆菌	—	—	+	V	V	+	+	—	—	+	+	+	—	V	—	—	—	—	+

普通变形杆菌	+	—	+	—	V	+	+	—	—	—	+	+	—	+	—	—	—	+	+
雷氏普鲁威登菌	+	—	+	—	+	+	+	—	—	—	+	+	—	V	+	—	+	—	—
斯氏普鲁威登菌	+	—	+	—	+	V	+	—	—	—	V	+	—	+	—	—	—	—	—
沙门菌属	—	—	+	—	+	—	—	+	V	+	+	+	—	—	+	+	—	+	+
液化沙雷菌	—	—	+	+	+	—	—	+	—	+	+	+	—	+	+	—	—	+	+
黏质沙雷菌	—	—	+	+	+	V	—	+	—	+	+	+	—	+	+	—	V	+	—

续表 2

种类	产生吲哚	黄色色素	甲基红	伏–波试验	柠檬酸的利用率	尿素酶	苯丙氨酸脱氨酶	赖氨酸脱羧酶	精氨酸双水解酶	鸟氨酸脱羧酶	运动性	酸来自							
												葡萄糖	乳糖	蔗糖	甘露醇	半乳糖醇	核糖醇	麦芽糖	木糖
宋内志贺菌	—	—	+	—	—	—	—	—	—	+	—	+	—	—	+	—	—	+	—
小肠结肠炎耶尔森菌	V	—	+	—	—	V	—	—	—	+	—	+	—	+	+	—	—	V	V
鼠疫耶尔森菌	—	—	V	—	—	—	—	—	—	—	—	+	—	—	+	—	—	V	+

表 4-25 柠檬酸杆菌属的差异特征[a]

种类	吲哚	鸟氨酸脱羧酶[b]	丙二酸盐	酸来自			
				蔗糖	半乳糖醇	蜜二糖	核糖醇
无丙二酸盐柠檬酸杆菌	+	+	—	—	—	—	—
布氏柠檬酸杆菌	V	+	—	—	V	V	—
法氏柠檬酸杆菌	+	+	—	+	—	+	—
弗氏柠檬酸杆菌(狭义上)	V	—	—	V	—	+	—
柯氏柠檬酸杆菌	+	+	+	V	V	—	+
啮齿柠檬酸杆菌	—	+	+	—	—	—	—
塞氏柠檬酸杆菌	V	+	+	—	+	+	—
魏氏柠檬酸杆菌	—	—	+	—	—	—	—
杨氏柠檬酸杆菌	V	—	—	V	+	—	—
吉氏柠檬酸杆菌	—	—	+	V	—	V	—
莫氏柠檬酸杆菌	+	—	—	V	+	V	—

[a] 摘自 Jorgensen JH，Pfaller M，Carroll KC，Funke G，Landry ML，Richter SS，Warnock DW（编者），《临床微生物学手册》，第 11 版，ASM 出版社，华盛顿哥伦比亚特区，2015 年。

V：可变。

表 4-26 部分肠杆菌、细菌源菌、克罗诺杆菌、科萨克氏菌和泛菌的差异特征[a]

种类	赖氨酸脱羧酶	精氨酸双水解酶	鸟氨酸脱羧酶	伏-波试验	酸来自							黄色色素
					蔗糖	核糖醇	山梨糖醇	鼠李糖	α-甲基葡萄糖苷	七叶苷	蜜二糖	
产气肠杆菌	+	—	+	+	+	+	+	+	+	+	+	—
聚团泛菌	—	—	—	V	V	—	V	V	—	V	V	V
河生肠杆菌生物群 1	—	—	V	+	+	—	—	+	V	+	+	—
阿氏肠杆菌	—	V	+	—	+	—	+	—	+	+	—	—
生癌肠杆菌	—	+	+	+	—	—	—	+	—	+	—	—
阴沟肠杆菌阴沟亚种	—	+	+	+	+	V	+	+	V	V	+	—
考氏科萨克氏菌	—	—	—	+	+	—	+	+	—	+	+	V

日勾维多细菌源菌	+	—	+	+	+	—	—	+	—	+	+	—
霍氏肠杆菌霍氏亚种	—	V	+	+	+	—	—	+	V	—	—	—
神户肠杆菌	—	+	+	—	+	—	+	+	+	V	+	—
阪崎克罗诺杆菌	—	+	+	+	+	—	—	+	+	+	+	+

[a] 摘自 Jorgensen JH，Pfaller MA，Carroll KC，Funke G，Landry ML，Richter SS，Warnock DW（编者），《临床微生物学手册》，第 11 版，ASM 出版社，华盛顿哥伦比亚特区，2015 年。

V：可变。

表 4-27　克雷伯菌属和拉乌尔菌属的差异特征[a]

种类	吲哚	鸟氨酸脱羧酶	伏 – 波试验	丙二酸盐	邻 - 硝基苯 - β -D- 半乳糖苷	在 10 ℃中生长	在 44 ℃中生长
产酸克雷伯菌	+	—	+	+	+	—	+
臭鼻克雷伯菌	—	—	—	—	V	NT	NT
肺炎克雷伯菌	—	—	+	+	+	—	+
变栖克雷伯菌[b]	—	—	+	+	+	—	+
硬鼻克雷伯菌	—	—	—	+	—	NT	NT
解鸟氨酸拉乌尔菌	+	+	V	+	+	+	NT
植生拉乌尔菌	V	—	+	+	+	+	—
土生拉乌尔菌	—	—	+	+	+	+	—

[a] 摘自 Jorgensen JH，Pfaller MA，Carroll KC，Funke G，Landry ML，Richter SS，Warnock DW（编者），《临床微生物学手册》，第 11 版，ASM 出版社，华盛顿哥伦比亚特区，2015 年。

[b] 核糖醇反应呈阴性可能表明该菌株为变栖克雷伯菌，但是这需要通过 *rpoB* 基因测序来进行确认。

V：可变；NT：未测试。

表 4-28　变形杆菌属、普鲁威登菌属和摩根菌属的差异特征[a]

微生物		吲哚	硫化氢	尿素	鸟氨酸脱羧酶麦芽糖	酸来自				
						核糖醇	D-核糖醇	D-阿拉伯糖醇	海藻糖	肌醇
变形杆菌属	豪氏变形杆菌	+	V	+	—	+	—	—	+	—
	奇异变形杆菌	—	+	+	+	—	—	—	+	—
	潘氏变形杆菌	—	V	+	—	+	—	—	V	—
	普通变形杆菌	+	V	+	—	+	—	—	—	—
普鲁威登菌属	产碱普鲁威登菌	+	—	—	—	—	+	—	—	—
	海氏普鲁威登菌	—	—	—	—	V	+	+	—	V
	雷氏普鲁威登菌	+	—	+	—	—	+	+	—	+
	拉氏普鲁威登菌	+	—	—	—	—	—	—	—	—
	斯氏普鲁威登菌	+	—	V	—	—	—	—	+	+
摩根菌属	摩氏摩根菌摩氏亚种	+	—	+	+	—	—	—	—	—
	摩氏摩根菌西伯利亚亚种	V	—	+	+	—	—	—	+	—

[a] 摘自 Jorgensen JH，Pfaller M，Carroll KC，Funke G，Landry ML，Richter SS，Warnock DW（编者），《临床微生物学手册》，第 11 版，ASM 出版社，华盛顿哥伦比亚特区，2015 年。

表 4-29 在 25 ℃培养 48 小时后耶尔森菌属的差异特征[a]

种类	运动性	尿素酶	伏-波试验	吲哚	七叶苷	枸橼酸盐	鸟氨酸脱羧酶	酸来自				
								蔗糖	鼠李糖	纤维二糖	蜜二糖	山梨糖
鼠疫耶尔森菌	—	—	—	—	+	—	—	—	—	—	—	—
假结核耶尔森菌	+	+	—	—	+	—	—	—	(+)	—	+	—
小肠结肠炎耶尔森菌	+	+	V	V	—	—	+	+	—	+	—	+
弗氏耶尔森菌	+	+	+	+	+	+	+	+	+	+	—	+
克氏耶尔森菌	+	+	—	+	—	—	+	—	—	+	—	+
鲁氏耶尔森菌	V	—	—	—	—	—	+	—	—	—	—	—
莫氏耶尔森菌	+	+	—	—	(+)	+	+	+	—	+	—	+
伯氏耶尔森菌	+	+	—	—	—	—	+	+	—	+	—	—
罗氏耶尔森菌	+	+	—	—	—	+	+	+	—	+	+	—
阿氏耶尔森菌	+	+	+	—	—	+	+	—	+	—	—	—
中间耶尔森菌	+	+	+	+	+	+	+	+	+	+	+	+

阿利克西奇氏耶尔森菌	+	+	—	—	—	—	+	—	—	+	—	—
帕氏耶尔森菌	—	+	—	—	—	—	—	—	—	+	—	—
类似耶尔森菌	+	+	—	—	+	+	—	—	+	—	—	—
虫食耶尔森菌	+	+	NT	+	+	+	+	+	—	NT	—	NT
马赛耶尔森菌	+	+	—	+	+	+	+	(+)	—	+	—	+
纳氏耶尔森菌	+	—	+	—	—	+	+	+	—	+	—	—

[a] 摘自 Jorgensen JH，Pfaller M，Carroll KC，Funke G，Landry ML，Richter SS，Warnock DW（编者），《临床微生物学手册》，第 11 版，ASM 出版社，华盛顿哥伦比亚特区，2015 年。

NT：未测试；（+）：弱阳性；V：可变。

表 4-30 气单胞菌属的差异特征 [a]

复合群	种类	伏-波试验	吲哚	脂肪酶（玉米油）试验	分解葡萄糖产气	酸来自				耐氨苄西林
						鼠李糖	乳糖	蔗糖	纤维二糖	
嗜水气单胞菌复合群	嗜水气单胞菌	+	+	+	+	V	V	+	—	+
	兽气单胞菌	V	+	+	V	V	—	+	V	+
	杀鲑气单胞菌	V	+	+	V	—	+	+	V	+
豚鼠气单胞菌复合群	豚鼠气单胞菌	—	V	V	—	—	V	+	+	+
	中间气单胞菌	—	+	V	—	—	V	+	+	V
	嗜矿泉水气单胞菌	—	+	+	V	V	—	V	V	+

维氏气单胞菌复合群	维氏气单胞菌	+	+	+	+	—	—	+	V	+
	简氏气单胞菌	+	++	+	+	—	—	—	V	+
	舒氏气单胞菌	V	V	+	—	—	—	—	—	+
	脆弱气单胞菌	—	+	—	V	—	—	V	+	—

[a] 摘自 Jorgensen JH，Pfaller M，Carroll KC，Funke G，Landry ML，Richter SS，Warnock DW（编者），《临床微生物学手册》，第 11 版，ASM 出版社，华盛顿哥伦比亚特区，2015 年。

V：可变。

表 4-31 弧菌属的差异特征[a]

种类	营养肉汤＋0%的氯化钠水溶液	营养肉汤＋6%的氯化钠水溶液	氧化酶	吲哚	运动性	邻-硝基苯-β-D-半乳糖苷	肌醇发酵	精氨酸双水解酶	赖氨酸脱羧酶	鸟氨酸脱羧酶
霍乱弧菌	+	V	+	+	+	+	—	—	+	+
拟态弧菌	+	V	+	+	+	+	—	—	+	+
麦氏弧菌	—	V	—	V	V	V	V	V	V	—
辛辛那提弧菌	—	+	+	—	+	+	+	—	V	—
霍氏格里蒙菌（霍利斯弧菌）	—	V	+	+	—	—	—	—	—	—
美人鱼发光杆菌（海鱼弧菌）	—	+	+	—	V	—	—	+	V	—
河弧菌	—	+	+	—	V	V	—	+	—	—
弗尼斯弧菌	—	+	+	—	+	V	—	+	—	—
解藻酸弧菌	—	+	+	V	+	—	—	—	+	V
副溶血性弧菌	—	+	+	+	+	—	—	—	+	+
创伤弧菌	—	V	+	+	+	V	—	—	+	V
哈氏弧菌	—	+	+	+	—	—	—	—	+	—

[a] 摘自 Jorgensen JH，Pfaller MA，Carroll KC，Funke G，Landry ML，Richter SS，Warnock DW（编者），《临床微生物学手册》，第 11 版，ASM 出版社，华盛顿哥伦比亚特区，2015 年。

V：可变。

表 4-32 假单胞菌属的差异特征[a]

种类	氧化酶	在 42 ℃中生长	硝酸盐还原酶	硝酸盐产气	精氨酸双水解酶	CTAB 培养基生长	以下物质的水解				酸来自			
							乙酰胺	七叶苷	明胶	淀粉	葡萄糖	麦芽糖	甘露醇	木糖
铜绿假单胞菌	+	+	+	+	+	+	+	—	V	—	+	—	V	+
荧光假单胞菌	+	—	V	—	+	+	—	—	+	—	+	—	V	+
恶臭假单胞菌	+	—	—	—	+	V	—	—	—	—	+	V	V	+
维罗纳假单胞菌	+	—	+	+	+	NT	—	NT	—	NT	+	NT	NT	+
蒙氏假单胞菌	+	—	—	—	+	+	—	—	—	—	+	—	—	—
摩氏假单胞菌	+	—	—	—	+	+	NT	—	+	—	+	V	V	—
施氏假单胞菌	+	V	+	+	—	—	—	—	—	+	+	+	+	+
门多萨假单胞菌	+	+	+	+	+	V	—	—	—	—	+	—	—	V
类产碱假单胞菌	+	+	+	—	V	V	NT	—	—	—	—	—	—	V
产碱假单胞菌	+	V	V	—	—	V	NT	—	—	—	—	—	—	—
浅黄假单胞菌	—	+	V	—	+	—	NT	+	V	—	+	+	V	+
栖稻假单胞菌	—	V	—	—	—	V	NT	—	V	—	+	+	+	+

[a] 摘自 Jorgensen JH，Pfaller MA，Carroll KC，Funke G，Landry ML，Richter SS，Warnock DW（编者），《临床微生物学手册》，第 11 版，ASM 出版社，华盛顿哥伦比亚特区，2015 年。

V：可变；NT：未测试。

表 4-33 食酸菌属、短波单胞菌属、代尔夫特菌属、丛毛单胞菌和窄食菌属、单胞菌属的差异特征[a]

种类	氧化酶	在麦康凯中生长	在42℃中生长	硝酸盐还原酶	硝酸盐产气	精氨酸双水解酶	赖氨酸脱羧酶	以下物质的水解			酸来自				备注
								枸橼酸盐	明胶	尿素	葡萄糖	麦芽糖	甘露醇	木糖	
德氏食酸菌	+	+	V	+	—	+	—	+	—	+	+	—	V	+	可溶性黄色色素
敏捷食酸菌	+	—	—	+	—	+	—	—	+	+	+	—	+	+	
中等食酸菌	+	+	+	+	+	—	—	—	—	V	+	—	V	—	黄色，可溶性色素
缺陷短波单胞菌	+	+	V	—	—	—	—	—	V	—	V	—	—	—	棕褐色菌落
泡囊短波单胞菌	+	V	V	—	—	—	—	—	V	—	V	+	—	V	菌落可能是黄橙色的

代尔夫特食酸菌	+	+	V	+	—	—	—	+	—	—	—	—	+	—	菌落可能是黄褐色的
丛毛单胞菌属	+	+	V	+	—	—	—	V	—	—	—	—	—	—	
嗜麦芽窄食单胞菌	V	+	V	V	—	—	+	V	+	—	V	+	—	V	薰衣草绿菌落；氨的气味

[a] 摘自 Murray PR，Baron EJ，Jorgensen JH，Pfaller MA，Yolken RH（编者），《临床微生物学手册》，第 8 版，ASM 出版社，华盛顿哥伦比亚特区，2003 年。

V：可变。

表 4-34　部分鲍特菌的差异特征

种类	氧化酶	过氧化氢酶	运动性	色素	在以下物质上的生长		
					RL 培养基	哥伦比亚琼脂	麦康凯琼脂
百日咳鲍特菌	+	+	—	—	+（3 天）	—	—
副百日咳鲍特菌	—	+	—	棕色	+（2 天）	V	—
霍氏鲍特菌	—	+	—	—	NT	+	+
支气管败血鲍特菌	+	+	+	—	+（1 天）	+	+
创口鲍特菌	—	+	+	黄色	NT	+	+
ansorpii 鲍特菌	+	+	V	—	NT	+	+

NT：未测试；V：可变。

表 4-35　部分氧化酶阴性氧化革兰氏阴性球杆菌的差异特征

微生物	在麦康凯琼脂上生长	过氧化氢酶	运动性	精氨酸双水解酶	赖氨酸脱羧酶	尿素酶	产生吲哚	七叶苷水解	硝酸还原酶	酸来自					
										D-葡萄糖	乳糖	蔗糖	甘露醇	麦芽糖	木糖
不动杆菌属	+	+	—	V	—	V	—	—	—	+	V	—	—	V	
金色单胞菌属	+	+	+	+	—	V	—	+	V	+	V	V	+	+	+
黄色单胞菌属	+	+	+	V	—	V	—	—	—	+	V	V	+	+	+
玫瑰单胞菌属	+	+	V	—	—	+	—	—	—	V	—	—	V	—	V
鞘氨醇单胞菌属	V	+	V	—	—	—	—	+	—	+	+	+	—	+	+
窄食单胞菌属	+	+	+	—	+	V	—	V	V	+	V	V	—	+	V
弗朗西丝菌属	—	+	NT	—	NT	—	—	NT	—	+	NT	—	NT	—	—

V：可变；NT：未测试。

细菌诊断

表 4-36 部分氧化酶阳性非发酵革兰氏阴性杆菌的差异特征

微生物	在麦康凯琼脂上生长	运动性	曲红素	革兰氏染色形态	尿素酶	七叶苷	硝酸盐还原酶	亚硝酸盐还原酶	碱性磷酸酶	硫化氢（在克氏双糖铁琼脂上）	吲哚	耐黏菌素	酸来自			
													葡萄糖	乙二醇	甘露醇	木糖
卡他莫拉菌	—	—	NT	C	—	NT	+	+	—	NT	—	—	—	—	—	—
非液化莫拉菌	—	—	NT	CB	—	NT	+	—	—	NT	—	—	—	—	—	—
奥斯陆莫拉菌	V	—	NT	CB	—	NT	V	—	V	NT	—	—	—	+	—	—
腔隙莫拉菌	—	—	NT	CB	—	NT	+	—	V	NT	—	—	—	V	—	—
解脲寡源杆菌	—	V	NT	CB	+	NT	+	+	—	NT	—	NT	—	+	—	—
尿道寡源杆菌	V	—	NT	CB	—	NT	—	+	—	NT	—	NT	—	+	—	—
耶氏副球菌	+	—	NT	C	+	NT	+	—	—	NT	—	NT	+	+	V	+
黏泥异地菌	+	V	—	B	V	—	—	—	—	—	—	+	+	—	+	+
气味类香味菌	V	—	+	B	+	+	—	+	+	—	—	+	—	—	—	—
人苍白杆菌	+	+	—	B	+	—	+	+	—	—	—	—	+	+	V	+
放射型根瘤菌	+	+	—	B	+	—	+	V	—	—	—	V	+	+	+	+

海藻希瓦菌	+	+	—	B	—	+	+	+	+	+	—	V	—	+	—	—
腐败希瓦菌	+	+	—	B	—	+	+	+	+	+	—	—	V	+	—	—
鞘氨醇单胞菌属	—	V	—	B	—	—	V	—	+	—	—	V	V	+	—	V
阿尔卑斯浴者菌	—	+	—	B	—	—	+	—	NT	NT	+	—	+	—	+	—
动物溃疡伯杰菌	—	—	—	B	+	—	—	—	NT	NT	+	+	—	—	—	—
产吲哚金黄杆菌	V	—	V	B	—	+	V	V	NT	NT	+	+	+	—	—	—
脑膜炎败血伊丽莎白菌	V	—	—	B	—	+	—	V	NT	NT	+	+	+	+	+	—
水谷鞘氨醇杆菌	—	—	—	B	—	+	—	V	NT	NT	+	+	+	—	—	+
有毒威克斯菌	—	—	—	B	—	—	—	—	NT	NT	+	—	—	—	—	—

注：C，球菌；CB，球杆菌；B，杆菌；V，可变；NT，未测试。

表 4-37 部分氧化酶阳性非氧化革兰氏阴性杆菌的差异特征

微生物	在以下物质上生长		过氧化氢酶	运动性	鞭毛			尿素酶	吲哚	硝酸盐还原酶	硝酸盐产气	TSI[a]培养基产H_2S	酸来自		
	麦康凯琼脂	SS琼脂			1～2根极生鞭毛	＞2根极生鞭毛	周生鞭毛的						葡萄糖	甘露醇	木糖
猫阿菲波菌	V	—	V	+	+	—	—	+	—	+	—	—	—	—	+
粪产碱杆菌	+	+	+	+	—	—	+	—	—	—	—	—	—	—	—
木糖氧化产碱菌	+	+	+	+	—	—	+	—	—	+	+	—	—	—	—
百日咳鲍特菌	—	—	+	—	—	—	—	—	—	—	—	NT	—	NT	—
支气管败血鲍特菌	+	+	+	+	—	—	+	+	—	+	—	—	—	—	—
布鲁菌属	V	—	+	—	—	—	—	+	—	+	V	—	+	—	+
弯曲菌属	V	—	+	+	+	—	—	—	—	+	—	—	—	—	—
甲基杆菌属	V	—	+	+	+	—	—	V	—	V	—	—	V	—	+
亚特兰大莫拉菌	+	—	+	—	—	—	—	—	—	—	—	—	—	—	—

卡他莫拉菌	—	—	+	—	—	—	—	—	—	V	—	—	—	—	—
奥斯陆莫拉菌	V	—	+	—	—	—	—	—	—	V	—	—	—	—	—
腔隙莫拉菌	—	—	+	—	—	—	—	—	—	—	—	—	—	—	—
苯丙酮酸莫拉菌	V	—	+	—	—	—	—	+	—	V	—	—	—	—	—
浅黄奈瑟菌	V	—	+	—	—	—	—	—	—	—	—	—	—	—	—
黏液奈瑟菌	V	—	+	—	—	—	—	—	—	+	+	—	+	—	—
干燥奈瑟菌	V	—	V	—	—	—	—	—	—	—	—	—	+	—	—
人苍白杆菌	+	+	+	+	—	—	+	+	—	+	+	V	+	V	+
解脲寡源杆菌	V	—	+	V	—	—	V	+	—	+	V	—	—	—	—
尿道寡源杆菌	+	—	+	—	—	—	—	—	—	—	—	—	—	—	—
缺陷假单胞菌	+	—	+	+	+	—	—	V	—	—	—	—	V	—	—
玫瑰单胞菌属	+	—	+	+	+	—	—	+	—	V	—	—	V	V	V
巴尔通体属	—	—	+	—	—	—	—	—	—	—	—	NT	—	—	—
啮蚀艾肯菌	—	—	—	—	—	—	—	—	—	+	—	—	—	—	—
反硝化金氏菌	—	—	—	—	—	—	—	—	—	+	V	—	+	—	—

续表

微生物	在以下物质上生长		过氧化氢酶	运动性	鞭毛			尿素酶	吲哚	硝酸盐还原酶	硝酸盐产气	TSI[a]培养基产H_2S	酸来自		
	麦康凯琼脂	SS琼脂			1～2根极生鞭毛	＞2根极生鞭毛	周生鞭毛的						葡萄糖	甘露醇	木糖
有毒威克斯菌	—	—	+	—	—	—	—	+	+	—	—	—	—	—	—
动物溃疡威克斯菌	—	—	+	—	—	—	—	—	+	—	—	—	—	—	—

[a]TSI（triple sugar iron）：三糖铁。

V：可变；NT：未测试。

表 4-38 部分弯曲菌、弓形菌和螺杆菌的差异特征

种类	过氧化氢酶	硝酸盐还原酶	尿素酶	碱性磷酸酶	马尿酸盐水解	羟基吲哚乙酸水解	γ-谷氨酰基转移酶	25 ℃下生长	42 ℃下生长	在 1% 甘氨酸中生长
空肠弯曲菌空肠亚种	+	NT	—	NT	+	+	NT	—	+	+
空肠弯曲菌多氏亚种	V	NT	—	NT	V	+	NT	—	+	+
大肠弯曲菌	+	NT	—	NT	—	+	NT	—	+	+
胎儿弯曲菌胎儿亚种	+	NT	—	NT	—	—	NT	+	—	+
海鸥弯曲菌海鸥亚种	+	NT	V	NT	—	—	NT	—	NT	+
乌普萨拉弯曲菌	—	NT	—	NT	—	+	NT	—	+	V
布氏弓形菌	V	NT	—	NT	—	+	NT	+	V	V
嗜低温弓形菌	V	NT	—	NT	—	+	NT	+	—	V

续表

种类	过氧化氢酶	硝酸盐还原酶	尿素酶	碱性磷酸酶	马尿酸盐水解	羟基吲哚乙酸水解	γ-谷氨酰基转移酶	25 ℃下生长	42 ℃下生长	在 1% 甘氨酸中生长
幽门螺杆菌	+	—	+	+	—	—	+	NT	—	—
同性恋螺杆菌	+	+	—	—	—	—	—	NT	—	+
芬纳尔螺杆菌	+	—	—	+	—	+	—	NT	—	+
幼禽螺杆菌	+	+	—	—	—	—	NT	NT	+	—
海尔曼螺杆菌	NT	NT	+	NT	NT	NT	NT	NT	NT	NT

V：可变；NT：未测试。

表 4-39　部分无芽孢革兰氏阳性厌氧杆菌的差异特征

微生物	专性厌氧菌	过氧化氢酶	硝酸盐还原酶	吲哚	代谢产物（葡萄糖）[a]
放线菌属	V	V	V	—	S、L、a
衣氏放线菌	—	—	+	—	S、L、a
纽氏放线菌纽氏亚种	—	+	+	—	S、L、a
龋齿放线菌	—	—	+	—	S、L、a
苏黎士放线菌	—	—	—	—	S、L、a
放线杆状菌属	V	—	—	—	A
双歧杆菌属	+	—	—	—	A、L
真杆菌属	+	—	V	—	（A）、（B）
迟缓埃氏菌	+	+	+	—	（A、L、S）
虫草埃氏菌	+	+	—	—	（A、L、S）
乳杆菌属	V	—	—	—	L、（a）、（s）
动弯杆菌属	+	—	V	—	S、A、（L）
痤疮丙酸杆菌	—	+	+	+	A、P、iv、a、l
贪婪丙酸杆菌	—	+	—	—	A、P、iv、a、l
产酸丙酸杆菌	+	—	—	—	A、P、iv、a、l
丙酸丙酸杆菌	+	—	+	—	A、P、iv、a、l
颗粒丙酸杆菌	—	+	—	—	A、P、iv、a、l

[a]A：乙酸；P：丙酸；IB：异丁酸；B：丁酸；IV：异戊酸；V：戊酸；IC：异己酸；C：己酸；L：乳酸；S：琥珀酸。大写字母表示酸的主峰，小写字母表示酸的小峰，括号中的字母表示酸的不规则分布。

细菌诊断

表 4-40　部分梭菌的差异特征

种类	蛋黄琼脂		白明胶酶	牛奶分解	孢子的位置[b]	吲哚	酸来自				代谢产物（葡萄糖）
	卵磷脂酶	脂肪酶					葡萄糖	麦芽糖	乳糖	蔗糖	
产气荚膜梭菌	+	—	+	—	ST	—	+	+	+	+	A、B、（P）、（L）
巴氏梭菌	+	—	—	—	ST	—	+	+	+	+	A、B、（L）
诺维梭菌 A	+	+	+	—	ST	—	+	+	—	—	A、P、B、（V）
双酶梭菌	+	—	+	+	ST	+	+	+	—	—	A、IC、（P）、（TB）、（IV）、PP
索氏梭菌	+	—	+	+	ST	+	+	+	—	—	A、IC、（P）、（IB）、（IV）
肉毒梭菌 A、B、F	—	+	+	+	ST	—	+	+	—	—	A、IB、B、IV、（P）、（V）、（IC）、PP
肉毒梭菌 B、E、F	—	+	+	—	ST	—	+	+	—	+	A、B
肉毒梭菌 C 和 D	—	+	+	V	T	—	+	V	—	—	A、P、B

生孢梭菌	—	+	+	+	ST	—	+	+	—	—	A、IB、B、IV、(P)、(V)、(IC)、PP
败毒梭菌	—	—	+	—	ST	—	+	+	+	—	A、B
艰难梭菌	—	—	+	—	ST	—	+	—	—	—	A、IB、B、IV、V、IC、(P)、PP
破伤风梭菌	—	—	+	—	T	+	—	—	—	—	A、P、B、(PP)
溶组织梭菌	—	—	+	+	ST	—	—	—	—	—	A、(PP)
楔形梭菌	—	—	—	—	ST	+	+	+	+	—	A、F
第三梭菌	—	—	—	—	ST	—	+	+	+	+	A、B、(L)、(PP)
丁酸梭菌	—	—	—	—	ST	—	+	+	+	+	A、B
多枝梭菌	—	—	—	—	T	—	+	+	+	+	A、L、(PY)
近端梭菌	—	—	+	+	ST	—	—	—	—	—	A、B、IV、ib(p、ic、l、s)

[a]A：乙酸；P：丙酸；IB：异丁酸；B：丁酸；IV：异戊酸；V：戊酸；IC：异己酸；C：己酸；L：乳酸；S：琥珀酸。大写字母表示酸的主峰，小写字母表示酸的小峰，括号中的字母表示酸的不规则分布。

[b]ST：两端；T：末端。

表 4-41　革兰氏阴性厌氧菌的差异特征

种类	对以下药物的敏感性				运动性	硝酸盐还原酶	吲哚	过氧化氢酶	色素	细胞形态
	卡那霉素（1 000 μg）	万古霉素（5 μg）	黏菌素（10 μg）	在 20% 胆汁中生长						
拟杆菌	R	R	R	+	—	—	V	—	—	短
另枝菌	R	R	R	V	—	—	V	V	V	短
卟啉单胞菌[a]	R	S	R	—	—	—	V	V	+	易变
普雷沃菌	R	R	V	—	—	—	V	—	V	球杆菌
副拟杆菌	R	R	R	+	—	—	—	V	—	短
嗜胆菌	S	R	S	+	—	+	—	+	—	直
具核梭形杆菌	S	R	S	—	—	—	+	—	—	长、细、两端尖
坏死梭形杆菌	S	R	S	V	—	—	+	—	—	多形

纤毛菌	S	R	S	—	—	—	—	V	—	长、细、两端尖
戴阿李斯特杆菌	S	R	V	—	—	—	—	—	—	球状
韦荣球菌属	S	R	S	—	—	+	—	V	—	球菌
厌氧螺菌属	S	R	V	V	+	—	—	—	—	长、螺旋状
脱硫弧菌	R	S	R	V	+	V	—	V	+	弯曲

[a] 卟啉单胞菌和普雷沃菌属某些种最初发出红色荧光，然后形成色素菌落。

V：可变。

表 4-42　拟杆菌属的差异特征

种类	吲哚	过氧化氢酶	α-岩藻糖苷酶	酸来自		
				阿拉伯糖	海藻糖	木糖
粪拟杆菌	—	—	+	+	+	+
解纤维素拟杆菌	NT	—	W	W	—	+
克拉克拟杆菌	+	—	—	—	W	+
粪居拟杆菌	—	—	+	—	—	+
嗜粪拟杆菌	—	NT	+	—	NT	—
多雷拟杆菌	—	NT	+	+	—	+
艾格斯拟杆菌	+	—	—	+	—	+
粪拟杆菌	+	—	+	+	—	+
芬戈尔德拟杆菌	—	NT	—	+	—	+
氟拟杆菌	+	—	+	+	+	+
脆弱拟杆菌	—	+	+	—	—	+
肠道拟杆菌	+	NT	+	+	—	+
马赛拟杆菌	—	—	+	—	—	—
诺德拟杆菌	+	—	—	—	—	+
油性拟杆菌	+	+	—	+	+	+
卵形拟杆菌	+	+	+	+	+	+
普通拟杆菌	—	—	+	+	—	+
输卵管拟杆菌	+	—	—	+	—	+
粪便拟杆菌	+	V	V	—	—	+
多形拟杆菌	+	+	+	+	+	+

细菌诊断

续表

种类	吲哚	过氧化氢酶	α-岩藻糖苷酶	酸来自		
				阿拉伯糖	海藻糖	木糖
单形拟杆菌	+	—	+	+	—	+
普通拟杆菌	—	—	+	+	—	+
木糖降解拟杆菌	—	—	+	+	+	+

注：W，弱反应；NT，未测试。

第五部分

病毒诊断

总论

在过去，病毒感染是通过原代或传代细胞系培养及检测抗体对感染的反应来诊断的。然而，这些方法不敏感且速度慢，因此很少能在临床时间内得到结果。分子方法或核酸扩增试验（NAAT）凭借其超强的敏感性和更短的周期，已经取代了细胞系培养。此外，抗原捕获免疫测定法也已被广泛采用，可以直接检测临床样本中的病毒。尽管有了这些技术进步，但血清学方法仍然是许多病毒感染的重要诊断工具。最初，许多血清学试验与复杂的补体结合试验和中和试验一起进行。现在，这些方法在很大程度上已经被商业化的酶免疫分析法所取代。这一技术变化使许多小型实验室可以进行血清学试验。这些试验以前只有参比实验室才能做。本节总结了目前实验室可进行的常见病毒性感染的试验。如需更多信息，请读者参考ASM出版社斯佩克特（Specter）等人编著的ASM出版社的《临床微生物学手册》（*Manual of Clinical Microbiology*）和《临床病毒学手册》（*Clinical Virology Manual*）（见参考书目）。

表 5-1　病毒检测方法[a]

病毒[b]	检测的有用性				
	细胞培养	显微镜	抗原检测方法	抗体检测方法	分子诊断法
RNA 病毒					
甲病毒属	C	D	C	A	B
沙粒病毒	C	C	C	B	C
星状病毒、杯状病毒、轮状病毒	C	C	A	C	A
布尼亚病毒	D	D	D	A	C
冠状病毒	C	D	D	B	A
柯萨奇病毒 A、B 类	B	D	D	A	A
肠道病毒	A	D	D	D	A
丝状病毒	D	D	C	A	A
黄病毒	C	D	C	A	A
汉坦病毒	D	D	D	A	B
甲型肝炎病毒	C	D	D	A	B
丙型肝炎病毒	D	D	D	A	A
戊型肝炎病毒	D	C	D	A	B
HTLV-1、HTLV-2	C	D	D	A	B
HIV-1、HIV-2	C	D	A	A	A
流行性感冒病毒 A ～ C 类	A	D	A	B	A
麻疹病毒	B	B	C	A	B
流行性腮腺炎病毒	A	C	C	A	B
副流感病毒（1 ～ 4 型）	B	C	C	C	A
脊髓灰质炎病毒	A	D	D	D	A
狂犬病毒	C	A	D	B	B

病毒诊断

续表

病毒[b]	检测的有用性				
	细胞培养	显微镜	抗原检测方法	抗体检测方法	分子诊断法
呼吸道合胞病毒	B	C	A	C	A
鼻病毒	B	C	C	C	A
风疹病毒	A	D	D	A	B
DNA 病毒					
腺病毒	A	C	B	C	A
巨细胞病毒	A	B	A	A	B
EB 病毒	C	B	D	A	B
乙型肝炎病毒	D	C	C	A	A
单纯疱疹病毒 1、2 型	A	C	B	B	A
人类疱疹病毒 6 型	B	C	C	B	B
正痘病毒属	B	B	D	A	C
人乳头瘤病毒	D	C	D	B	A
人类细小病毒（B19）	C	D	D	A	A
多瘤病毒属（BK 病毒、JC 病毒）	D	C	D	D	A
水痘 – 带状疱疹病毒	A	A	D	B	A
可传播性海绵状脑病病原体					
牛海绵状脑病病原体	D	C	D	D	D
克 – 雅病病原体	D	C	D	D	D
库鲁病病原体	D	C	D	D	D

[a]A：测试一般有用；B：测试在某些情况下有用；C：测试很少用于一般诊断，但在参比实验室可能有用；D：测试一般不用于实验室淋巴细胞诊断。

[b]HTLV（human T-cell lymphotropic virus）：人类嗜 T（淋巴细胞）病毒；HIV（human immunodeficiency virus）：人类免疫缺陷病毒。

病毒诊断

表 5-2 用于病毒分离的细胞[a]

细胞类型	原生组织	分离出的病毒[b]
原代细胞系		
非洲绿猴	肾脏	HSV、VZV、流行性腮腺炎病毒、风疹病毒
CBMC	人类	HIV-1、HIV-2、HTLV-1
PBMC[c]		HTLV-2、HHV-6
人类新生儿	肾	HSV、VZV、腺病毒、流行性腮腺炎病毒
兔子	肾脏	HSV
恒河猴或食蟹猕猴	肾脏	肠道病毒、流感病毒、副流感病毒、RSV、流行性腮腺炎病毒、麻疹病毒
低通量 / 有限细胞系		
包皮成纤维细胞	人类	HSV、CMV
肺成纤维细胞	人类胚胎	HSV、CMV、VZV、鼻病毒、冠状病毒
肾成纤维细胞	人类胎儿	冠状病毒、HSV、鼻病毒
WI-38，MRC-5	人类胎儿肺部	HSV、VZV、CMV、腺病毒、肠道病毒、RSV、鼻病毒
连续细胞系		
293	人类肾脏	腺病毒（5、40、41 型）

续表

细胞类型	原生组织	分离出的病毒[b]
A549	人类肺	腺病毒（除 40、41 型之外的其他型）、HSV
海拉	人类宫颈	痘病毒、RSV、鼻病毒、肠道病毒
HEp-2	人类喉部	腺病毒、RSV、麻疹病毒
犬肾	犬类肾脏	流行性感冒病毒、副流感病毒
水貂肺	水貂肺	HSV
人恶性胚胎横纹肌瘤细胞（RD）	人类横纹肌肉瘤	肠道病毒（柯萨奇病毒 A 型）、冠状病毒、脊髓灰质炎病毒
RKI_{13}	兔子肾脏	风疹病毒、痘病毒
BGMK、Vero、CV-1	非洲绿猴肾脏	HSV、VZV、肠道病毒、麻疹病毒、痘病毒、风疹病毒、RSV、副流感病毒

[a] 改编自 Jorgensen JH，Pfaller MA，Carroll KC，Funke G，Landry ML，Richter SS，Warnock DW（编者），《临床微生物学手册》，第 11 版，ASM 出版社，华盛顿哥伦比亚特区，2015 年。

[b] CMV：巨细胞病毒；HHV：人类疱疹病毒；HIV：人类免疫缺陷病毒；HSV：单纯疱疹病毒；HTLV：人类嗜 T 淋巴细胞病毒；RSV：呼吸道合胞病毒；VZV：水痘－带状疱疹病毒。

[c] CBMC（cord blood mononuclear cells）：脐带血单核细胞；PBMC（peripheral blood mononuclear cells）：外周血单核细胞。

RNA 病毒

甲病毒（东方马脑炎病毒、西方马脑炎病毒、委内瑞拉马脑炎病毒、基孔肯亚病毒）

病毒可在多种细胞系中生长，包括绿猴肾、A549 和 MRC-5 细胞。在临床发病时可在血液中发现病毒，但在出现神经系统症状时病毒通常会被清除。此外，抗原检测试验和 RT-PCR 检测已经用于一些病毒（如委内瑞拉马脑炎病毒和基孔肯亚病毒）的检测。值得注意的是，PCR 检测在出现症状后不久就会呈现阴性结果；因此，对症状超过 7 天的患者来说，阴性结果并不能排除疾病。最敏感的血清学检测方法是通过酶联免疫吸附试验（ELISA）检测病毒特异性免疫球蛋白 M（IgM）抗体。在基孔肯亚病毒和与其密切相关的登革病毒之间已经观察到一些血清学的交叉反应。在临床发病的最初 7 ～ 10 天，可在血清和脑脊液（CSF）中检测到 IgM 抗体。由于 IgM 抗体可能持续数月，因此应注意血清转换。病毒特异性检测方法对基孔肯亚病毒、西伯利亚病毒和委内瑞拉马脑炎病毒都有效。然而，由于高度的交叉反应，应通过中和试验来确认阳性结果。

沙粒病毒（淋巴细胞性脉络丛脑膜炎病毒、拉沙病毒、胡宁病毒、马丘波病毒）

沙粒病毒是一个由 43 种病毒组成的家族，分为两组。旧世界复合群［如淋巴细胞脉络丛脑膜炎（LCM）病毒、拉沙病毒］和新世界或塔卡里伯复合群（如胡宁病毒、马丘波病毒）。胡宁病毒的检测可采用间接免疫荧光法（IFA）

检测外周血和尿液沉积物。对于拉沙病毒，目前已经开发出抗原捕获酶联免疫吸附试验检测血液中的拉沙病毒抗原和细胞培养物中生长的病毒。RT-PCR 检测是一种能快速明确诊断 LCM 和拉沙病毒感染的检测方法。拉沙病毒的检测灵敏度约为 80%，反映了拉沙病毒毒株之间的遗传差异。细胞培养是对拉沙病毒和相关病毒相对敏感的诊断方法；然而，PCR 现在已经取代它成为最敏感的方法。病毒在绿猴肾细胞（和其他细胞系）中生长，通过对接种的细胞培养物进行 IFA 染色或 ELISA 试验，检测到病毒抗原。LCM 病毒也能在细胞培养中生长，但对断奶小鼠进行颅内接种是一种更敏感的诊断程序。ELISA 可与 IgM 和 IgG 的血清学检测相结合，以敏感和快速检测拉沙病毒感染。大多数患者在临床发病时就可以确认感染。ELISA 也已发展起来，用于检测对其他沙粒病毒的抗体反应，并取代了中和试验与 IFA 血清学试验。RT-PCR 检测和基因组分析正在取代上述诊断方法，其优势在于它们用灭活病毒，否则就需要使用生物安全（biosafety level，BSL）4 级的实验室设备。

星状病毒、杯状病毒和轮状病毒

已发现 8 种血清型星状病毒，其中血清型 1 是最常见的人类病原体。这 8 种病毒都会感染人类。杯状病毒又分为 5 个属，其中诺如病毒属和札幌病毒属是造成人类感染的主要病毒。轮状病毒细分为 A ～ G 7 个抗原组，大多数人类感染由 A 组导致。这些病毒都可以通过电子显微镜在粪便样本中检测到。只有轮状病毒可以通过细胞培养分离出来；然而，轮状病毒生长缓慢，一般不进行培养。RT-PCR 是检测这些病毒的敏感方法，尽管粪便样本中的抑制成分可能导致假阴性反应。目前已经研发了多种 ELISA 和乳胶凝集试验，用于检测粪便样本中的轮状病毒，还有一种 ELISA 可用于商品化检测星状病毒。一些用于检测诺如病毒的独立 PCR 检测方法目前已在市场上销售。此外，一些多重 PCR 检测方法还能检测诺如病毒属、札幌病毒属和轮状病毒属。

布尼亚病毒（布尼亚维拉病毒、加利福尼亚脑炎病毒、拉克罗斯病毒、哈特兰病毒、裂谷热病毒、克里米亚-刚果出血热病毒）

这些病毒可以在绿猴肾和仓鼠幼鼠肾（BHK-21）细胞系中生长；但是，从临床样本中分离病毒的试验大都没有成功。血清学检测［如中和试验、血凝抑制（hemagglutination inhibition，HI）试验、补体结合（CF）试验和 ELISA 试验］主要用于确定感染。大多数患者在发病时通过 IgM ELISA 检测为血清阳性。中和抗体在疾病的第一周结束时被检测出来，并持续终生。相比之下，HI 抗体在第一周末被检测到，CF 抗体在几周后出现；两种抗体在 1 年内消失。

冠状病毒

冠状病毒被认为是上呼吸道疾病的常见病因，严重急性呼吸综合征（severe acute respiratory syndrome，SARS）和最近的中东呼吸综合征（Middle East respiratory syndrome，MERS）引起了人们对冠状病毒的关注。这些病毒很难进行培养，所以诊断主要依靠 RT-PCR 和血清学测试。长期以来，RT-PCR 只能在公共卫生实验室、三级护理中心和商业实验室中进行，但冠状病毒现在已被纳入大多数多重呼吸道病原体 RT-PCR 小组。值得注意的是，这些检测方法不能检测 SARS 或 MERS；因此，RT-PCR 的阳性结果并不意味着存在 SARS 或 MERS 感染，同样，阴性结果也不能排除 SARS 或 MERS 的感染。如果怀疑是 SARS 或 MERS 感染，应与公共卫生实验室讨论检测方式。

肠道病毒（柯萨奇 A 病毒、柯萨奇 B 病毒、埃可病毒、副肠孤病毒、肠道病毒、脊髓灰质炎病毒）

培养分离是检测某些肠道病毒和不能进行 RT-PCR 的样本的首选方法。柯萨奇 A 病毒的一些血清型不能在培养基中生长。这些血清型可以通过给哺乳期小鼠接种来增殖，但临床实验室通常不进行这种操作。此外，副肠孤病毒需要人类和灵长类细胞系的结合。人类横纹肌肉瘤细胞、威斯特研究所第 38 代人体细胞株（Wistar Institute 38，WI-38）和人类胚胎肺细胞是最适合柯萨奇 A 病毒生长的细胞等，猴子（如布法罗绿猴、恒河猴和食蟹弥猴）的肾脏细胞或海拉细胞是最适合柯萨奇 B 病毒。培养分离是肠道病毒和脊髓灰质炎病毒的首选方法，在广泛的细胞系中都能生长。RT-PCR 也是一种有效的检测方法，特别是对脑脊液（CSF）样本，这种检测方法与培养法具有相同的敏感性。血清学检测主要限于研究实验室。

丝状病毒（埃博拉病毒、马尔堡病毒）

丝状病毒是生物安全 4 级（BSL-4）病原体，因此所有与病毒有关的工作都要在 BSL-4 设备中进行。病毒可以在临床发病时从血清中培养出来，如绿猴肾细胞。抗原捕获 ELISA 已用于检测血清中的病毒抗原。丝状病毒特异性 IgM 捕获和 IgG ELISA 可用于评估感染的血清学反应。IgM 和 IgG 在发病后 8 ～ 10 天出现。IgM 抗体水平在感染的前几个月会下降，但 IgG 抗体会持续 2 年或更长时间。对于出现症状时间不长（＜ 3 天）的患者，血清中可能检测不到埃博拉病毒核酸。没有替代诊断的患者应在稍后时间重新检测，以排除埃博拉感染。埃博拉病毒核酸可能在非血液样本中检测到，应咨询公共卫生实验室以确定是否适合检测。

黄病毒属（黄热病毒、登革病毒、圣路易斯脑炎病毒、西尼罗病毒）

黄热病毒抗原可以通过抗原捕获检测或 RT-PCR 检测到；但是，这些检测方法尚未商品化。大多数感染是通过 IgM 捕获 ELISA 法诊断的，诊断是在 IgM 抗体存在的前提下，最终通过抗体水平的明显上升来确认。登革病毒感染是根据临床表现和 RT-PCR 检测病毒 RNA 来诊断的。血清学检测法对症状超过 5 天的患者最有效。因此，IgM 检测的阴性结果应通过检测康复期的样本来确认。尽管已经开发了针对圣路易斯脑炎病毒的抗原捕获检测和 RT-PCR 检测，但血清学检测仍是最敏感的诊断方法。圣路易斯脑炎病毒与西尼罗病毒和日本脑炎病毒易发生交叉反应，因此必须进行中和试验以证明是哪种病毒引起的感染。同样，西尼罗病毒感染主要通过血清学试验来诊断。但是对于免疫功能低下的患者来说，RT-PCR 可能仍然是阳性。血清学试验的阳性必须由中和试验证实，而且必须证明抗体水平有 4 倍的变化，因为 IgM 和 IgG 抗体可以持续几个月甚至几年。

黄病毒属（丙型肝炎病毒）

丙型肝炎病毒（HCV）引起的感染是通过血清学测试或核酸扩增试验（NAAT）来诊断的。目前用于筛选献血者和患者的血清学检测是针对各种抗原的，包括核心抗原、NS3、NS4 和 NS5 抗原。血清转换在接触病毒后 10 周内检测出来。假阳性反应的发生率很低。为了提高检测的特异性，开发了一种条状免疫测定法［重组免疫印迹法（recombinant immunoblot assay，RIBA）］。然而，RIBA 的性能与最初的筛查方法相似，不再提供以代替更明确的 NAAT。在急性肝炎的情况下，已经开发了定性和定量的 NAAT 来检测血清或血浆中的病毒核酸。然而，患者在急性感染时是没有症状的，因此大多数患者在慢性感染建立后才被诊断出来。在确定慢性肝炎时，酶免疫分析（EIA）具有高度的敏感性和特异性，而且不需要通过中子活化分析（neutron activation analysis，NAA）测试来确认。对于急性肝炎的患者，NAA 测试用于确认活动性感染。定量 NAA 检测可用于监测对治疗的反应或疾病的进展。

汉坦病毒属（汉坦病毒）

汉坦病毒很难在培养基中生长。最常见的诊断方法是血清学检测，几乎所有因汉坦病毒感染出现严重症状的患者在症状出现时或症状快出现时都有高 IgM 滴度。在疾病急性期通常也可以检测到 IgG 抗体。RT-PCR 检测法也已开发出来，越来越多地用于汉坦病毒感染的诊断。可以从血液和血浆及肺和肾组织中检测到病毒的 RNA。

甲型肝炎病毒

甲型肝炎病毒（HAV）很难培养，因此只在研究实验室进行培养。市售的抗 HAV IgM 检测方法是诊断急性型肝炎的首选方法，其中固相抗体捕获免疫测定法是最常用的方法。抗体在症状出现时被检测出来，并在感染后 6 个月前消失。EIA 用于测量总抗 HAV 抗体水平（IgM、IgG 和 IgA），这些抗体在急性感染期间增加，然后无限期地持续下去。在没有 IgM 抗体的情况下，如果检测到抗 HAV 抗体表明了既往感染和抗体已有的免疫力。RT-PCR 可用于检测疾病早期阶段的病毒感染者。但这些检测方法并未广泛使用，也不常用。

戊型肝炎病毒

尽管戊型肝炎病毒（HEV）可在培养中生长，但效能不高，只能在研究实验室中进行。诊断急性 HEV 感染的首选方法是检测 IgM 抗体，这种抗体在症状出现时就能检测出来，并在症状消失后的几周内消失。IgG 抗体也是短暂的，通常在症状消失后几个月内就检测不到了。急性 HEV 感染也可以通过检测血清或血浆中的 HEV RNA 来诊断。这种 NAA 检测在发病后的 2 ～ 7 周保持阳性，在一些人中可能在更长时间内才能检测到病毒 RNA。

人类免疫缺陷病毒 1 型和 2 型

人类免疫缺陷病毒（HIV）感染可以通过培养、抗原或抗体检测和NAA方法进行诊断。大多数感染最初是通过综合方法进行筛查，检测HIV特异性抗体和p24抗原，后者在感染后几周内产生。目前建议用HIV-1和HIV-2的分化试验来确认筛查的阳性结果。也有快速免疫测定法和为家庭诊断设计的测试。定量的NAA方法可用于监测病毒载量，这对预后有一定的影响。由于现有诊断试验的复杂性，在此不做详细讨论；读者请参考ASM出版社的《临床微生物学手册》。

人类嗜T淋巴细胞病毒（HTLV）1型和2型

病毒DNA扩增检测是诊断HTLV感染的首选方法。NAAT也可用于区分四个HTVL组别。检测人类嗜T淋巴细胞病毒1型（HTLV-1）和2型（HTLV-2）感染的血清学反应的EIA是主要的诊断试验，而蛋白质印迹法（Western blot，WB）试验则用于确诊。建议对最初给出阳性EIA结果的检测进行重复试验。如果两次检测都是阳性，则用WB检测中观察到的带状图来区分HTLV-1和HTLV-2。

流行性感冒病毒（A～C型）

流行性感冒病毒感染通常以两种方式进行诊断。快速抗原检测是一种常用的方法，但该检测方法性能较差，大多数微生物学家都不愿意采用。随着快速PCR检测的发展，快速抗原检测已不常用。快速PCR检测可以在最短的时间内完成，具有高灵敏度和特异性。对流感病毒的RT-PCR检测可以用几种形式进行。独立的检测方法通常可以检测和区分甲型和乙型流感，而不进行亚型分析。多重 PCR 可检测甲型和乙型流感，也可检测甲型流感亚型。犬肾（MDCK）细胞系最常用于分离流感病毒，但在其他细胞系（如绿猴肾细胞、MRC-5 和小仓鼠肾细胞）中也可观察到生长。致细胞病变效应（cytopathogenic effect，CPE）通常在 2 ～ 3 天观察到，但阴性培养物应通过血细胞吸附反应检测。感染细胞在 1 天和 2 天内的免疫学染色（小瓶试验）比传统的试管培养更常见。DFA 可以用鼻咽部洗液进行检测，尽管与培养相比，这种检测的敏感性只有 80% ～ 90%。有针对 A 型流感病毒或 A 型流感病毒加 B 型流感病毒的特异性 EIA，但在诊断活动性感染方面的作用有限。血清学检测主要用于流行病学调查。

麻疹病毒

在前驱期后期和皮疹发展的早期阶段，可以从结膜、鼻咽和血液中分离出麻疹病毒。病毒血症在出疹后 2 ～ 3 天清除，但在尿液中可检测到病毒达 7 天之久。B 淋巴母细胞株（B-958）细胞可用于分离病毒。然而，很少有临床实验室尝试培养病毒。被麻疹病毒感染的细胞可以通过细胞学检查（检测细胞质内和核内包涵体和巨大细胞）来检测。参比实验室和公共卫生实验室可提供 RT-PCR 检测。确认感染的实验室方法推荐采用血清学 IgM EIA 检测。有商业化的检测方法可供选择。血清可以在皮疹发生时或 4 周后采集。IgG 检测法也可与 IgM 检测法结合使用，可用于评估免疫力和原发疾病。

流行性腮腺炎病毒

流行性腮腺炎的诊断是通过病毒分离、NAA 或血清学检测。流行性腮腺炎病毒最常在恒河猴肾细胞和人类新生儿肾细胞中培养。细胞在 14 天内进行致细胞病变效应（cytopathic effect，CPE）检查，阴性的细胞培养物用豚鼠红细胞进行血液吸附试验。快速抗原试验不常使用，因为腮腺炎感染在接种疫苗的人群中不常见。流行性腮腺炎病毒可以通过 RT-PCR 检测，但由于没有商业化的检测方法，这种技术没有得到广泛使用。血清学检测可用于判断急性感染或免疫力。单次 IgG 检测阳性就足以确定免疫患者；血清转换是确定原发感染的必要条件。EIA 可用于测量 IgM 和 IgG 抗体，检测中使用的是全病毒、经过超声波处理的病毒或纯化的病毒抗原[如 HN 或核壳（NP）]。血清学检测对诊断疫苗接种者可能感染的作用有限，因为 IgM 在继发性免疫反应中产生的作用很弱。

副流感病毒

RT-PCR 是诊断副流感病毒感染的首选方法。大多数多重呼吸道病原体 PCR 检测板包括副流感 1 ～ 4，并具有高灵敏度和特异性。初级胚胎肾细胞和初级猴肾细胞是培养副流感病毒（parainfluenza virus，PIV）的最敏感细胞系。其他细胞系可以支持PIV 的生长，但不建议用于初步分离。培养物在 10 ～ 14 天进行 CPE 检查，50% 的阳性培养物可在 5 天内被检测出来。如果用病毒特异性荧光抗体对培养物进行染色，也可以在接种后 48 小时内检测到阳性培养物。在大多数临床实验室中，培养法已被小瓶试验所取代，小瓶试验更具敏感性，而且更加快速。直接和间接免疫荧光抗体试验通常用于检查呼吸道样本中的病毒感染细胞。通常用混合试剂对样本进行检查 [针对甲型和乙型流感病毒、PIV-1 至 PIV-3、呼吸道合胞病毒（RSV）和腺病毒]，而那些呈阳性反应的样本则用病毒特异性试剂进行检测。已经开发了多种血清学检测方法（CF、HI、IFA、中和和 EIA）。副流感病毒与腮腺炎病毒的交叉反应使这些测试的准确率降低。

狂犬病毒

诊断动物狂犬病的首选方法是脑组织中狂犬病毒抗原的 DFA 试验。预先制备好抗全狂犬病毒或纯化的 RNA-核蛋白复合物或核蛋白（N 蛋白）的荧光素异硫氰酸酯标记的抗狂犬病抗体。对于人类狂犬病的诊断，需要采集以下样本：唾液（用滴眼管采集，放置在不含防腐剂的无菌容器中）、颈部活检样本（从发际线采集，深度足以包括皮肤神经，放置在不含防腐剂的无菌容器中）、0.5 mL 血清（非全血）或 CSF，以及脑活检样本（只有在采集样本被用于其他诊断的时候）。建议进行以下检测：唾液，RT–PCR 和病毒培养；颈部活检样本，RT-PCR 和 IFA；血清和 CSF，血清学检测；脑活检样本，RT-PCR 和 IFA。血清学检测可用于评估对疫苗接种的反应。尽管欧洲有一种狂犬病毒表面糖蛋白（G）特异性 ELISA，但是中和试验是最常用的。

呼吸道合胞病毒

NAAT 是目前诊断 RSV 感染的首选方法。这些检测方法可以作为独立的检测方法，也可以作为多重检测的一部分。两种形式的 NAAT 都有很高的敏感性和特异性。也可采用快速抗原试验，通常在较小的实验室环境里使用。与流行性感冒快速抗原检测一样，RSV 快速抗原检测的性能也很差。病毒在室温下会迅速丧失感染性，因此应及时处理用于培养的样本。用于培养的最敏感的细胞系是 HEp-2 和 HeLa；敏感性较低的细胞包括初级猴肾细胞和人纤维细胞系。平均 4 ～ 5 天可观察到 CPE。小瓶试验的敏感性稍高，阳性培养物可在 1 ～ 2 天检测到。直接抗原检测试验（IFA 和 EIA）的灵敏度与培养相当，更快速，并且不受样本转运问题的影响。血清学检测常用于流行病学调查，但不如培养或抗原检测敏感。

鼻病毒

多重呼吸道病原体 PCR 检测板通常包括鼻病毒检测。这些检测方法灵敏度高，但一般不能区分鼻病毒和肠道病毒。最常用于鼻病毒生长的细胞系是 WI-38 和 MRC-5。培养物应在 33 ℃下培养，CPE 最早在培养后 1 ～ 2 天出现。阴性的培养物应保存 7 天或更长时间。EIA 对鼻病毒不敏感，因为鼻病毒血清型众多，并且没有共同的抗原存在。多种血清型也使血清学检测不实用。

风疹病毒

咽喉拭子和鼻咽部样本是风疹病毒的可靠来源，在皮疹发生前几天至发病后 4 天可检测到阳性培养物。该病毒可在多种细胞系（如绿猴肾、BHK21、AGMK 和 RK13）中生长。培养物维持 1 周，然后进行传代。通过 IFA 或 RT-PCR 检测病毒的生长。RT-PCR 检测也被用于病毒的初级检测，但主要限于研究实验室，并不用于常规临床诊断。检测风疹病毒特异性 IgM 是诊断近期产后感染的最快和最有效的方法。然而，只有 50% 的受感染新生儿在症状出现的当天是 IgM 阳性。在出疹后 8 天，婴儿的 IgM 和 IgG 都应该是阳性的，IgM 可通过 IgM 捕获 ELISA 检测，IgG 可通过间接 ELISA 检测获得。可能会出现假阳性，在解释测试结果时必须注意。

DNA 病毒

腺病毒

多种综合征 NAAT 检测是目前检测腺病毒引起的上呼吸道感染和胃肠炎的首选方法。此外，定量和定性的腺病毒 PCR 检测通常用于诊断和监测免疫功能不全患者的播散性感染。除 40 型和 41 型外，所有腺病毒都可在细胞培养（如 HeLa、KB、A549、HEp-2 和 HEK 细胞）中复制并产生 CPE。CPE 通常在 2 ～ 7 天出现，但建议将阴性培养物进行长达 1 个月的传代培养。小瓶检测法与传统培养法一样敏感，而且更迅速（需要 2 ～ 5 天）。临床样本也可以用 IFA 检测，但其灵敏度明显低于病毒培养。商品化的 EIA 也可以使用，对于检测胃肠炎患者的 40 型和 41 型非常有效。血清学检测主要用于流行病学调查。必须证明血清转换以确认目前的感染，因为腺病毒的血清反应性很常见。

巨细胞病毒

NAAT 是诊断和检测免疫功能低下患者巨细胞病毒播散性感染的首选方法。在怀疑有先天性感染的情况下，也可以采集尿液或唾液做 NAAT。此外，病毒培养是检测呼吸道样本、尿液和抗凝血全血（白细胞）中巨细胞病毒（CMV）的一种敏感性较高的方法。尿液可能会间歇性排毒，因此应采集多个样本进行检测。从白细胞中培养出 CMV 是有症状感染的一个较好的指标。人类成纤维细胞系（如 WI-38、MRC-5 和 IMR90）最适合巨细胞病毒生长，但生长通常很慢，可能需要连续传代细胞并延长培养时间（长达 6 周）。该试验的结果与 NAA 法（PCR）定量检测白细胞或血浆中 CMV DNA 相比更有优势。有多种血清学检测方法（如 EIA、IFA 和被动乳胶凝集法），包括 IgM 和 IgG 特异性检测。对 IgM 结果的解释必须谨慎，因为 IgM 抗体在原发感染和反应性感染中都能发现，并可以持续数月。IgG 血清转换可证明原发感染。血清学检测对评估器官捐献者和接受者很重要，但无法用于免疫功能低下患者感染的诊断。

EB 病毒

EB 病毒（EBV）可以在人类脐带血淋巴细胞中培养，但很少用于诊断。间接、直接和抗补体免疫荧光是用于检测组织和细胞培养物中 EBV 抗原的主要方法。定量 PCR 检测通常从全血和血浆中进行，但这些方法并非用于诊断 EBV 感染，更多用于监测移植患者的移植后淋巴增生性疾病的发展。EBV 阳性的 CSF 与 HIV 阳性者的原发性淋巴瘤和无免疫力者的脑炎明显相关。急性 EBV 感染（传染性单核细胞增多症）的诊断通过检测嗜异性抗体（非特异性抗体）或检测 EBV 特异性血清学标志物（首选方法）来确定。关于血清学检测结果的解释，请参考表 5-3。

表 5-3 不同条件下的 EBV 血清学特征[a, b]

情况	存在抗原和 Ig 同位素的抗体[c]						
	VCA，IgG	VCA，IgM	VCA，IgA	EA/D，IgG	EA/R，IgG	EBNA，Ig	EBNAI，IgG
血清阴性	—	—	—	—	—	—	—
持续性原发感染	+++	++++	++	++		—	—
近期原发感染	+++	++	++	++	++	—	—
既往原发感染	++	—	—	—	—	++	++
慢性 EBV 感染	++++	++	+++	+++	++		

[a] 改编自 Jorgensen JH，Pfaller M，Carroll KC，Funke G，Landry ML，Richter SS，Warnock DW（编者），《临床微生物学手册》，第 11 版，ASM 出版社，华盛顿哥伦比亚特区，2015 年。

[b] 包括最常使用的抗原和 Ig 同种型。已经给出了特征反应性。对于除血清阴性以外的所有情况，都有例外情况。临床数据，包括支持诊断可能性的其他实验室参数必须牢记。

[c] —，完全无抗体；±，无抗体或抗体滴度低；+，抗体滴度低；++，抗体滴度中等；+++，抗体滴度高；++++，抗体滴度非常高；VCA（viral capsid antigen）：病毒衣壳抗原；EA/D（early antigen-diffuse component）：分散型早期抗原；EA/R（3 early antigen-restricted component）：固缩型早期抗原；EBNA（Epstein-Barr nuclear antigen）：EB 病毒核抗原；EBNA1（Epstein-Barr nuclear antigen 1）：EB 病毒核抗原 1。

红病毒（人类细小病毒 B19）

人类细小病毒 B19 是细小病毒科的一个成员，很难在体外生长。感染后约 6 天可在血液中检测到病毒颗粒或 DNA，2 ～ 3 天后出现病毒血症高峰。即使病毒滴度下降，但 B19 的 DNA 仍可以通过 PCR 检测到，时间长达 2 个月。检测抗体的血清学试验可市售，是诊断急性感染和免疫状态的最常用方法。在免疫功能正常的个体中，IgM 抗体在感染后 2 周出现，并持续 30 周之久。在再生障碍危象患者中，抗体在临床症状出现后数天出现。在胎儿水肿的患者中，在临床发病时检测到 IgM 抗体的情况比较多。在有免疫活性患者中，IgG 抗体出现在 IgM 抗体的几天后，并持续数年。IgG 抗体的存在与免疫力是一致的。在免疫力低下患者中，IgG 和 IgM 抗体的反应是不可预测的，所以血清学检测不用于此类患者。NAA 和 PCR 是用于检测 B19 DNA 的最常用方法。近期感染的血清学诊断一般通过 IgM 捕获 EIA 进行。如果 IgM 检测对免疫功能低下患者是阴性的，则应使用 DNA 检测方法。在没有血清转换的情况下，通过 EIA 检测到的 B19 IgG 抗体表明既往感染。表 5-4 是对不同表现的人类细小病毒 B19 感染的诊断方法。

乙型肝炎病毒

乙型肝炎病毒（HBV）感染的诊断主要是基于病毒特异性抗原和抗体的检测。现已开发出多种检测方法，以检测早期和晚期抗原以及对每种抗原的抗体反应。关于这些检测方法在具体的临床试验中的解释，请参考表 5-5。

表 5-4 人类细小病毒 B19 感染的诊断方法[a]

宿主	疾病表现	IgM	IgG	PCR
健康儿童	第五病	阳性	阳性	阳性
健康成年人	多发性关节病变综合征	发病后 3 个月内呈阳性	阳性	阳性
健康儿童	瘀斑或紫癜性皮疹	阴性 / 阳性	阴性 / 阳性	阳性
红细胞增多的患者	TAC	阴性 / 阳性	阴性 / 阳性	阳性
免疫缺陷或免疫功能不全的患者	持续性贫血或纯红细胞再生障碍	阴性 / 弱阳性	阴性 / 弱阳性	阳性
胎儿（＜20 周）	胎儿水肿 / 先天性贫血	阴性 / 阳性	阳性	羊膜液或组织阳性

[a] 改编自 Jorgensen JH，Pfaller MA，Carroll KC，Funke G，Landry ML，Richter SS，Warnock DW（编者），《临床微生物学手册》，第 11 版，ASM 出版社，华盛顿哥伦比亚特区，2015 年。

表 5-5 不同阶段乙肝病毒感染和康复的检测标志[a, b, c]

感染阶段	HBV DNA	HBsAg	HBeAg	抗 HBc 总体	抗 HBc IgM	抗 HBe	抗 HBs
潜伏早期	+	—	—	—	—	—	—
潜伏晚期	+	+	+或—	—	—	—	—
急性感染	+	+	+	+	+	—	—
乙型肝炎表面抗原（HBsAg）阴性急性感染+或—	—	—	—	+	+	—	—
慢性感染	+	+	+	+++	+或—	—	—
健康乙型肝炎表面抗原携带者	—	+	—	+++	+或—	+	—
近期感染	+或—	—	—	++	+	+	+或++
既往感染	—	—	—	+	—	—	+或—
疫苗接种反应	—	—	—	—	—	—	—

[a] 改编自 Jorgensen JH，Pfaller M，Carroll KC，Funke G，Landry ML，Richter SS，Warnock DW（编者），《临床微生物学手册》，第 11 版，ASM 出版社，华盛顿哥伦比亚特区，2015 年。

[b] HBV：乙型肝炎病毒；HBsAg（hepatitis B surface antigen）：乙型肝炎表面抗原；HBeAg（hepatitis B e antigen）：乙型肝炎 e 抗原；HBcAa（hepatitis B core antigen）：乙型肝炎核心抗原。

[c] —：没有抗体；+：有抗体；++：有中高滴度的抗体；+++：有非常高滴度的抗体。

NAAT 用于 HBV DNA 的定量，可用于感染的初步评估，以及在治疗期间监测慢性感染的进展。

单纯疱疹病毒 1 型和 2 型

培养是检测黏膜皮肤、生殖器和眼部病变中病毒的一种敏感度较高的方法。CPE 表明病毒在大多数细胞系中生长迅速（95% 的样本在 5 天内呈阳性）。其中，某些细胞系（如水貂肺部细胞）比其他细胞系（如 MRC-5 和绿猴肾细胞）更适合其生长。培养对 CSF 感染不敏感，推荐采用 PCR 作为检测方法。DFA 和 IFA 检测有效，如果是阳性，可以快速提供结果。但与培养和 PCR 相比，DFA 和 IFA 检测相对不敏感。当这些病毒在培养细胞等中被分离出来时，DFA 和 IFA 可区分单纯疱疹病毒 1 型（HSV-1）和 2 型（HSV-2）。EIA 也已经开发出来，但其敏感性不如培养，特别是对来自非临床患者的样本。PCR 检测可以检测所有的 HSV 毒株，并且可以区分 HSV-1 和 HSV-2。目前已有商品化快速 PCR 检测试剂盒，用于检测皮肤和黏膜样本的病变。特异性 IgG 检测也可在市场上买到。

人类疱疹病毒 6 型

人类疱疹病毒 6 型（HHV-6）可引起婴儿玫瑰疹（幼儿急疹）和免疫力低下患者的机会性感染。HHV-6 可以通过与人类脐带血淋巴细胞共培养而从外周血单核细胞中分离出来，但这种测试并不常见。定量 PCR 检测可有效检测肾脏血单核细胞中的病毒浓度。多种血清学检测方法（如中和试验、免疫印迹法、IFA 和 ELISA）可用于检测

HHV-6 的 IgG 抗体。HHV-6 与 HHV-7 和 CMV 有一些交叉反应。血清转换可用于确定原发感染。

正痘病毒属（牛痘病毒、天花病毒、猴痘病毒）

正痘病毒可以在各种已建立的细胞系中生长（BSC1、CV1、LLCMK2、猴肾细胞、人胚胎肺成纤维细胞、HeLa 细胞、鸡胚胎成纤维细胞和 MRC-5 细胞）。正痘病毒生长迅速，大多数培养 48 小时内呈阳性。基于 PCR 的 NAA 测试也可用于检测血清和泡状病变中的病毒。NAA 测试由 CDC 和 WHOCC 提供。已经开发了病毒和家族特异性检测方法。中和抗体最早可在感染或接种疫苗后 6 天检测出来。没有抗体并不能确定对感染的易感性，因为保护性免疫所需的抗体水平尚不清楚。

人乳头瘤病毒

人乳头瘤病毒（HPV）不能在培养中生长。通过使用病毒特异性的多克隆抗体，在组织活检样本中检测到了晚期结构抗原。这种检测方法具有特异性但不敏感，很少用于诊断。HPV 的 DNA 可以通过在各种杂交技术中使用特定类型的 DNA 或 RNA 探针来检测。使用目标扩增来增加这种方法的敏感性，使其成为诊断性试验的首选。此外，分子检测现在提供了将 HPV 细分为高风险和低风险基因类型的能力。血清学检测可用于流行病学研究，因为特定类型的抗体可以在接触病毒后的许多年内被检测出来。

多瘤病毒属（JC 病毒、BK 病毒）

由于 JC 病毒和 BK 病毒的生长周期长，可用于培养的宿主细胞范围有限，所以病毒培养通常不作为临床诊断的手段。血清学检测主要用于流行病学研究。大多数人是在年轻时被感染的。通过 EIA 测定，IgM 抗体初步形成。这种抗体反应在复发性感染中的作用尚不清楚。NAA 试验是用于检测 JC 病毒和 BK 病毒感染的主要试验。在进行性多灶性白质脑病患者中可检测到 JC 病毒 DNA，在肾移植受者的血液和尿液中可检测到 BK 病毒 DNA。

水痘 – 带状疱疹病毒

人二倍体细胞系［如人类胎儿二倍体肾（HFDK）和人类胎儿二倍体肺（HFDL）细胞］是分离水痘 - 带状疱疹病毒（VZV）敏感性最高的细胞。其他细胞系可以支持 VZV 的生长，但敏感性要低得多。一般在培养的第一周就能观察到 CPE，但可能需要延长培养时间。DFA 检测的敏感性比培养高得多（分别为 98% 和 50%），因为病毒是高度不稳定的。必须采集疱状病变底部的细胞内物质，仅采集水疱液是不理想的。PCR 也比培养更敏感。血清学检测的作用（许多检测方法在市场上可以买到）是有限的，因为如果 HSV 感染者以前有过 VZV 感染，可能会出现 VZV 异型抗体滴度增加。血清学检测主要用于评估未接种疫苗的医护人员接触有记录的 VZV 感染患者的情况。

可传播性海绵状脑病

牛海绵状脑病

该病诊断的依据是临床病史和脑组织的组织病理学检查。也可根据扁桃体和阑尾活检样本的检查做出早期诊断。

克 – 雅病

该病诊断是基于临床病史和脑组织的组织病理学检查。

库鲁病

根据临床病史和脑组织的组织病理学检查进行诊断。

第六部分

真菌诊断

真菌学：样本采集和运输指南

一般准则

（1）尽管从临床样本中分离一些真菌是有意义的（如皮肤癣菌、双态真菌、新型隐球菌），但大多数真菌只是患者正常菌群中的一部分（如念珠菌属）或在周围环境中存在（如大多数暗色科和丛梗孢科真菌）。必须仔细采集样本，避免被内源性或外源性真菌污染。

（2）细菌的过度生长会掩盖真菌的生长，因此必须将采集样本的部位（如皮肤表面、甲床）小心清洁。选择的运输方式也应尽量减少细菌过度生长。

（3）样本的显微镜检查对于快速检测真菌感染和评估分离物有非常重要的意义。

暗色真菌

用于显微镜检查和培养的样本包括抽吸物、刮片和组织。棉质拭子会因回收材料量不足而出现干燥现象，因此通常不使用棉签拭子。植绒拭子虽然没有正式批准用于真菌培养样本的采集，但因其可以充分捕获真菌，可用于样本采集。未发表的数据支持上述选择，但需要更多证据证实植绒拭子可以推广使用。

若立即处理样本，则不需要运输培养基。

对于一些热双态真菌，可进行血清学检测，但芽生菌和组织胞浆菌之间可能存在交叉反应。此外可以直接检测真菌抗原，通常用于几种特定的真菌。尿液抗原检测通常用于诊断芽生菌和组织胞浆菌感染，但与血清学检测一样，这两种病原体之间存在高度交叉反应性。隐球菌抗原检测通常用于诊断播散性感染，可以用血清和脑脊髓液进行检测。

皮肤癣菌（表皮癣菌属、小孢子菌和毛癣菌属）

用无菌镊子采集受感染的毛发（用伍德灯指示采集部位，灯下发出荧光者怀疑为皮肤癣菌）。毛内癣菌可能需要使用无菌手术刀采集毛根。用无菌手术刀在病变活动边界处对皮肤病变进行取样以采集样本。用乙醇对指甲进行消毒后通过剪取或刮擦采集样本，不要将头发、皮肤或指甲样本放在封闭的试管中。湿度过高会促进污染细菌过度生长。如果可以，请直接将样品接种到适当的培养基中。

双态真菌（芽生菌属、球孢子菌属、组织胞浆菌属、副球孢子菌属和孢子丝菌属）

应及时处理样本（如呼吸道样本和伤口抽吸物），以避免污染性细菌过度生长。这些真菌容易干燥，因此不要使用棉签采集样本。荚膜组织胞浆菌可以在真菌血培养中培养，特别是从患有 AIDS 和其他免疫抑制性疾病患者身上。裂解离心系统［Isolator（Wampole）］和 MycoF/Lytic 血培养瓶（Becton Dickinson）可用于从血液中分离双态霉菌。

真菌性足分枝菌病因子

检查脓液、渗出液或活检材料中是否存在由真菌因子和基质材料组成的颗粒（菌核）。用含有抗生素（如青霉素和链霉素）的盐水清洗颗粒，然后进行培养。通过显微镜检查粉碎后的颗粒，可以看到生物体。

丛梗孢科真菌

及时处理样本（如活检样本、下呼吸道分泌物、指甲、眼睛样本）以避免污染性细菌的过度生长。不要用拭子运送样本，因为生物体容易干燥。样本应进行显微镜检和培养。镰刀霉属是少数可以在血培养中生长的丝状真菌之一，偶尔可在常规细菌血培养中生长。在裂解离心系统（Isolator）和/或 MycoF/Lytic 血培养瓶中采集血液样本。其中一些真菌可进行血清学检测。

耶氏（卡氏）肺孢子菌

呼吸道样本应限于诱导痰液或支气管镜检查样本。患者很少能咳出痰液，且咽喉冲洗液检测敏感性低。应尽可能采集晨间样本。采集 24 小时样本效果不佳。若存在以鳞状上皮细胞为标志的口腔污染不会导致样本无效。

酵母菌

尽管应避免污染细菌的过度生长，但将酵母从临床样本中分离出来相对容易。酵母菌通常从血液样本中分离出来。裂解离心、双相系统和 MycoF/Lytic 血培养瓶是从血液中分离酵母菌的可靠方法。自动连续监测系统对常见酵母菌有效，但对新型隐球菌效果不佳。直接检测包括显微镜检查（革兰氏染色、氢氧化钾、墨汁染色、钙荧光白剂）和抗原检测。血清学检测可用于检测念珠菌的抗体，但不常用。

表 6-1　真菌的鉴定方法

生物体	适用性[a]				
	显微镜直接观察	培养	抗原检测	抗体检测	核酸检测[b]
念珠菌属	A	A	C	D	B
隐球菌属	A	A	A	C	B
马拉色菌属	A	B	D	D	D
毛孢子菌属	A	A	D	D	D
皮炎芽生菌[c]	A	A	A	B	D
球孢子菌属[c]	A	A	B	A	D
荚膜组织胞浆菌[c]	A	A	B	B	D
巴西副球孢子菌	A	A	A	A	D
马尔尼菲篮状菌[c]	A	A	C	C	D
申克孢子丝菌	A	A	C	C	D
曲霉属	A	A	A	B	D
丛梗孢科真菌（非曲霉属）	A	A	D	D	D
暗色真菌	A	A	D	D	D
皮肤癣菌	A	A	D	D	D
接合菌	A	A	D	D	D
真菌性足分枝菌病因子	A	A	D	D	D
肺孢子菌	A	D	D	D	C

[a]A：检测对一般诊断有用；B：检测在某些情况下有用；C：检测很少用于一般诊断，但可能在实验室中起参考作用；D：检查一般不用于实验室诊断感染。

[b]未来，核酸技术可能会被用作诊断真菌感染的主要工具。目前，还需要进一步的技术开发和临床研究。

[c]出于实验室安全的考虑，如果怀疑该菌，请通知实验室。这些双态真菌的菌丝形式的分生孢子具有高度传染性，并且很容易通过气溶胶传播。

显微镜检查

吖啶橙染色

吖啶橙可以把真菌染成橘红色，背景染成绿黄色。有关染色的详细信息，请参阅第四部分。

钙荧火白染色

钙荧火白剂是一种非特异性荧光染料，可与真菌细胞壁中的纤维素和几丁质结合。该染料与10%的氢氧化钾混合，可溶解哺乳动物细胞，从而便于观察真菌。当在紫外光照射下检查染色玻片时，真菌（包括耶氏肺孢子菌）在黑色背景下呈现绿色或蓝色。必须小心地区分特定染色和染色碎片。最佳荧光检测需使用400～500 nm激发滤光片和500～520 nm屏障过滤器。

荧光抗体染色

直接和间接的荧光素结合的单克隆抗肺孢子菌抗体可用于免疫荧光检测，抗体会靶向表面糖蛋白家族。这些糖蛋白包含肺孢子菌属种内和种间的共同和不同表位。根据试剂盒提供的单克隆抗体，染色可能仅针对孢子囊，也可能针对所有的真菌生物形式。与抗体结合的或用来间接测定的典型荧光团是异硫氰酸荧光素，它能产生明亮的苹果绿。染色反应显示出分布在整个生物群落表面上的弥漫性荧光，并且通常分布在真菌所嵌入的基质上。单个孢子囊通常具有明显的荧光边缘和较暗的内部荧光。

吉姆萨染色

吉姆萨染料结合了亚甲蓝和伊红，可用于检测骨髓、外周血涂片和组织印片的包膜组织胞浆菌，以及诱导痰、支气管镜样本和肺组织中耶氏肺孢子菌的囊内体和滋养体。荚膜组织孢浆菌表现为微小的蓝紫色出芽酵母细胞。耶氏肺孢子菌的囊壁显示为围绕孢子或囊内体的透明环。细胞核被染成紫红色，细胞质通常染成浅蓝色至深蓝色。

革兰氏染色

革兰氏染色可检测大多数真菌。大多数酵母菌呈革兰氏阳性，但马拉色菌属和隐球菌属染色较弱，在某些情况下只表现为斑点。真菌的菌丝一般呈革兰氏阴性。肺孢子菌属产生阴性（粉红色）反应，生物形态不明显。

墨汁染色（尼格罗黑）

从技术上讲，使用墨汁并不是一种染色方法。通过真菌的多糖荚膜排除墨水颗粒，可以检测有荚膜的真菌（即新型隐球菌）。图像判读时需要谨慎，伪影（如白细胞、红细胞、粉末和气泡）可能与酵母细胞混淆。在对制备的片子进行图像判读前,必须先识别出酵母细胞的形态特征。墨汁染色是一种包荚膜酵母菌的快速检测方法。但它检测新型隐球菌并不敏感，建议对隐球菌进行抗原检测（乳胶或酶免疫分析）。

冷染色（Kinyoun Stain）

一些子囊菌类真菌在促进其形成的培养基上生长时会

产生子囊孢子。子囊孢子耐酸并被染成红色，而子囊菌细胞壁和细胞质呈蓝色（有关染色的详细信息，请参阅第四部分）。

氢氧化钾（KOH）染色

10%～15%的氢氧化钾溶液可溶解细胞和有机碎片，有助于真菌元素的检测，这是由于真菌不易受强碱溶液的影响（虽然真菌元素在接触几天后也会溶解）。通过观察最初制备的片子上的棕黑色素可以将暗色真菌与透明真菌区分开来。我们可以添加墨水作为对比剂，如永久性蓝黑色，以帮助检测真菌。也可以将乳酚棉蓝（即普瓦里埃氏蓝）添加到 KOH 中。苯胺蓝可染色真菌的外细胞壁，乳酸为一种透明剂。

甲苯胺蓝 O 染色

甲苯胺蓝 O 染色剂主要用于检测呼吸道样本中的耶氏肺孢子菌。耶氏肺孢子菌孢子囊在浅蓝色背景下呈红蓝色至深紫色，滋养体不会被这种方法染色。这种染色方法快速且成本低廉，但需要一些技巧来识别耶氏肺孢子菌孢子囊（通常存在于团块中）。许多实验室更喜欢用直接荧光抗体测试来检测耶氏肺孢子菌，但这种染色方法价格更昂贵。

表 6-2　直接检查临床样本所见特征性真菌生物元素

发现的真菌形态结构	真菌	直径范围 /μm	特征	插图[a]
酵母菌形式	荚膜组织胞浆菌	2 ～ 5	椭圆形至圆形出芽细胞；经常在组织细胞内发现簇状物	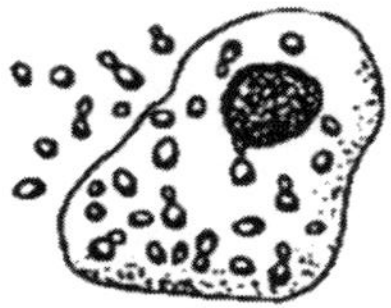
	申克孢子丝菌	2 ～ 6	椭圆形到圆形到雪茄形，有单个或多个芽；在临床样本中酵母菌形式不常见	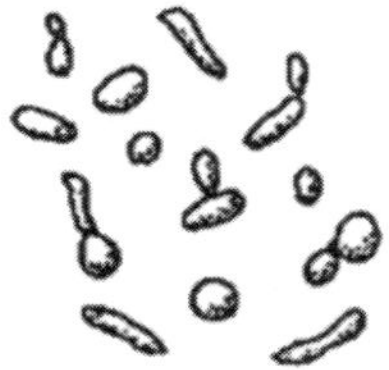
	新型隐球菌	2 ～ 15	细胞大小不一；通常圆形到椭圆形；芽通常是单一的且为“掐断”状；荚膜可能明显亦可能不明显；假菌丝罕见	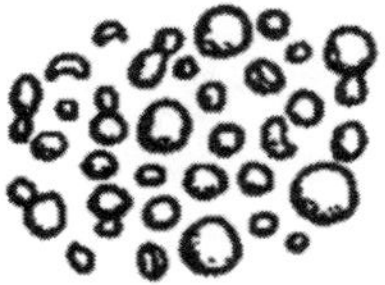

续表 1

发现的真菌形态结构	真菌	直径范围/μm	特征	插图[a]
	马尔尼菲篮状菌	3	裂殖酵母，不出芽；圆形至椭圆形，有中央隔膜	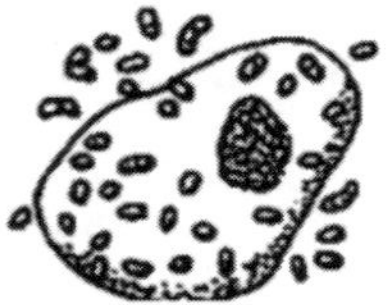
	皮炎芽生菌	8 ~ 15	通常细胞大且呈球形，具有双重折射性；芽通常是一个，可能通过较宽的基部与亲代细胞保持连接	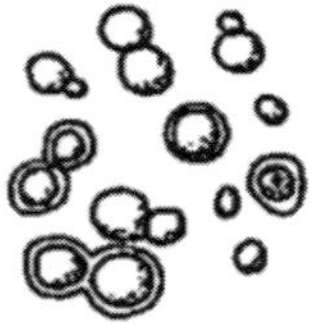
	巴西副球孢子菌	5 ~ 60	细胞通常较大，周围环绕着较小的芽（水手轮外观）；可能存在类似于荚膜组织胞浆菌的小细胞（2 ~ 5 μm）	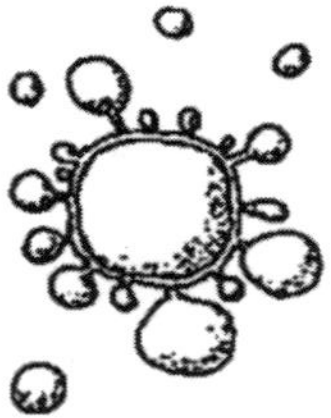

酵母型和假菌丝或真菌丝	念珠菌属	3～4（酵母型），5～10（假菌丝）	细胞通常表现出单芽；假菌丝（存在时）末端收缩并保持附着；真菌丝（存在时）具有平行壁	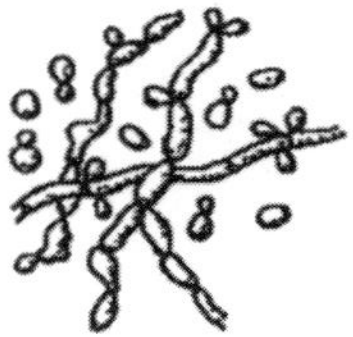
	马拉色菌属	3～4（酵母型），2.5～4.0（假菌丝）	短而弯曲的菌丝部分可能与圆形的酵母细胞一起存在，这些细胞一端是圆形的，另一端有一个扁平的菌盖	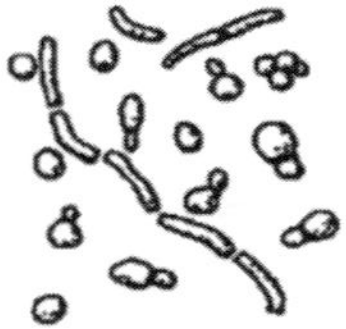
球状体	球孢子菌属	10～200	球体大小不一；有些含有内生孢子；菌丝可以在空洞病变中发现	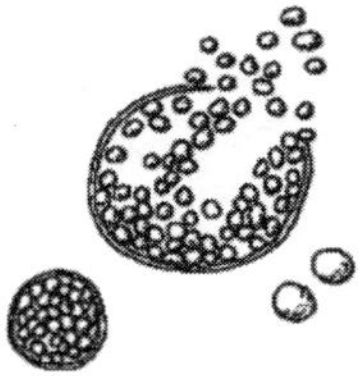

续表 2

发现的真菌形态结构	真菌	直径范围 /μm	特征	插图[a]
孢子囊	西伯鼻孢子菌	6 ～ 300	含有孢囊孢子的大而厚的孢子囊；成熟的孢子囊比球孢子菌属孢子囊大	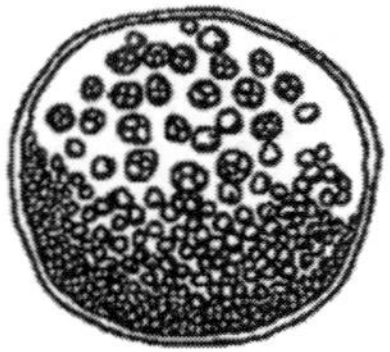
不育厚壁大分生孢子	新月伊蒙菌	20 ～ 140	大而圆，壁厚，无萌芽；adia 分生孢子的内部通常看起来是中空的	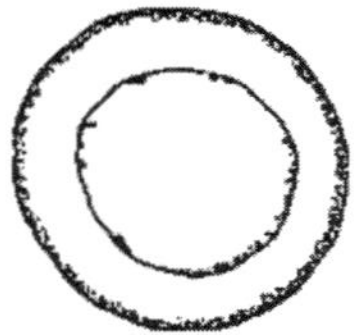
广泛无隔膜或很少有隔膜的菌丝	接合菌纲，腐霉属	10 ～ 30	大的带状的菌丝，经常断裂或扭曲，通常呈直角分枝	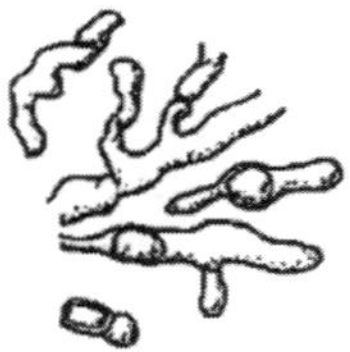

透明有隔菌丝	皮肤癣菌	3～15	分枝、有隔膜的菌丝；可以看到关节孢子链	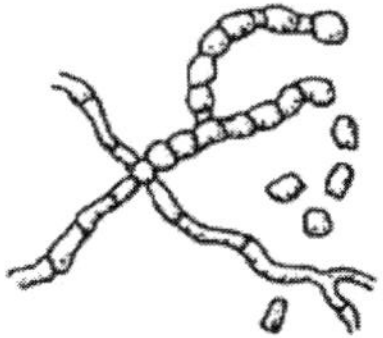
	其他透明真菌、曲霉、镰刀霉属	3～12	菌丝有隔膜，可能表现出 45°（二分叉）和 90° 角分枝	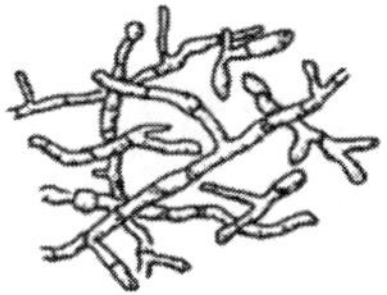
暗色真菌有隔菌丝	引起暗色丝孢霉病的微生物	2～6	棕褐色的有隔膜菌丝，也可能出现深色的芽状酵母	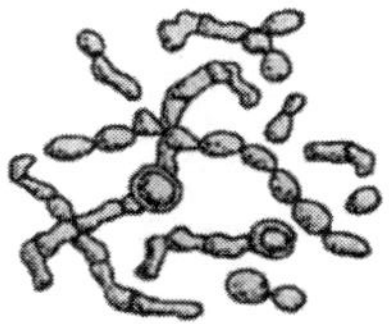

续表 3

发现的真菌形态结构	有机体	直径范围/μm	特征	插图[a]
暗色真菌硬化体	引起着色芽生菌病的生物	5 ～ 12	硬化体呈褐色，壁厚，有水平和垂直的隔膜	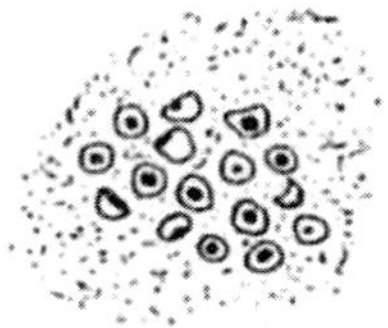
孢子囊和滋养体	耶氏（卡氏）肺孢子菌	3 ～ 5	非萌芽的、圆形的、卵形的或折叠的新月形，在泡沫背景下以小簇出现	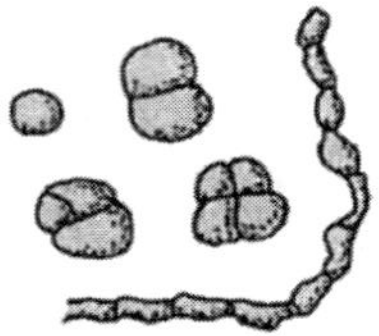

[a] 插图来自 D.H. Larone，《重要的医学真菌鉴定指南》（*Medically Important Fungi, a Guide to Identification*），第 4 版，ASM 出版社，华盛顿哥伦比亚特区，2002 年。

初代平板培养基

鸟食琼脂

鸟食（birdseed，又称 niger seed）琼脂用于选择性分离和鉴定新型隐球菌。琼脂培养基含有小葵子种子提取物咖啡酸。新型隐球菌产生酚氧化酶，在咖啡酸存在的情况下形成深棕色菌落。该培养基含氯霉素以抑制细菌的生长。

脑心浸出液琼脂（BHIA）

脑心浸出液琼脂（brain heart infusion agar，BHIA）是一种增菌培养基，可用于分离各种对营养苛求的细菌、酵母菌和真菌。它是用小牛脑和牛心、蛋白胨、葡萄糖、氯化钠和磷酸二钠的注射制剂制备的。添加 5% ～ 10% 的羊血可以浓缩培养基，添加抗生素（如庆大霉素、氯霉素和青霉素）可以使该培养基对真菌具有选择性。

科玛嘉念珠菌显色琼脂

科玛嘉念珠菌（CHROMagar *Candida*）显色琼脂是一种选择性鉴别琼脂培养基，用于分离和鉴定白念珠菌、克柔念珠菌（*C.krusei*）和热带念珠菌（*C.tropicalis*）。该琼脂由蛋白胨、葡萄糖、氯霉素和“显色混合物”组成。抗生素抑制了大多数细菌的生长。在该琼脂上白念珠菌形成绿色菌落，克柔念珠菌形成粉红色菌落，热带念珠菌形成紫色菌落。

皮肤癣菌试验培养基（DTM）

皮肤癣菌试验培养基（dermatophyte test medium，

DTM）是用于皮肤癣菌分离鉴定的选择性琼脂培养基。它由添加了葡萄糖、放线酮、金霉素、庆大霉素和酚红的大豆分解物组成。抗生素抑制细菌、腐生酵母和真菌的生长。在这种培养基上生长的皮肤癣菌会产生碱性副产物，会将酚红指示剂从黄色变为红色。当在此介质上培养严重污染的样本（如指甲）时，这种颜色变化可能会被掩盖。皮肤癣菌产生的可用于鉴定的色素会被这种介质上产生的深红色所掩盖。

抑制霉菌琼脂（IMA）

抑制霉菌琼脂（inhibitory mold agar，IMA）是一种选择性增菌培养基，用于分离皮肤癣菌以外的病原真菌。它由动物组织和酪蛋白的分解物、酵母膏、糊精、淀粉、葡萄糖、盐和氯霉素组成。污染性细菌会被氯霉素抑制。

海藻糖（真菌）琼脂

海藻糖（真菌）琼脂是一种选择性培养基，用于从受污染的样本中分离病原真菌。海藻糖琼脂和真菌琼脂（BD Diagnostic）由添加了葡萄糖、放线酮和氯霉素的大豆分解物组成。对氯霉素不敏感的真菌，包括新型隐球菌、波氏假阿利什霉、接合菌、多种念珠菌和曲霉属真菌、毛孢子菌属和大多数腐生或机会性真菌在此培养基上不生长。

沙氏脑心浸液琼脂（SABHI）

沙氏脑心浸液琼脂（Sabouraud agar-brain heart Infusion agar，SABHI）是一种琼脂增菌培养基，是沙氏葡萄

糖琼脂的一种变体（如下所述）。该培养基由牛心和小牛脑浸出液、蛋白胨、盐、葡萄糖、血液和氯霉素组成，用于培养皮肤癣菌和其他致病性和非致病性真菌。

沙氏葡萄糖琼脂（SDA）

沙氏葡萄糖琼脂（Sabouraud's dextrose agar，SDA）是一种增菌琼脂培养基，用于分离腐生菌和病原真菌。SDA 的原始配方由酪蛋白和动物组织的分解物组成，添加 4% 葡萄糖并调节 pH 至 5.6。Emmons 改良琼脂受到许多真菌学家的青睐，葡萄糖浓度降低至 2%，并可缓冲 pH 至中性（6.9）。酵母菌、皮肤癣菌和其他丝状真菌可以在这些培养基上生长。SDA 的原始配方是酸性的，以抑制细菌的生长。这个问题可以通过在培养基中添加抗生素（如放线酮和氯霉素）来避免。然而，对氯霉素敏感的真菌（参考海藻糖琼脂）不会在该培养基上生长。

酵母浸膏磷酸盐琼脂

酵母膏磷酸盐琼脂是一种选择性培养基，用于分离病原真菌，如组织胞浆菌属和芽生菌属。它由酵母膏和磷酸盐缓冲液组成，并添加氯霉素以抑制细菌的生长。pH 调节至 6.0。

表 6-3 真菌培养指南

样本来源	直接检查[a]（湿涂片法、钙荧光白染色、氢氧化钾）	诺卡菌属的 MAF	增菌性的 SABHI、SDA、BHI	选择性培养基	备注
血液	N		×（或自动化系统介质）		裂解和离心；自动化系统包括 BacT/Alert（bioMerieux）、BACTEC（Becton Dickinson）和 ESP（Trek）；若怀疑马拉色菌，在培养基上添加橄榄油
体液	O		×	IMA、海藻糖琼脂、酵母膏、磷酸盐	＞2 mL，过滤或以 2 000g 离心 10 分钟浓缩真菌生物；对于尿液的定量，未离心的尿液可以用校准环在非抑制性培养基上划线
骨髓	N		×		

眼					
角膜刮片	O		×		使用 C 或 X 标记直接接种培养基
眼睑、结膜	O		×	IMA、海藻糖琼脂	
玻璃体液	O		×		＞2 mL，过滤或在 2 000g 下离心 10 分钟以浓缩真菌生物
渗出物、脓液、引流液	O	×	×	IMA、海藻糖琼脂、酵母膏	如果存在颗粒，则需清洗、离心、检查和粉碎颗粒
口腔			R 或革兰氏染色	科玛嘉念珠菌显色培养基、IMA	念珠菌病通常根据临床症状和直接显微镜检查来诊断
指甲、头发、皮肤刮片	R			IMA、海藻糖琼脂、DTM	切成小块，直接嵌入琼脂中；如果怀疑马拉色菌，则在培养基中添加橄榄油
呼吸道分泌物	R、O（TCP 染色）	×	×	科玛嘉念珠菌显色培养基、IMA、海藻糖琼脂、酵母膏、磷酸盐、鸟食培养基	用黏液溶解剂液化；为检测肺孢子菌必须对诱导痰样本进行离心

续表

来源	直接检查[a]（湿涂片法、钙荧光白染色、氢氧化钾）	诺卡菌属的 MAF	增菌性的 SABHI、SDA、BHI	选择性培养基	备注
窦道	R		×	科玛嘉念珠菌显色培养基、IMA	
组织	R，O（PCP 染色，肺部）	×	×	IMA、海藻糖琼脂、酵母膏、磷酸盐、鸟食	切碎（接合菌），研磨（组织胞浆菌属），或使用搅拌器（stomacher）
阴道	R，革兰氏染色			科玛嘉念珠菌显色培养基、IMA	阴道念珠菌病通常根据临床症状和直接显微镜检查来诊断

[a]R：应常规进行染色；O：染色是可选的，应根据要求进行；N：除非与医生讨论过，否则不应进行染色。

[b]尽管诺卡菌是一种细菌，但通常在真菌学实验室进行染色和培养。有关适当的细菌培养基，请参阅本手册第四部分中的主要培养基。

特异性诊断性试验

缩略语指南：CF（complement fixation）：补体结合试验；CIE（counterimmunoelectrophoresis）：对流免疫电泳法；EIA（enzyme immunoassay）：酶免疫分析法；ID（immunodiffusion）：免疫扩散法；IFAT（indirect fluorescent antibody test）：间接荧光抗体试验；LA（latex agglutination）：乳胶凝集法；RIA（radioimmunoassay）：放射免疫测定；TA（tube agglutination）：试管凝集法；TP（tube precipitin）：试管沉淀素。

曲霉属

显微镜镜检和培养是检测曲霉属的灵敏度较高的方法。目前正在开发用于直接样本曲霉属的鉴定的分子方法。已开发针对曲霉属抗原的EIA和RIA以及针对其抗体的CF、CIE和ID检测。抗原检测主要用于诊断侵袭性曲霉病。市售EIA可检测血清和呼吸道样本中的半乳甘露聚糖（galactomannan，GM）。这些测试的灵敏度在71%～95%之间（使用单克隆抗体时更高），并有良好的特异性。抗体检测对免疫功能正常的变应性支气管肺曲霉病（allergic bronchopulmonary aspergillosis，ABPA）、肺曲霉瘤和侵袭性曲霉病（invasive aspergillosis，IA）患者最为敏感。ID与CIE测试的灵敏度相当，且特异性更高。CF测试比ID特异性高，但敏感性不如ID。通过使用烟曲霉、黄曲霉、黑曲霉和土曲霉的多种抗原，可以提高ID的敏感性。超过90%的曲霉瘤患者、70%的ABPA

患者和更少的 IA 患者存在血清沉淀素。对于疑似 IA 且 ID 结果为阴性的患者，建议使用 4 倍浓度的血清重新检测。ID 具有高度特异性，仅针对 C 反应蛋白产生假阳性沉淀。补体结合抗体滴度达到 1 ∶ 8 即为阳性。对曲霉抗原提取物的皮肤试验反应性，适用于疑似变应性支气管肺曲霉病、特应性皮炎或对曲霉过敏的变应性哮喘的患者。

皮炎芽生菌（芽生菌病）

广义芽殖酵母细胞的形态观察和培养是皮炎芽生菌最有效的检测方法。皮炎芽生菌可以通过微观和宏观形态以及分子探针和外抗原方法来识别。血清学检测（ID、EIA、CF 和 RIA）由于缺乏敏感性和特异性，通常无法诊断芽生菌病。用酵母培养滤液中获取的 A 抗原可提高这些检测的特异性。市售的 EIA 比 ID 敏感，但特异性低。EIA 滴度为 1 ∶ 32 或更高时考虑诊断芽生菌病。滴度为 1 ∶ 8 ～ 1 ∶ 16 应通过 ID 或培养来确认，因为此水平可能出现组织胞浆菌的抗体交叉反应。ID 的敏感性约为 80%，特异性接近 100%。发病后 1 个月内检测到抗体，治疗成功后抗体水平下降。RIA 的敏感性和特异性与 ID 相似，但很少使用。CF 抗体滴度 ≥ 1 ∶ 8 为阳性。CF 检测对芽生菌病相对不敏感，亦无特异性，可被 EIA 和 ID 所取代。芽生菌尿抗原检测可用于诊断感染，但在组织胞浆菌感染的情况下几乎都存在交叉反应，因此阳性结果不能确认芽生菌感染。

念珠菌属（念珠菌病）

念珠菌属可以通过革兰氏染色、氢氧化钾染色或钙荧光白剂直接检测。念珠菌属在大多数培养基上生长良好。念珠菌属的鉴定可以通过使用鉴别琼脂上的颜色生产、芽管产生、糖同化和/或发酵、温度耐受性、放线酮耐受性及尿素和硝酸盐试验来进行。目前，用核酸进行酵母鉴定的方法尚未得到广泛应用。已经开发了用于诊断念珠菌病的 LA、ID 和 CIE 抗体检测，以及 EIA 的抗原检测。一般来说，现有测试的敏感性和特异性较低。

球孢子菌属（球孢子菌病）

显微镜检查和培养是球孢子菌属检测的可靠方法。球孢子菌属有两个种：粗球孢子菌和波萨达斯球孢子菌。粗球孢子菌可以使用微观和宏观形态学方法，以及基因探针和外抗原方法进行鉴定，而波萨达斯球孢子菌则需使用分子方法明确鉴定。已开发检测粗球孢子菌 CF、TP、ID 和 EIA 的针对性抗体。检测性抗原称为球孢子菌素，由菌丝培养物的滤液制备。其使用了两种主要抗原：一种位于内孢囊和关节孢子壁中的热稳定的 120 kDa 糖蛋白（因子 2 抗原），另一种是热不稳定的 110 kDa 几丁质酶（F 抗原）。前一种蛋白可在 TP 试验中被检测到，后一种蛋白可在 CF 试验中被检测到。两种抗原在 ID 和 EIA 中均可检测到。另外一种抗原球蛋白，是由吸入粗球孢子菌的内孢囊制备的，已用于 CF 测试。因子 2 抗原对吸入粗球孢子菌无特异性，且也存在于形态相似的腐生真菌中。TP

检测可用于检出早期疾病（2 ～ 3 周时 80% 为阳性，6 个月后消失），CF 检测持久性抗体。在播散性疾病患者中 TP 仍呈阳性。超过 90% 的感染患者中，CF 和 TP 联合检测呈阳性。ID 可与 CF 和 TP 检测相媲美。商品化的 EIA 同时测量免疫球蛋白 M（IgM）和 IgG 抗体。ID 和 EIA 两项测试须同时执行以获得最大灵敏性，EIA 的阳性结果须由 ID 来证实。CF 抗体滴度为 1 ∶ 2 ～ 1 ∶ 4 时，通常表示疾病早期、后遗症或脑膜疾病。抗体滴度为 1 ∶ 16 时，表明疾病已播散。阴性不能排除该病。球孢子菌素皮肤试验的用处有限，未发现阳性皮肤试验与治疗反应差有关。

新型隐球菌（隐球菌病）

显微镜检查和培养是检测新型隐球菌的有效方法。隐球菌在培养基中很容易生长，但会被放线酮抑制。隐球菌抗原可通过 LA 和 EIA 测量。EIA 对荚膜葡糖醛酸木糖甘露聚糖多糖更为敏感，该方法适用于多样本的检测。滴度通常用 LA 确定，血清或脑脊液（CSF）中滴度 1 ∶ 8 或更高可确认诊断。滴度 1 ∶ 4 或更低可能是疾病早期或非特异性反应［前带、类风湿关节炎患者、脱水收缩液、铂丝环、二氧化碳嗜纤维菌（DF-1）、白吉利毛孢子菌、消毒剂和肥皂］。非特异性反应只有 LA 的记录。在适当的时间间隔内（至少 2 周）检测 CSF 中的滴度，对监测治疗有帮助。随访滴度有时很难解释，因为抗原存在于体内。所以，最终的确诊往往取决于真菌培养的结果。超过 99% 的隐球菌病培养确诊患者的抗原检测呈阳性。IFAT、EIA

和 LA 已被开发用于检测隐球菌抗体。这些检测对诊断没有帮助，因为荚膜多糖可能会抑制抗体合成或掩盖抗体的存在。非艾滋病患者的康复过程中，抗体检测可能具有预后价值。

荚膜组织胞浆菌（组织胞浆菌病）

组织胞浆菌病的明确诊断需要有真菌的生长。菌丝体形式在 20 天内成熟，并显示出诊断性的结节性大分生孢子。通过土酵母菌转化、Accuprobe 和外抗原方法进行鉴定。已开发 CF、EIA、LA 和 ID 法用于检测荚膜组织孢浆菌的抗体。已开发 RIA 和 EIA 法用于检测尿液和血清中的组织胞浆菌抗原。CF 敏感性高（超过 90% 的培养确诊患者有抗体），但在患有芽生菌病、球孢子菌病、其他真菌病和利什曼病的患者中可能发生交叉反应。CF 中使用了两种抗原：酵母期抗原和菌丝体期抗原（组织胞浆菌素）。肺部感染患者在接触后 4 周内产生 CF 抗体，首先检测到针对酵母期抗原的抗体，然后再检测到针对组织胞浆菌素的抗体。慢性组织胞浆菌病患者的组织胞浆菌素滴度通常较高。抗体滴度在 1 ∶ 8 和 1 ∶ 32 之间可确诊组织胞浆菌病；但在患有其他疾病的患者中也可以观察到高滴度，所以血清学应通过培养来证实。抗原 EIA 和 RIA 可提供快速诊断，但存在与其他真菌病的交叉反应。交叉反应病不会降低这些检测的价值，因为临床情况的严重程度不同，但抗真菌治疗结果基本相同。如果使用这些检测，则必须通过 ID 检测确认结果。当使用组织胞浆菌素作为测试抗原时，ID 检测可测出多达 6 个沉淀素条带。H 和

M 两个条带具有诊断价值。M 带通常首先出现，是早期疾病的指标。M 和 H 带的存在表明活动性疾病、既往疾病或最近的皮肤测试。M 和 H 带的存在与活动性疾病一致。LA 用于检测急性组织胞浆菌病，反应在暴露后 2 ～ 3 周发生。阳性反应应通过 ID 检测确认。在播散性组织胞浆菌病（90% 敏感性）以及局限性肺部疾病（< 50% 敏感性）患者的血清、尿液和脑脊液样本中，也可以检测到热稳定多糖抗原。尿检对播散性疾病最敏感，但也有其他疾病（如球孢子菌病、副球孢子菌病、青霉病和芽生菌病）的假阳性反应的报告。应该通过培养来确认阳性反应。

马拉色菌属

直接检查和培养是检测马拉色菌属的首选方法。该属所有菌种都是亲脂性的（除了厚皮马拉色菌），并且需要在培养基中添加长链脂肪酸（如无菌橄榄油）才能生长。马拉色菌既作为皮肤共生菌存在，又作为皮肤和全身疾病的病原体存在。通常不进行亲脂性菌种的区分。

巴西副球孢子菌

当直接检查显示菌体的特征呈“船轮”状时，诊断即成立。菌丝体形式在 21 天内成熟，但它们的存在并不具有诊断意义。真菌酵母转化或外抗原检测是明确鉴定的必要条件。已开发用于 CF、ID、EIA 和 CIE 检测的巴西副球孢子菌抗体。CF 可在至少 80% ～ 95% 的副球孢子菌病患者中检测到抗体（滴度为 1 ∶ 32 或更高），而当同时使用 CF 和 ID 时，98% 的患者的血清学检测结果呈阳性。CF 中可能发生与荚膜组织胞浆菌的交叉反应。对治疗的反应与 CF 滴度下降一致，持续存在的高滴度也表明预后不良。在 ID 中可观察到 1 ～ 3 个独特的沉淀素条带。抗原 1 被定性为 43 kDa 糖蛋白。该抗原也已用于 EIA。CF 和 ID 都可以通过 CDC 获得。

马尔尼菲篮状菌（青霉菌）

诊断的首选方法是直接观察裂殖酵母细胞，并在临床样本中培养马尔尼菲篮状菌。该菌引起的感染通常是播散性的，多器官受累，包括淋巴结炎、皮下脓肿、骨病变、关节炎、脾肿大，以及肺、肝或肠的病变。

耶氏肺孢子菌

通过显微镜检查到临床样本中的病原体是有诊断意义。耶氏肺孢子菌在培养中生长不良，并且尚未开发出可靠的抗原和抗体测试。PCR 产物与疾病没有严格的关联。甲苯胺蓝 O、钙荧光白剂和甲胺银可对囊壁进行染色；格兰 – 韦革氏（Gram-Weigert）染色和巴氏染色（Papanicoalou）可对囊内体染色，对滋养体进行微弱染色；吉姆萨染料和荧光素标记的抗体（IFAT、DFA）可对包囊和滋养体染色。

申克孢子丝菌（孢子丝菌病）

孢子丝菌病的诊断需要进行真菌酵母的分离和转化。可进行抗原和抗体测试，但并未广泛使用。EIA、LA 和 TA 用于检测申克孢子丝菌的抗体可靠性高，而 CF 和 ID 的可靠性较低（故不推荐使用）。至少可检测到两种细胞壁抗原（40 kDa 抗原和 70 kDa 抗原）的抗体。EIA 滴度在血清中至少为 1 ： 16，在脑脊液中为 1 ： 8，被认为具有诊断意义。可以观察到，升高的滴度随着治疗成功而下降。LA 滴度 1 ∶ 4 或更高与疾病一致，但滴度为 1 ∶ 8 时可能发生非特异性反应。LA 测试中的抗体滴度不会随着治疗而发生可预测的变化，因此它们不能用于判断预后。

接合菌（接合菌病、毛霉病）

EIA 和 ID 已被开发用于检测活动性接合菌病患者的抗体。它们的敏感性约为 70%，特异性大于 90%。因为接合菌病的病原体生长迅速，它们很少使用。

侵袭性真菌感染的生物标志物

半乳甘露聚糖

这是一种诊断性检测，检测血清中的循环半乳甘露聚糖（曲霉细胞壁的一种成分），可作为侵袭性曲霉病（invasiveaspergillosis，IA）的标志物。IA 的诊断通常非常困难，因为培养物产量低、症状不明确，以及那些患 IA 风险最大的患者病情太不稳定而无法接受诊断性活检。血清中的半乳甘露聚糖检测有相对较高的敏感性和特异性，尽管在接受哌拉西林 / 他唑巴坦的患者中出现过假阳性结果。除了检测血清外，有证据表明检测呼吸道样本也可能有助于诊断肺曲霉病。

1, 3-β-D- 葡聚糖

循环 β-D 葡聚糖（beta-D-glucan，BDG）的检测可作为侵袭性真菌感染的标志物。BDG 是许多真菌物种细胞壁的非特异性成分。注意，隐球菌和接合菌细胞壁不具有这种成分，因此阴性BDG结果不能排除这些生物的感染。此外，BDG因整体性能较差而备受争议。注意假阳性结果（特异性差）是该测试的一个重要问题，因为广泛的易感因素可能导致假阳性结果。此外，纱布暴露或使用含纤维素膜过滤药物的患者是假阳性结果的最常见原因。

下表总结了《临床微生物学手册》（*Manual of Clinical Microbiology*）第8版中描述的生物体。它们与手册中对生物的讨论对照排列。由于真菌鉴定依赖于表型生长特征，总结的信息包括菌落形态、线条图和关键差异特征。线条图均经作者许可使用，来自拉罗尼（D.H.Larone）所著的《医学重要真菌鉴定指南》（*Medically Important Fungi，a Guide to Identification*），第4版（2002年）一书。有关微生物的更多信息，请参阅《临床微生物学手册》第8版和《医学上重要真菌鉴定指南》第4版。

鉴别表

表 6-4 经常从临床样本中分离出来的酵母菌的培养和生化特征[a,b]

种类	在37℃下生长	肉汤培养基上的表膜	假或真菌丝	厚垣孢子	芽管	印度墨汁荚膜染色	同化作用												发酵						尿素酶	KNO_3利用率	酚氧化酶
							葡萄糖	麦芽糖	蔗糖	乳糖	半乳糖	蜜二糖	纤维二糖	肌醇	木糖	棉子糖	海藻糖	半乳糖醇	葡萄糖	麦芽糖	蔗糖	乳糖	半乳糖	海藻糖			
白念珠菌	+	−	+	+	+	−	+	+	+*	−	+	−	−	−	+	−	+	−	F	F	−	−	F	F	−	−	−
链状念珠菌	+*	−	+	−	−	−	+	+	−	−	+	−	−	−	+	−	−	−	F*	−	−	−	−	−	−	−	−
都柏林念珠菌	+	−	+	+	+	−	+	+	+	−	+	−	−	−	+*	−	+	−	F	F	−	−	F	F	−	−	−
法氏念珠菌	+	−	−	−	−	−	+	+	+	+*	+	+	+	−	+	+	+	+*	W	−	W	−	−	W	−	−	−

光滑念珠菌	+	-	—	-	—	-	+	+	—	—	—	—	—	—	—	—	+	—	F	—	—	—	—	F	—	—	—
季也蒙念珠菌	+	-	+	-	—	-	+	+	+	—	+	+	+	—	+	+	+	+	F	—	F	—	F*	F	—	—	—
乳酒念珠菌	+	-	+	-	—	-	+	—	+	+	+	—	+*	—	+*	+	—	F	—	F	F*	F	—	—	—	—	—
克柔念珠菌[c]	+	+	+	-	—	-	+	—	—	—	—	—	—	—	—	—	—	—	F	-	—	—	—	—	+*	—	—
郎比可念珠菌	+*	+	+	-	—	-	+	—	—	—	—	—	—	—	+	—	—	—	F	—	—	—	—	—	—	—	—
溶脂念珠菌[c]	+	+	+	-	—	-	+	—	—	—	—	—	—	—	—	—	—	—	—	—	—	—	—	—	+	—	—
葡萄牙念珠菌[d]	+	-	+	-	—	-	+	+	+	—	+	—	+	—	+	—	+	—	F	-	F	-	F	F	—	—	—
近平滑念珠菌[e]	+	-	+	-	—	-	+	+	+	—	+	—	—	—	+	—	+	—	F	—	—	—	—	—	—	—	—

续表 1

种类	在37℃下生长	肉汤培养基上的表膜	假或真菌丝	厚垣孢子	芽管	印度墨汁荚膜染色	同化作用												发酵						尿素酶	KNO_3利用率	酚氧化酶
							葡萄糖	麦芽糖	蔗糖	乳糖	半乳糖	蜜二糖	纤维二糖	肌醇	木糖	棉子糖	海藻糖	半乳糖醇	葡萄糖	麦芽糖	蔗糖	乳糖	半乳糖	海藻糖			
平托洛佩西（pintolopepsii）念珠菌		−		−		−																					
皱褶念珠菌	+	−	+	−	+	−	—	—	—	+	—	—	—	+*	—	—	—	—	—	—	—	—	—	—			
热带念珠菌[d, e]	+	+	+	−	—	−	+	+	+	—	+	—	+	—	+	—	+	—	F	F	F	—	F*	F*	—	—	—

涎沫念珠菌	—	—*	+	-	—	-	+	—	—	—	—*	—	—*	—	—	—	+	—	—	—	—	—	—	—	—	—	—
新型隐球菌	+	-	R	-	—	+	+	+	+	—	+	—	+	+	+	+*	+	+	—	—	—	—	—	—	—	+	—
浅白隐球菌	—*	-	—	-	—	+	+	+	+	+*	+*	+	+	+	+	+	+	+*	+	+	—	—	—	—	+	—	+
罗伦隐球菌	+*	-	—	-	—	+	+	+	+	+	+	+*	+	+	+	+*	+	+	—	—	—	—	—	—	+	—	—
淡黄隐球菌	—	-	—	-	—	+	+	+	+	—	+	+	+	+	+	+	+	+	—	—	—	—	—	—	+	—	—
土生隐球菌	—*	-	—	-	—	+	+	+*	—	+*	+*	—		+	+	+	+	—*	—	—	—	—	—	—	+	+	—
指甲隐球菌	—	-	—	-	—	+	+	+	+	—	—*	—	—*	+	+	+*	—*	—	—	—	—	—	—	—	+	+	—
黏红酵母菌	+	-	—	-	—	—*	+	+	+	—	+*	—	+	—	+	+	+	—	—	—	—	—	—	—	+	+	—
深红酵母菌	+	-	—	-	—	—*	+	+	+	—	+	—	+*	—	+	+	+	—	—	—	—	—	—	—	+	—	—

真菌诊断

续表 2

种类	在37℃下生长	肉汤培养基上的表膜	假或真菌丝	厚垣孢子	芽管	印度墨汁荚膜染色	同化作用												发酵						尿素酶	KNO_3利用率	酚氧化酶
							葡萄糖	麦芽糖	蔗糖	乳糖	半乳糖	蜜二糖	纤维二糖	肌醇	木糖	棉子糖	海藻糖	半乳糖醇	葡萄糖	麦芽糖	蔗糖	乳糖	半乳糖	海藻糖			
酿酒酵母菌	+	−	−	−	−	−	+	+	+	−	+	−	−	−	−	+	+*	−	F	F	F	−	F	F*	−	−	−
菌膜念珠菌		−		−		−																					
念珠地丝菌	−*	+	+	−	−	−	+	−	−	−	+	−	−	−	+	−	−	−	−	−	−	−	−	−	−	−	−
小型无绿藻	+	−	−	−	−	−	+	−	−	−	+	−	−	−	−	−	+	−	−	−	−	−	−	−	−	−	−
赭色掷孢酵母	+*	+	+*	−	−	−	+	+	+	−	+*	−	+*	−	+	−	W	−	−	−	−	−	−	−	+	+	−

阿萨希毛孢子菌	+	NT	+	−	−	−	+	+	+*	+	+	−	+	+*	+*	−	+*	−	−	−	−	−	−	+	+	−	−
黏液毛孢子菌	+	NT	+	−	−	−	+	+	+	+	+	+	+	+	+	+	+	+	−	−	−	−	−	+	−	−	−
倒卵形毛孢子菌	+*	NT	+	−	−	−	+	+	+	+	+	+	+	+	+	+	+	−	−	−	−	−	−	+	−	−	−

[a] 改编自 Jorgensen JH，Pfaller MA，Carroll KC，Funke G，Landry ML，Richter SS，Warnock DW（编者），《临床微生物学手册》，第 11 版，ASM 出版社，华盛顿哥伦比亚特区，2015 年。

[b] +：生长大于阴性对照组；—：阴性反应；*：一些分离物可能会产生相反的反应；R：稀有；F：糖发酵（即产生气体）；W：弱发酵。

[c] 溶脂念珠菌能同化赤藓糖醇；克柔念珠菌不能。克柔念珠菌的最高生长温度为 43 ～ 45 ℃，溶脂念珠菌的最高生长温度为 33 ～ 37 ℃。

[d] 葡萄牙念珠菌能同化鼠李糖，热带念珠菌通常不能。

[e] 近平滑念珠菌能同化 L- 阿拉伯糖，热带念珠菌通常不能。

表 6-5　部分毛孢子菌的特征[a]

特征	阿萨希毛孢子菌	星状毛孢子菌	皮肤毛孢子菌	皮瘤毛孢子菌	loubieri 毛孢子菌	黏液毛孢子菌	mycotoxinivorans 毛孢子菌	倒卵形毛孢子菌
同化作用								
L- 鼠李糖	+	—	+	—	V	+	+	+
蜜二糖	—	—	+	—	+	+	+	—
棉子糖	—	—	+	—	+	+	+	V
核糖醇	V	V	+	—	NT	+	NT	—
木糖醇	V	+	+	—	V	+	W	V
L- 阿拉伯糖醇	+	+	+	—	V	+	W	—
半乳糖醇	—	—	—	—	-	+	+	—
山梨糖醇	—	V	+	—	V	+	+	—

在 37 ℃下生长	+	V	—	+	+	+	+	+
在 42 ℃下生长	—	—	—	V	+	—	—	—
尿素酶	+	+	+	+	+	+	+	+
0.01% 放线酮	+	V	—	V	+	+	+	+
0.1% 放线酮	—	V	—	—	+	+	+	—
附着胞	—	—	—	+	—	—	—	+
梭形巨细胞	—	—	—	—	+	—	+	—

[a] 改编自 Jorgensen JH，Pfaller M，Carroll KC，Funke G，Landry ML，Richter SS，Warnock DW（编者），《临床微生物学手册》，第 11 版，ASM 出版社，华盛顿哥伦比亚特区，2015 年。

V：可变；NT：未测试。

表 6-6 曲霉属的特征[a]

图解	诊断特征	烟曲霉	黄曲霉	黑曲霉
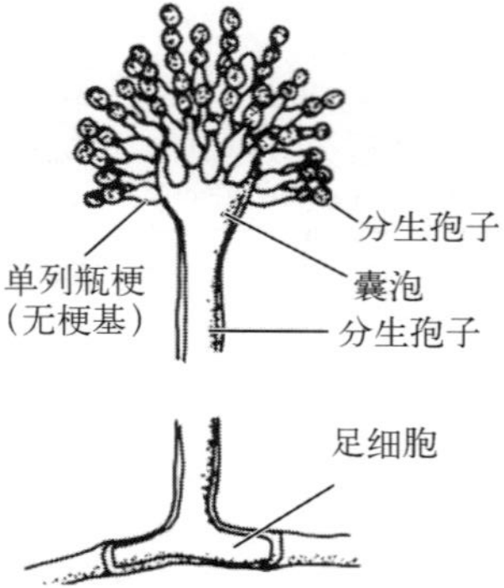	菌落形态	天鹅绒般的粉状物，蓝绿色至灰色，反面为白色	天鹅绒般的粉状物，黄暗黄绿色，反面为金色至红棕色	天鹅绒般的粉状物，黄黑色，反面为浅黄色
	排列顺序	单列	双列	双列
	分生孢子梗	光滑	粗糙	光滑、长、直
	微观形态	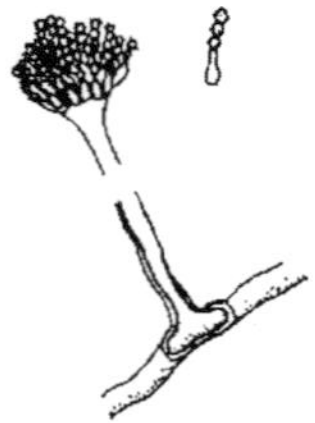	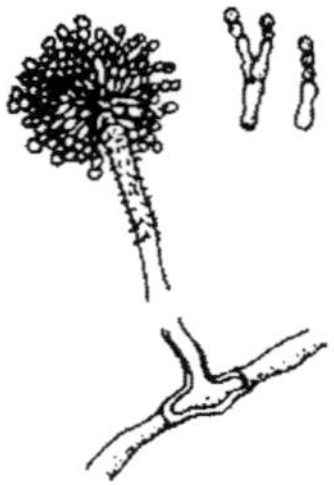	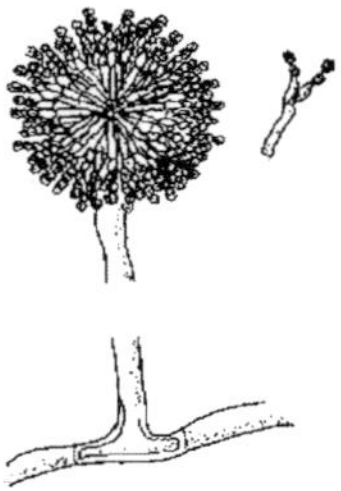

续表

图解	诊断特征	构巢曲霉	上曲霉	杂色曲霉
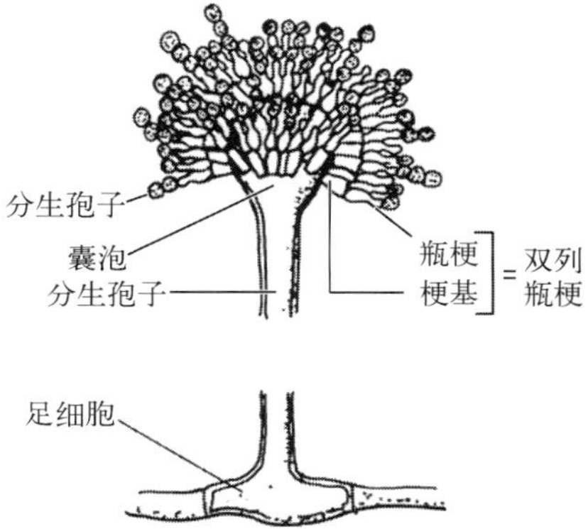	菌落形态	天鹅绒般，深绿色到紫褐色，反面为浅黄色到深红色	天鹅绒般，棕褐色至肉桂褐色，反面为黄色至棕褐色	绿色至灰绿色或棕褐色，带有粉红色或黄色斑块，反面多变
	排列顺序	双列	双列	双列
	分生孢子梗	光滑、短、褐色	光滑	光滑
	微观形态	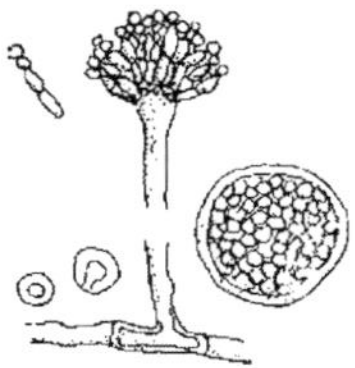	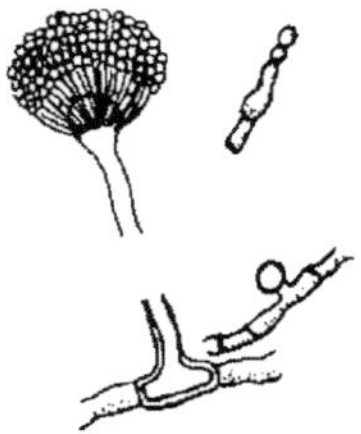	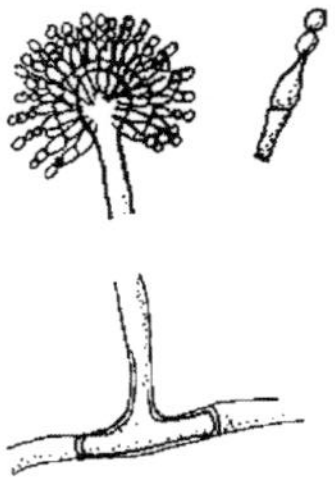

[a] 插图来自 Larone DH，《医学上重要的真菌鉴定指南》，第 4 版，ASM 出版社，华盛顿哥伦比亚特区，2002 年。

表 6-7　机会性丝状真菌[a]

诊断特征	黄丝曲霉属	拟青霉属	帚霉属	黏帚霉属	木霉属
菌落形态	天鹅绒般，绿色，反面白色至奶油色；如果是弥漫性红色素，则排除马尔尼菲篮状菌	天鹅绒般，黄褐色或淡紫色，不会有亮绿色或蓝绿色；反面为灰白色、粉红色、黄色或淡褐色	粉状、奶油色或深灰色至棕黑色；反面为通常为棕褐色，偶尔较深	覆有绒毛的墨绿色，反面白色	覆有绒毛的绿色，反面无色或黄橙色
微观形态	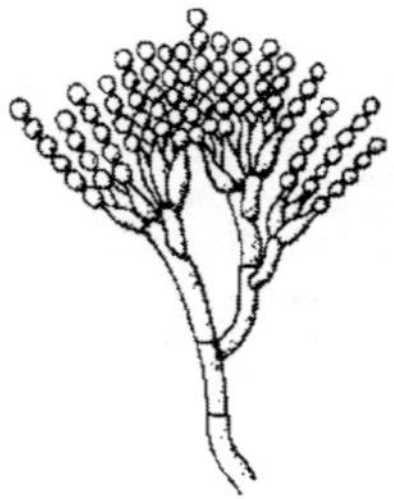	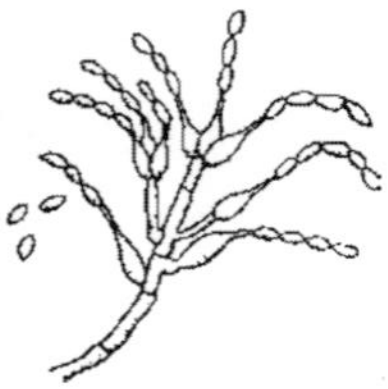	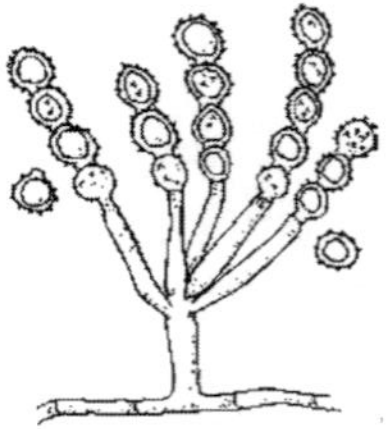	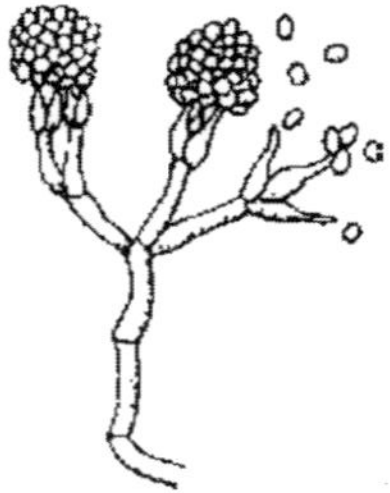	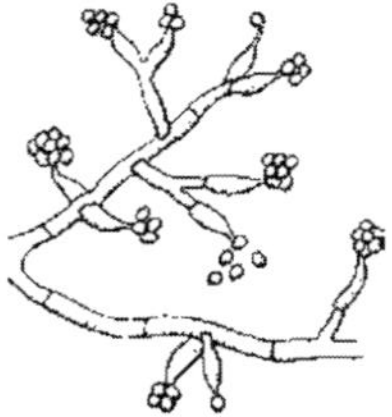

续表

诊断特征	篮状菌	枝顶孢霉属	单孢瓶霉属	油瓶霉属	白僵霉属
菌落形态	棉状的表面颜色可变（白色、奶油色、紫色或粉红色），反面多变（白色到深粉红色）；也考虑柱孢属	无毛毡状、白色、棕褐色、浅灰色或淡玫瑰色；反面无色，淡黄色或粉红色；有些菌种是暗色真菌	扁平，均匀白奶油色，黄色或绿色；反面带淡酒黄色或棕色；有些有弥漫性绿色素	潮湿，粉红色至橙红色；反面粉红色或棕褐色	覆有绒毛的奶油色至粉红色；反面白色；也考虑侧齿霉属
微观形态	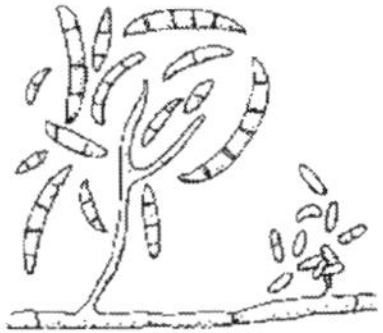	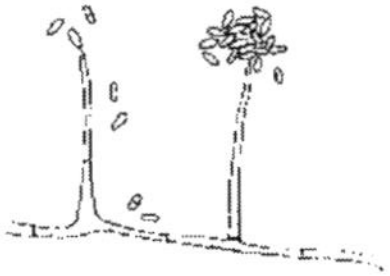	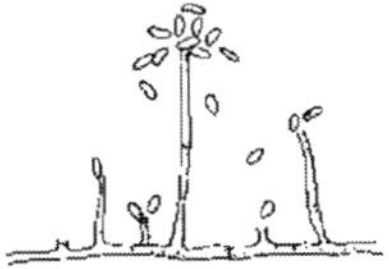	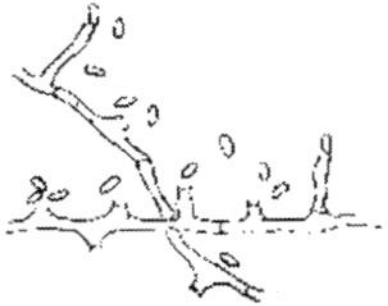	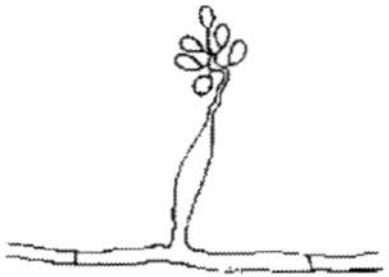

[a] 插图来自 D.H.Larone，《医学上重要的真菌鉴定指南》第 4 版，ASM 出版社，华盛顿哥伦比亚特区，2002 年。拟青霉属的插图来自第 3 版。

表 6-8 接合菌[a]

诊断特征	毛霉属	根霉属	根毛霉属	横梗霉属	共头霉属
菌落形态	覆有绒毛的灰色至灰棕色，反面白色	覆有绒毛的灰棕色，反面白色	覆有绒毛的灰色至深棕色，反面白色	覆有绒毛的灰色、反面白色	覆有绒毛的深灰色，反面白色
微观形态	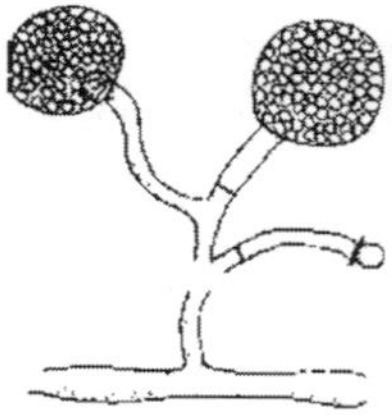	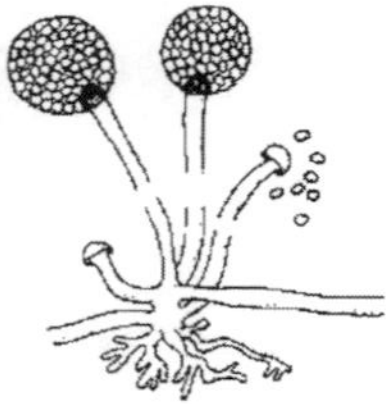	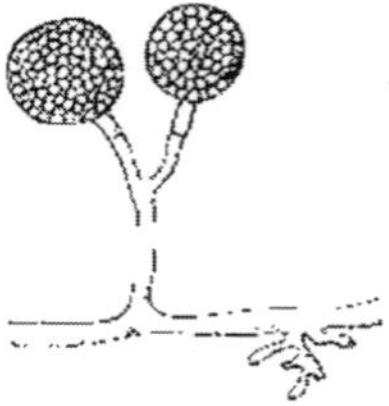	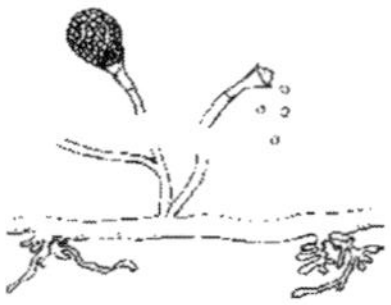	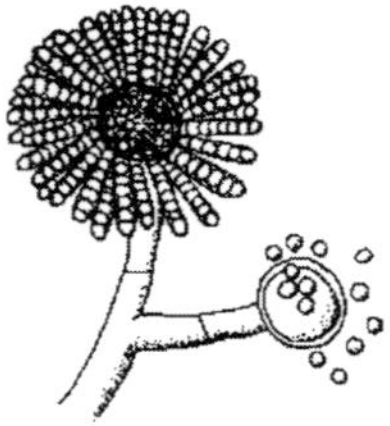
最高生长温度	37 ℃	45 ～ 50 ℃	54 ～ 58 ℃	45 ～ 50 ℃	40℃

续表

诊断特征	小克银汉霉属	瓶霉属	囊托霉属	蛙粪霉属	耳霉属
菌落形态	覆有绒毛的灰色，反面白色	蓬松状白色，反面白色；使用特殊培养基促进孢子的形成	奶油色、浅黄色或灰褐色；反面白色至淡黄色；使用特殊培养基促进孢子的形成	扁平，蜡质，浅黄色至灰褐色；由排出的分生孢子形成的卫星菌落	无毛扁平奶油白色变为白色粉状菌丝体盖，反面白色
微观形态	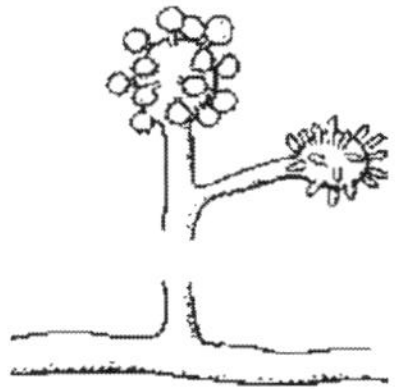	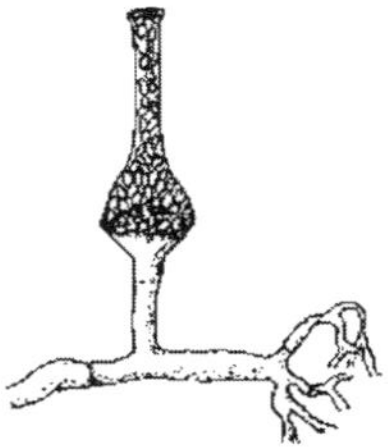	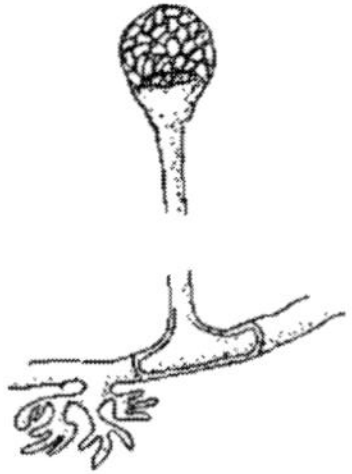	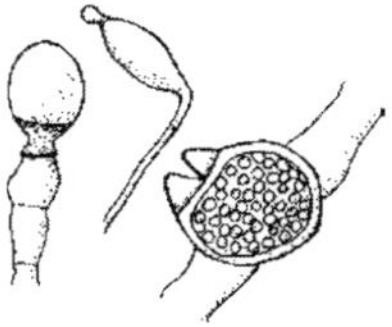	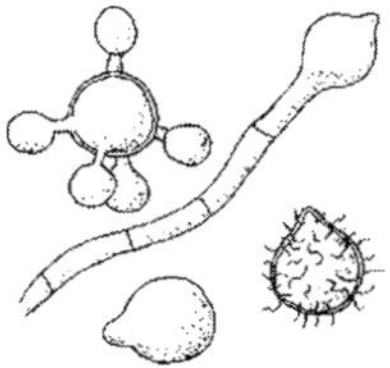
最高生长温度	42 ℃	＜37 ℃	42 ℃	37 ℃	35 ℃

[a] 插图来自 D.H.Larone，《医学上重要的真菌鉴定指南》，第 4 版，ASM 出版社，华盛顿哥伦比亚特区，真菌诊断，2002 年。

表 6-9 双态性真菌[a]

诊断特征	皮炎芽生菌	荚膜组织胞浆菌	球孢子菌	马尔尼菲篮状菌	巴西副球孢子菌	申克孢子丝菌
直接检查	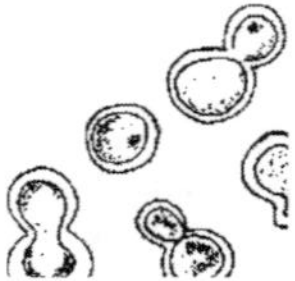	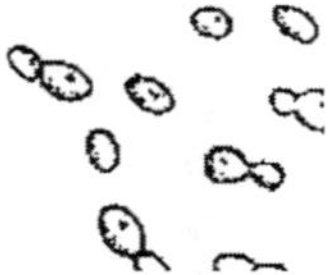	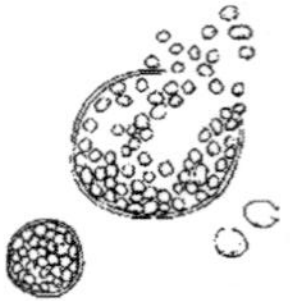	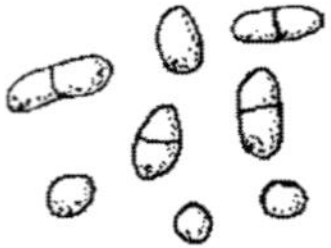	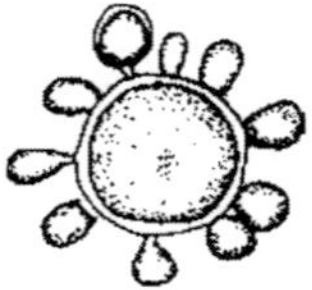	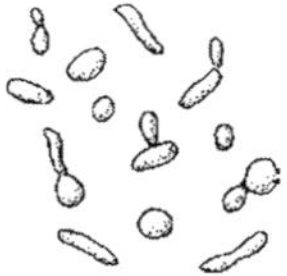
25 ℃下的菌落形态	平滑如天鹅绒般，白灰色，变成棕褐色；反面奶油棕色	平滑如天鹅绒般，白色，变成棕褐色；反面奶油棕色	平滑如天鹅绒般，白灰色，变成棕褐色；反面奶油棕色	绿色，边缘为灰橙色或紫橙色；反面浅黄色，弥漫性红色素	平滑，褐色到皱絮状、浅棕色或白色	潮湿的酵母样质地，变皱；反面奶油褐色

显微镜检查	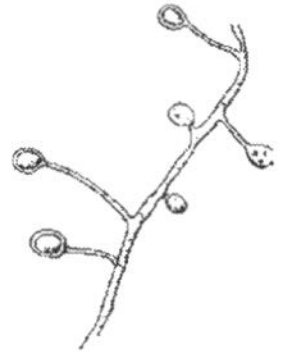	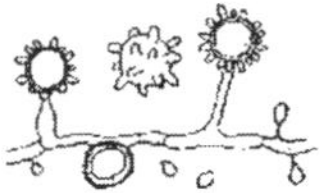	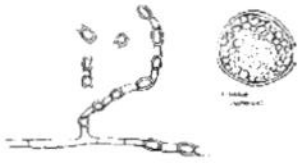	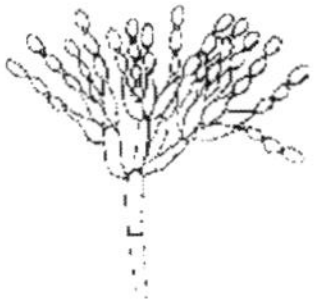	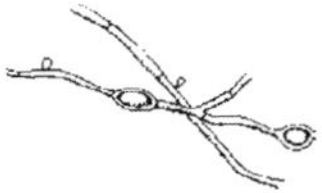	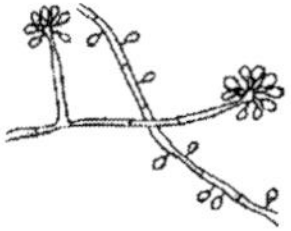
排除	伊蒙菌属，金孢子菌属，尖端赛多孢子菌	伊蒙菌属，瘤孢菌属	爪甲白癣菌属、地霉属、畸枝霉属、丝孢酵母属	其他青霉菌种。产生弥漫性红色素	直接检查中排除伊蒙菌属；皮炎芽生菌	顶齿霉属

[a] 插图来自 D.H.Larone，《医学上重要的真菌鉴定指南》，第 4 版，ASM 出版社，华盛顿哥伦比亚特区，2002 年。

表 6-10 常见毛癣菌的特征[a]

诊断特征	须癣毛癣菌	红色毛癣菌	断发毛癣菌	土生毛癣菌	疣状毛癣菌
菌落形态	多变棉状、天鹅绒状或颗粒状，一般为白色；反面白色至淡黄色	多变，棉状白色；反面深红褐色	白色至乳黄色粉状或天鹅绒状表面；反面柠檬黄色或红棕色	白色至奶油粉状至天鹅绒状表面，反面苍白色，略带黄灰色	生长非常缓慢的白色至奶油色堆积菌落，反面白色至黄褐色
微观形态	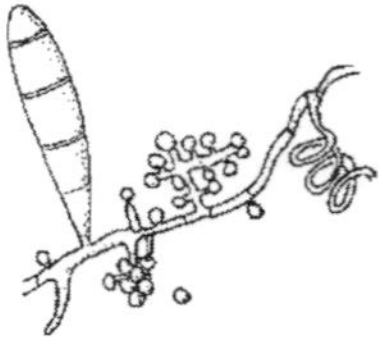	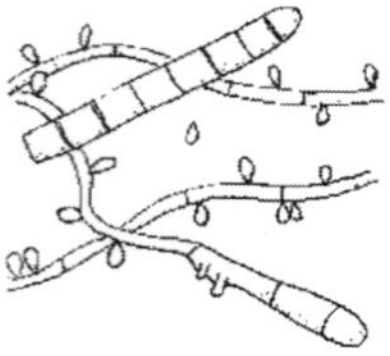	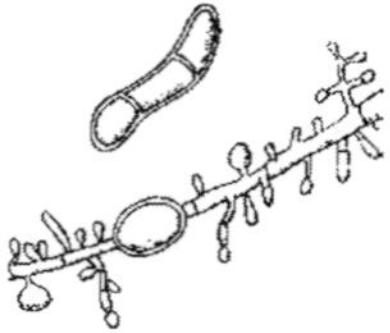	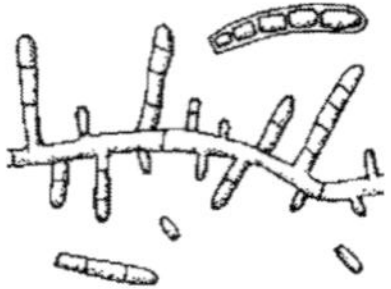	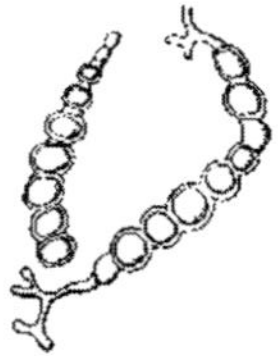
尿素酶	+	−	+	+	
毛癣菌琼脂 1/4[b]	4+/4+	4+/4+	−/+	+/+−	−/V
在 37 ℃下生长	+	+	+	−	+

[a] 插图来自 D.H.Larone，《医学上重要的真菌鉴定指南》，第 4 版，ASM 出版社，华盛顿哥伦比亚特区，2002 年。
[b] −：不生长；+：生长受限；4+：生长最大；V：多变。

表 6-11　絮状表皮癣菌和常见的小孢子菌[a]

诊断特征	絮状表皮癣菌	犬小孢子菌变种	石膏样小孢子菌复合体
菌落形态	平坦，略呈颗粒状，沙色至橄榄褐色；反面苍白色至黄色	平坦至天鹅绒般，苍白至黄色；反面黄色；也考虑早熟小孢子菌	颗粒状，沙色；反面通常呈苍白色至褐色
微观形态	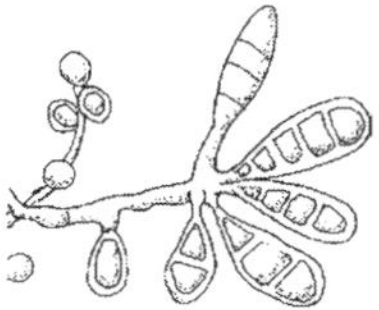	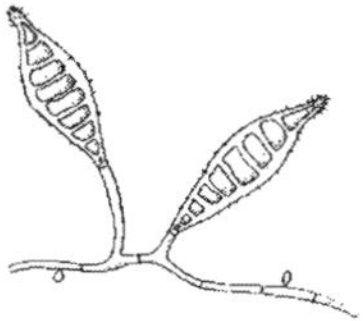	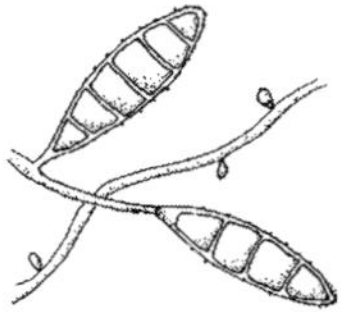

续表

诊断特征	奥杜盎小孢子菌	库克小孢子菌	猪小孢子菌
菌落形态	平坦至天鹅绒般；反面为浅橙黄色至淡褐色	颗粒状至天鹅绒般；反面为酒红色	粉状、沙色、反面红褐色
微观形态	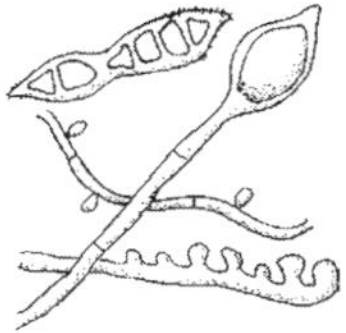	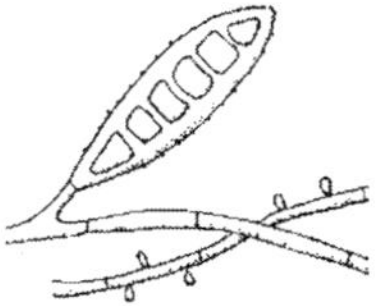	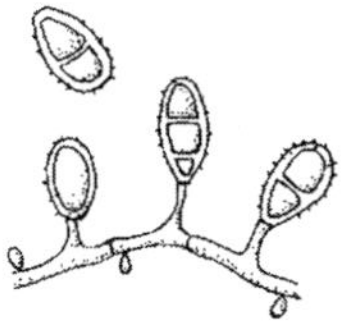

[a] 插图来自 D.H.Larone，《医学上重要的真菌鉴定指南》，第 4 版，ASM 出版社，华盛顿哥伦比亚特区，2002 年。

表 6-12　具有大分生孢子或其他结构的暗色真菌[a]

诊断特征[b]	离蠕孢属[c]	德氏霉属	凸脐孢属	长蠕孢属
微观形态	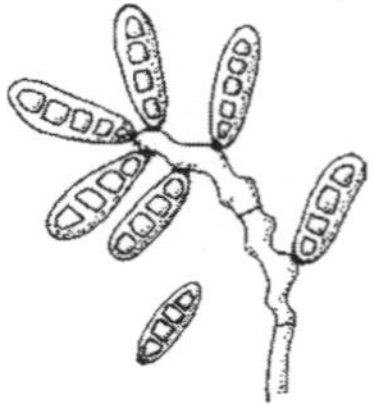	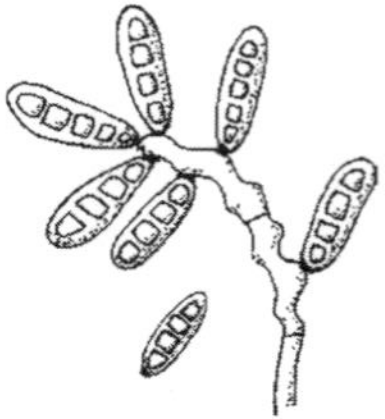	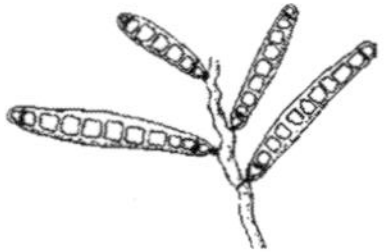	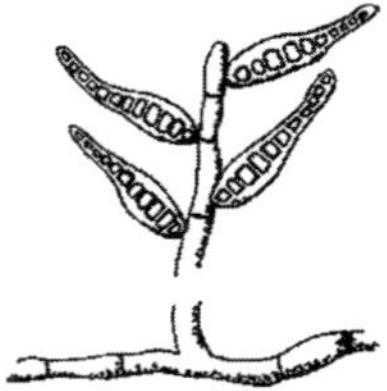

续表

诊断特征[b]	链格孢属	弯孢属	毛壳菌属	茎点霉属
微观形态	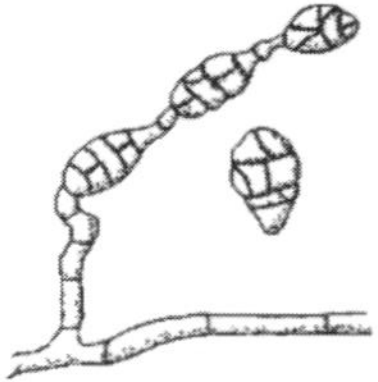	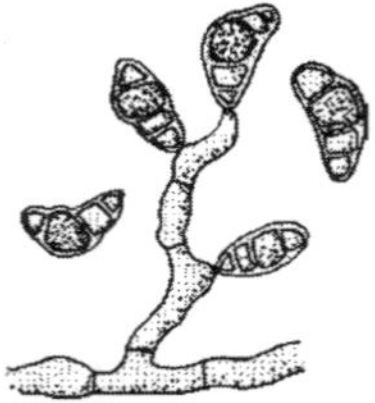	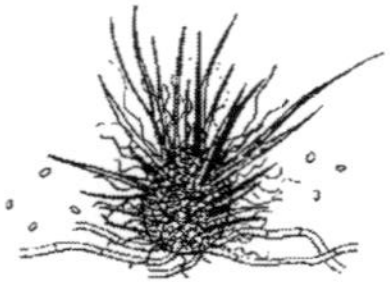	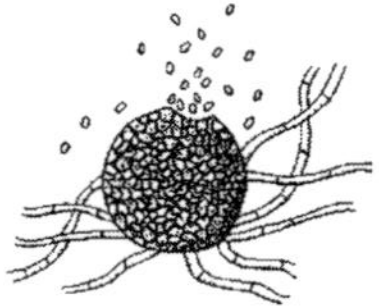

[a] 插图来自 D.H.Larone，《医学上重要的真菌鉴定指南》，第 4 版，ASM 出版社，华盛顿哥伦比亚特区，2002 年。
[b] 菌落呈羊毛状，生长迅速，呈黑绿色和黑灰，反面是深色的。
[c] 过去离蠕孢属的大多数分离株被错误地称为德氏霉属，鉴别需要进行芽管检测。

表 6-13　具有小分生孢子的暗色真菌[a]

诊断特征[b]	裴氏着色菌	疣状瓶霉	喙枝孢属	葡萄孢霉属
微观形态	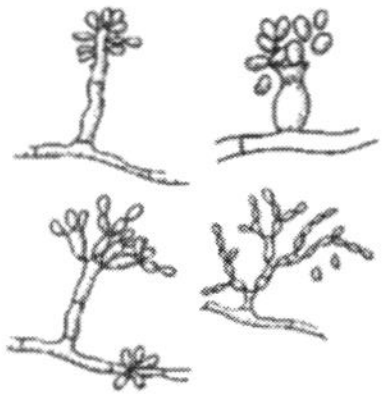	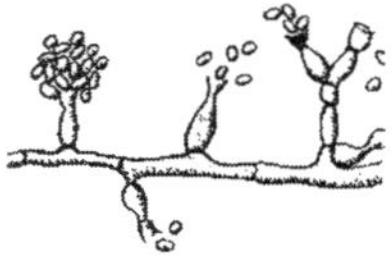	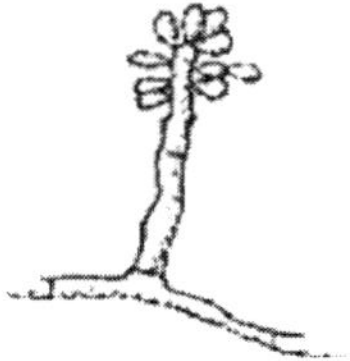 也考虑枝氯霉属	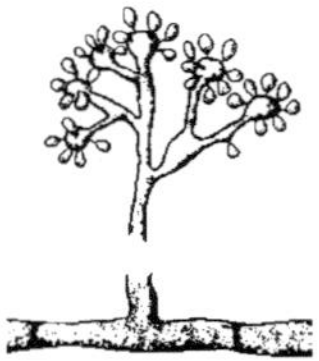

续表

诊断特征[b]	外瓶霉属	皮炎外瓶霉	威尼克外瓶霉	葡萄穗霉属
微观形态	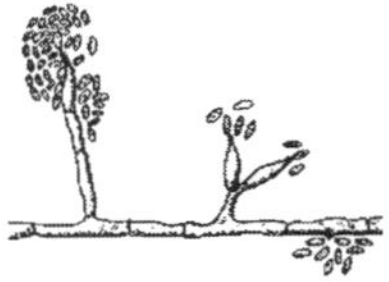	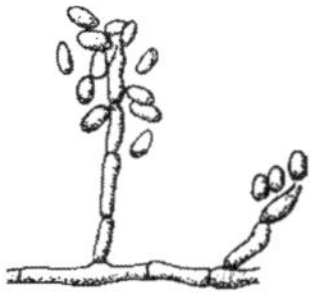	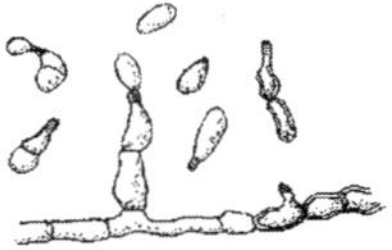	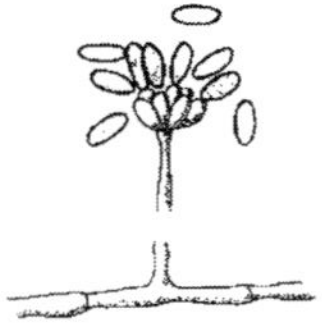
菌落形态和鉴别试验	硝酸盐阳性；在 40 ℃下的生长多变	硝酸盐阴性；在 40 ℃下的生长阳性	硝酸盐阳性；在 40 ℃下的生长多变	

[a] 插图来自 D.H.Larone，《医学上重要的真菌鉴定指南》，第 4 版，ASM 出版社，华盛顿哥伦比亚特区，2002 年。

[b] 菌落呈羊毛状，生长迅速，呈黑禄色到黑灰色。反面是暗的。外瓶霉属、万氏霉属和暗色环痕孢霉属在初期通常是酵母样的。

表 6-14 枝孢菌属和枝孢瓶霉属的区分[a]

诊断特征[b]	枝孢菌属	卡氏枝孢瓶霉	斑替枝孢瓶霉[c]
微观形态	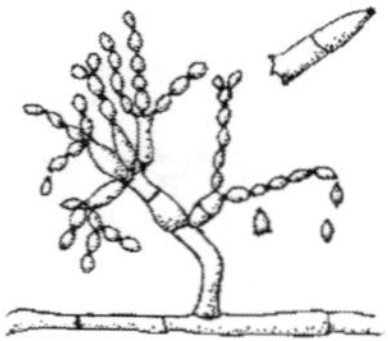	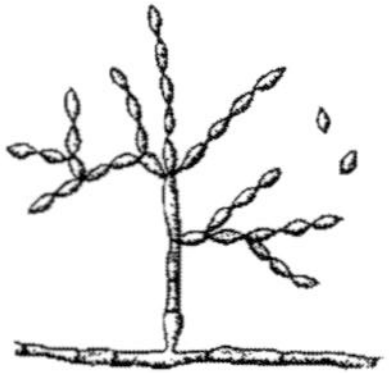	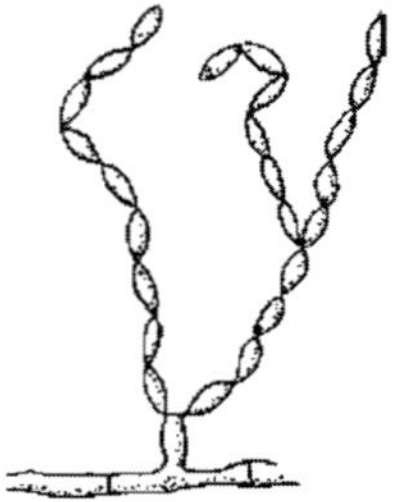
明胶的水解反应	+	—	—
15% 盐的耐受性	+	—	—
在 37 ℃下生长	—	+	+
在 42 ℃下生长	—	—	多变

[a] 插图来自 D.H.Larone，《医学上重要的真菌鉴定指南》，第 4 版，ASM 出版社，华盛顿哥伦比亚特区，2002 年。

[b] 菌落生长迅速，天鹅绒状或棉状，橄榄灰色至橄榄褐色或黑色，反面为黑色。

[c] 斑替枝孢瓶霉现在包括以前分类为 Xylophypha ernmonsii 的分离株。斑替枝孢瓶霉从脑损伤中分离出来的菌株能在 40 ℃下生长；一些分离株（以前分类为 X.ernmonsii）不会在 37 ℃以上生长。

表 6-15 赛多孢霉属和指霉属[a]

诊断特征	赛多孢霉属复合群	多育赛多孢子菌	奔马赭菌	缢缩指霉缢缩亚种（未包含在MIF中）
菌落形态	棉状白色至灰色或棕色；反面白色，变成灰色或黑色	棉状，浅灰色至黑色；反面灰色至黑色	羊毛状深色，橄榄灰色、红褐色或灰黑色；反面黑色带点红或弥漫性褐色	羊毛状深色，橄榄灰色、红褐色或灰黑色；反面黑色带点红或弥漫性褐色
微观形态	粘束孢霉可能会出现 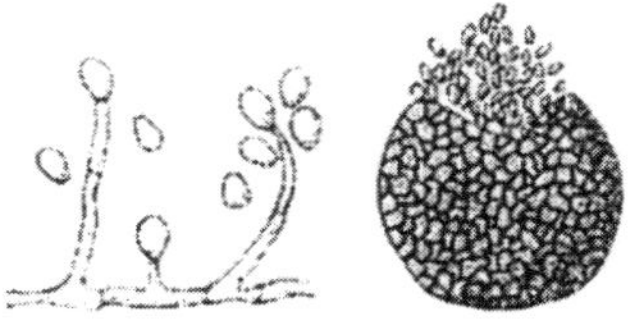 无性 有性	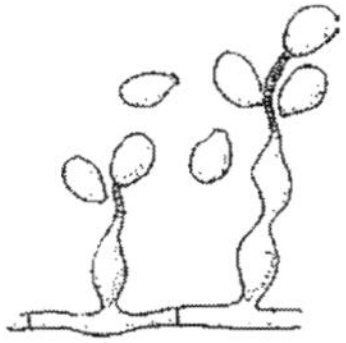	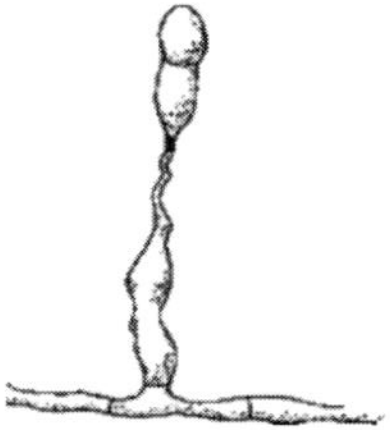	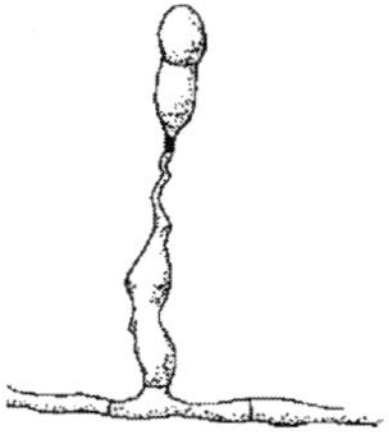

续表

诊断特征	赛多孢霉属复合群	多育赛多孢子菌	奔马赭菌	缢缩指霉缢缩亚种（未包含在 MIF 中）
＜7 天的明胶水解反应	NA	NA	+	—
放线酮耐受性	+（有性阶段可能会被放线酮抑制）	—	—	+
在 37 ~ 45 ℃下生长	37 ℃	45 ℃		

[a] 插图来自 D.H.Larone，《医学上重要的真菌鉴定指南》，第 4 版，ASM 出版社，华盛顿哥伦比亚特区，2002 年。

第七部分

寄生虫诊断

总论

大多数寄生虫感染一般是通过临床样本的显微镜检查做出诊断，就需要训练有素的技术人员花费大量的时间检查单个样本。在大多数发达国家，寄生虫感染的流行率非常低，因此，许多实验室委托专业的大型实验室进行寄生虫检测。为了检测更多常见的寄生虫，人类已经开发了免疫分析法（例如，溶组织内阿米巴、十二指肠贾第鞭毛虫和隐孢子虫）。然而，这些试验是显微镜检查虫卵和寄生虫样本的辅助手段，很少能取代显微镜检查。同样，人类已经开发一些检测寄生虫特异性核酸的测试方法。最近，美国食品和药品监督管理局已经批准这些方法直接用于检测粪便中的核酸。

本节对目前实验室用于诊断寄生虫感染最常见的检测方法进行了概述。关于其他信息，读者可参考《临床微生物学手册》（*Manual of Clinical Microbiology*）（2015 年第 11 版）和加西亚（Gracia）著《医学寄生虫学诊断》（*Diagnostic Medical Parasitology*）（2001 年第 4 版）。

表 7-1 寄生虫的检测方法[a]

寄生虫	培养	显微镜检查	抗原检测	抗体检测	分子诊断
自生生活阿米巴					
棘阿米巴	A	A	D	D	C
耐格里属	D	A	D	D	C
肠道和泌尿生殖器原生动物					
结肠小袋纤毛虫	D	A	D	D	D
人芽囊原虫	B	A	D	D	D
微小隐孢子虫	D	A	A	D	B
卡耶塔环孢子虫	D	A	D	D	B
脆弱双核阿米巴	D	A	C	D	D
溶组织内阿米巴 / 迪斯帕内阿米巴	D	A	A	B	B
十二指肠贾第鞭毛虫	D	A	A	D	B
贝氏等孢球虫	D	A	D	D	C
阴道毛滴虫	A	A	A	D	A

续表 1

寄生虫	培养	显微镜检查	抗原检测	抗体检测	分子诊断
血液和组织原生动物					
巴贝虫	D	A	D	B	C
利什曼原虫	B	A	D	C	C
疟原虫	C	A	B	C	C
刚地弓形虫	C	B	D	A	B
锥虫	C	A	C	A	C
微孢子虫					
许多属	D	A	D	D	C
蠕虫：线虫					
十二指肠钩口线虫	D	A	D	D	D
似蚓蛔线虫	D	A	D	D	D
布鲁线虫属	D	A	C	C	C

菲律宾毛细线虫	D	A	D	D	D
麦地那龙线虫	D	A	D	D	D
蠕形住肠线虫	D	A	D	D	D
罗阿丝虫	D	A	C	C	C
常现曼森线虫	D	A	C	C	C
美洲板口线虫	D	A	D	D	D
盘尾丝虫	D	A	D	D	D
粪类圆线虫	D	A	C	C	C
犬弓首线虫	D	D	D	A	D
旋毛虫	D	A	D	A	C
毛首鞭形线虫	D	A	D	D	D
班氏吴策线虫	D	A	C	C	C
蠕虫：吸虫					
华支睾吸虫	D	A	D	D	D
肝片吸虫	D	A	D	D	D

续表 2

寄生虫	培养	显微镜检查	抗原检测	抗体检测	分子诊断
布氏姜片吸虫	D	A	D	D	D
卫氏并殖吸虫	D	A	D	C	D
血吸虫属	D	A	C	C	C
蠕虫：绦虫					
阔节裂头绦虫	D	A	D	D	D
犬复孔绦虫	D	D	D	D	D
细粒棘球绦虫	D	D	D	A	D
多房棘球绦虫	D	D	D	A	D
缩小膜壳绦虫	D	A	D	D	D
微小膜壳绦虫	D	A	D	D	D
肥胖带绦虫	D	A	D	D	D
猪带绦虫	D	A	D	A	D

[a]A：检测通常是有用的；B：在某些情况下检测有用；C：检测很少用于一般的诊断，但是可能在参比实验室中有用；D：检测通常不用于实验室诊断。

显微镜检查

抗酸三色变色素染色

采用抗酸三色变色素染色检测微孢子虫、隐孢子虫、环孢子虫和等孢球虫。样本先用改良石炭酸品红染色，随后用迪迪埃三色溶液染色（在醋酸中使用变色素 2R、苯胺蓝和磷钨酸），然后再用含酸乙醇洗涤，随后用 95% 酒精洗涤。隐孢子虫、环孢子虫和等孢球虫呈亮粉红色或紫色，微孢子虫呈粉红色。

钙荧光白染色

钙荧光白与纤维素和几丁质结合，暴露在长波紫外线时，其呈现最佳荧光。自生生活的阿米巴（即棘阿米巴、巴拉姆西亚阿米巴和耐格里阿米巴）和恶丝虫的幼虫发出荧光。

德拉菲尔德氏苏木精染色

德拉菲尔德氏苏木精染色剂用于薄和厚血涂片以检测微丝蚴。它可能比吉姆萨染液或瑞特染液更多呈现结构上的细微之处（如细胞核和鞘）。这种染色剂尚未上市，因此通常只用于专业实验室。

直接荧光抗体染色

通过使用特异性荧光素标记抗体，在临床样本中直接检测到各种生物体（如隐孢子虫和十二指肠贾第鞭毛虫）。被标记的抗体与生物体结合，并在紫外线下发出绿色荧光。染色剂的敏感性和特异性取决于试剂中使用的抗体的质量。最佳的荧光检测需要使用 420 ～ 490 nm（宽频带）段或 470 ～ 490 nm 段（窄频带）的激发滤光片和 510 ～ 530 nm 段的吸收滤光片。

吉姆萨染色

瑞特染液和吉姆萨染液是由罗曼诺夫斯基染色剂改良而成的，它结合了亚甲蓝和伊红。这两种染色剂都用于检测血液寄生虫（如疟原虫、巴贝虫和利什曼原虫）。原生动物的滋养体有一个红色的细胞核和灰蓝色的细胞质。

铁苏木精染色

铁苏木精染色剂用于粪便原生动物的检测和鉴定。蠕虫虫卵和幼体通常会保留很多着色剂，而且更容易用湿法制备来识别。铁苏木精染色剂可用于新鲜粪便样本或用聚乙烯醇或类似防腐剂加以保存的样本。用福尔马林固定的样本不能使用。

卢戈染色

将碘添加到寄生虫学样本的“湿”制剂中，以增强其内部结构（如细胞核和糖原泡）的对比度。这种方法的一个缺点是原生动物会被碘杀死，因此不能观察到其运动。

改良的抗酸染色

抗酸染色法用于检测隐孢子虫、环孢子虫和等孢球虫。由于原生动物可以很容易地脱色，因此使用弱酸乙醇溶液以从非抗酸生物体中去除碱性石炭酸品红。保留这种改良染色剂的生物体是部分抗酸的。

改良的抗酸染色［韦伯绿（Weber Green），瑞恩蓝（Ryan Blue）］

三色染色剂已被专门改良而用于检测微孢子虫。使用较高浓度的染料和较长的染色时间可以促进微孢子虫的染色。韦伯绿将生物体染成粉红色，背景为绿色；而瑞恩蓝也将生物体染成粉红色，但背景为蓝色。

三色染色

三色染色剂如同铁苏木精染色剂一样，是一种永久性的染色剂，用于对原生动物的检测和鉴定。染色剂由在磷钨酸和醋酸环境中的三种染料（变色素 2R、亮绿 SF 和固绿 FCF）组成。如果染色处理得当，样本背景为绿色，并且原生动物有含有红色或紫红色细胞核的蓝绿色至紫色的细胞质、类色素体、红细胞和细菌。寄生虫的卵和幼体通常会染成红色。

瑞特染色

瑞特染色剂是一种多色染色剂，由溶解在甲醇中的亚甲蓝、天蓝色 B（由亚甲蓝氧化）和伊红 Y 混合而成。伊红离子带负电荷，将细胞的基本成分染色成橙色到粉红色，而其他染料则将酸性细胞结构染色成不同深浅的蓝色至紫色。

特异性诊断性试验

自生生活阿米巴

棘阿米巴

慢性肉芽肿性阿米巴脑炎是由几种棘阿米巴引起，可通过显微镜检查吉姆萨染色或三色染色的脑组织来进行诊断，极少数情况下也用脑脊液（CSF）检测。棘阿米巴角膜炎的诊断是直接通过显微镜检查角膜刮片或样本的培养。核酸扩增（NAA）检测和血清学检测仅用于研究实验室。

耐格里阿米巴

原发性脑膜脑炎由福氏耐格里阿米巴引起，可通过显微镜检查吉姆萨或三色染色的脑组织或脑脊液中可移动的滋养体诊断。可进行脑脊液吉姆萨染色或三色染色，但革兰氏染色效果不佳（给予假阳性和假阴性结果）。核酸扩增检测和血清学检测仅用于研究实验室。

肠道和泌尿生殖器中的原生动物

结肠小袋纤毛虫

检测结肠小袋纤毛虫最好的方法是粪便样本的湿涂片检查。这种生物容易被三色染色剂过度染色，可能会被错误识别。结肠小袋纤毛虫及其滋养体会快速的旋转运动，这使得它们在穿过视野时很容易被人们忽略。

人芽囊原虫

人芽囊原虫对人类疾病的影响仍然存在争议。原生动物可以通过有症状和无症状个体的粪便样本的显微镜检查［碘湿法、三色法或直接荧光抗体（DFA）法］或抗原测试酶［免疫分析法（EIA）］检测。因为在检测到抗体反应之前需要长时间暴露，所以血清学检测无效。

微小隐孢子虫

通过检查粪便样本对微小隐孢子虫感染做出诊断。这种原生动物不能用碘液或永久性染色剂（三色染色剂或铁苏木精染色剂）进行充分的染色。它可以通过湿涂片进行识别。但是改良的抗酸染色剂或 DFA 测试更具有敏感性和特异性。目前用于快速检测微小隐孢子虫的商品化抗原检测试验和横向流动分析具有接近 100% 的敏感度和特异性。现在基于 PCR 的综合征多元检测技术包括对微小隐孢子虫的检测。有的实验室正在采用综合征性胃肠道试验来取代常规的粪便培养法。这一应用有些争议，但可能有利于检测到更多的微小隐孢子虫病。这种病在过去没有特定诊断性试验的情况下很难检测到。血清学检测尚未用于诊断目的。

卡耶塔环孢子虫

卡耶塔环孢子虫可通过对粪便样本的显微镜检查进行检测。原生动物无法被碘液、吉姆萨染液、三色染色剂或变色素染色剂很好地染色。最常用的方法是使用改良的抗酸染色剂来检测，但是即使是经验丰富的寄生虫学家也会发现很难用抗酸染色剂来识别这种生物体。环孢子虫也会在紫外荧光下发出自身荧光（450 ～ 490 nm 激发滤光片时绿色；365 nm 激发滤光片时蓝色），这可以极大提高检测能力。基于 PCR 的 NAA 检测现在已经上市，但迄今为止只应用于粪便样本的多元大型测试。血清学检测不用于诊断。

脆弱双核阿米巴

对一个永久性染色的浓缩样本进行显微镜检查是诊断脆弱双核阿米巴感染的一种方法。粪便抗原检测方法已经被开发出来，但并没有被广泛应用，可能是由于以前对脆弱双核阿米巴是否为一种真正的病原体存在争论。

溶组织内阿米巴 / 迪斯帕内阿米巴

显微镜检查不能可靠地区分出来溶组织内阿米巴（致病性）和迪斯帕内阿米巴（非致病性），除非在溶组织内阿米巴的滋养体（一种不寻常的发现）的细胞质中检测到红细胞。这两种原生动物是通过使用湿涂片或永久性染色剂以检查临床样本（如粪便、组织活检样本和脓肿吸出物）来进行检测的。许多抗原检测试验可用于鉴定溶组织内阿米巴。如今这些测试比显微镜检查更具有敏感性和特异性。基于 PCR 的 NAA 测试也可用于检测和鉴定溶组织内阿米巴。到目前为止，商品化的核酸扩增试验无法区分溶组织内阿米巴和迪斯帕内阿米巴。通常包括这些生物体在内的测试在不同程度上具有多重类型。溶组织内阿米巴/迪斯帕内阿米巴可以在两个大型胃肠道检测组合中找到，包括细菌、病毒和寄生虫，或在包括寄生虫的小型检测组合中找到。因为在粪便样本中可能检测不到包囊或滋养体，所以血清学检测对肠外感染的诊断很有价值。间接血凝试验（indirect hemagglutination assay，IHA）是参考试验。美国疾病预防控制中心（CDC）推荐使用 1 ∶ 256 的比例作为 IHA 血清结果呈阳性的标准。该技术可鉴定出 95% 的肠外感染患者、70% 的局限于肠道的活动性疾病患者和 10% 的无症状肠道疾病携带者。在治疗成功后，阳性滴度可能会持续数年。EIA 是一种敏感的检测方法，它识别的肝病患者明显多于 IHA。没有观察到与其他阿米巴的交叉反应。即使是针对患者活跃的侵袭性疾病（只有 65% 的患者呈阳性），免疫球蛋白 M（IgM）抗体的检测是不敏感的。

十二指肠贾第鞭毛虫

对粪便样本进行十二指肠贾第鞭毛虫滋养体和包囊的

显微镜检查［湿涂片、永久染色或 DFA 检测（包囊特异性）］可鉴别感染。EIA 和横向流动分析的抗原检测被广泛应用，比显微镜检查的方法更敏感、更具特异性。抗原检测方法具有同时检测包囊和滋养体的优点（首选试验）。基于 PCR 的 NAA 检测方法已被开发出来。贾第鞭毛虫可以在包括细菌、病毒和寄生虫在内的大型胃肠道 PCR 检测组合中检测到，也可以在包括寄生虫在内的较小的检测组合中检测到。

贝氏等孢球虫

与隐孢子虫和环孢子虫一样，用于检测贝氏等孢球虫的粪便样本的最常用方法是改良的抗酸染色剂法。NAA 仅限于研究实验室，血清学检测对诊断没有帮助。

阴道毛滴虫

阴道毛滴虫是最常见的性传播疾病的病原体之一。历史上，感染阴道毛滴虫最常见的诊断方法是通过显微镜检查（湿涂片，DFA）阴道和尿道分泌物、前列腺分泌物和尿液沉积物。显微镜检查的敏感度为 50% ～ 70%。如果显微镜检查为阴性，那么可以将其进行培养以提高敏感度（＞ 80%），这是“金标准”。基于显微镜和培养的诊断方法的局限性之一是需要快速运输来维持病原体的生存能力。抗原检测是一种替代的诊断方法，可避免快速运输样本，是因为该方法不需要生物体处于存活状态。最近，由于优越的灵敏度和迅速的周转时间，核酸扩增试验被广泛使用。血清学检测对诊断没有帮助。

血液和组织原生动物

巴贝虫

巴贝虫感染最常见的诊断方法是在经吉姆萨染色的外周血涂片中检测被寄生的红细胞。对于低级别寄生虫血症或周围涂片不确定的患者，尽管在实践中很少进行，但血清学检测可能会有帮助。免疫荧光抗体（IFA）试验中的抗体滴度在患病最初几周内迅速上升到 1 ：1024 的比例或更高，然后在随后的 6 个月内逐渐下降。可检测到的低滴度可能持续 1 年或更长时间。在生活在地方性感染地区的健康个体中，可能出现抗体滴度的升高。因此，阳性的血清学检测应通过检测血液涂片中的寄生虫来确定该结果。巴贝虫物种之间的交叉反应性是不稳定的；因此，可以观察到血清学反应的区域差异。

利什曼原虫

利什曼病的诊断可通过在临床样本中检测到无鞭毛虫或在培养中检测到前鞭毛虫。样本应采用抽吸、刮拭或穿刺活检的方法从病变边缘采集。组织用于做组织条印片，并提交组织病理学检查。在吉姆萨染液的巨噬细胞内发现了无鞭毛体。基于 PCR 的 NAA 检测已经被开发出来，以识别组织活检样本中特定的利什曼原虫。样本也可以在含有 30% 胎牛血清的施耐德果蝇培养基中培养。虽然该方法很敏感，但是培养必须保持 4 周或更长时间。血清学检测，包括 IFA 试验、酶联免疫吸附测定（ELISA）和免疫印迹（immunoblot，IB）试验，已被用于诊断，但仅限于参比实验室和疾病预防控制中心。

疟原虫

疟疾最常见的诊断方法是在经吉姆萨染色的薄和厚外周血涂片中检测被寄生的红细胞。如果用抗凝剂采血，应使用 EDTA 而不是肝素。厚涂片检查是最敏感的显微镜检查方法，但疟原虫种类的鉴定需要检查薄涂片。吖啶橙也被用来给血涂片染色。该方法虽然灵敏，但物种鉴定比较困难。基于 PCR 的 NAA 检测已经被开发出来，可以在物种水平上鉴定疟原虫。这些 NAA 测试至少与厚涂片的检查一样敏感，但目前仅限于参比实验室。专门针对恶性疟原虫的富组氨酸蛋白 -2（HRP-2）的抗原检测试验和专门针对恶性疟原虫和非恶性疟原虫的寄生虫乳酸脱氢酶（LDH）均为商用。这些检测方法对寄生虫血液感染的敏感性较差，比如经常出现的非恶性疟原虫感染。尽管在敏感性方面有限制，抗原检测可以在缺少经验丰富的寄生虫学家的情况下快速提供初步结果。虽然已经开发了物种特异性血清学检测，但在疟原虫物种之间存在广泛的交叉反应性，并且这些检测尚未用于诊断。

刚地弓形虫

尽管在吉姆萨染色的样本中可以观察到速殖子和包囊，但是组织和液体的显微镜检查通常无法发现刚地弓形虫。此外，寄生虫可以通过接种小鼠或细胞培养物繁殖，但其产量也很低。EIA 抗原检测不敏感，不建议使用。一种 PCR 检测方法可用于确认先天性感染和检测影像学上有特征性环形增强病变患者的脑脊液。这种检测对其他形式的弓形虫病效果有限，通常只能从参比实验室中获得。

血清学检测是诊断弓形虫病的首选方法。有多种商品化试剂盒（IFA 试验、EIA 和凝集）可用于测量 IgM 和 IgG 对弓形虫的反应。当对使用不同检测方法的测试进行比较时，必须要小心。为了诊断急性获得性感染，应进行 IgG 的 IFA 试验或 EIA 检测。如果免疫能力强的人检测为阴性，则排除该诊断结果。检测到 IgM 抗体或 IgG 抗体水平增加 4 倍或更多（很少观察到），与急性感染相一致。下面对几个重要临床情况下弓形虫的血清学检测进行具体描述。

怀孕：在怀孕前检测到 IgG 抗体的女性具有免疫能力，将病原体传播给胎儿的风险很低。血清反应阴性的女性有将微生物传播给胎儿的风险。而有些国家，女性每月都会检测 IgG 抗体。如果一名女性在怀孕后第一次接受检测且有 IgG 抗体，应检测 IgG 和 IgM 活动性，以确定急性感染是否发生在妊娠期间。

新生儿：应尝试将该生物体从胎盘中分离出来，因为 95% 未经处理的胎盘会造成新生儿先天性感染。检测儿童血清中总抗体及 IgG、IgM 和 IgA 特异性抗体。脑脊液也应进行血清学分析和直接对刚地弓形虫速殖子进行检查。与母亲相比，婴儿体内的 IgG 滴度持续增加是先天性感染的诊断标志。用 PCR 方法在羊水中检测寄生虫特异性 DNA 也是疾病的明确证据。

眼部感染：眼部感染可以通过证明局部产生抗体或检测寄生虫 DNA 加以诊断。

免疫缺陷患者：免疫缺陷患者的大多数感染可复发。

IgM 抗体通常检测不到，IgG 抗体滴度与慢性感染相一致。通常是通过在组织活检样本或抽吸液体中检测到寄生虫或弓形虫 DNA 来确诊。

布氏锥虫

非洲锥虫病是通过对血液、淋巴结吸出物、骨髓或脑脊液的检测来诊断的。在发热期，寄生虫存在于血液中，因此只有在患者发热时才会发现少量寄生虫。血液厚涂片和薄涂片及血沉棕黄层应使用吉姆萨染液进行检查。检查前应采集脑脊液。ELISA 可用于检测血清和脑脊液中的寄生虫抗原。基于 PCR 的 NAA 检测方法也已在参比实验室中被开发出来。血清学检测（IFA、ELISA、IHA 和凝集）用于流行病学研究，但不用于诊断。

克氏锥虫

由克氏锥虫引起的美洲锥虫病（恰加斯病）是在疾病急性期内通过对吉姆萨染色的外周血（厚涂片、薄涂片或白膜层细胞）检测锥虫而诊断的。血液涂片对先天性感染和慢性疾病的检测作用不大。血清和尿液中寄生虫抗原的免疫分析可用于克氏锥虫感染的检测。基于 PCR 的 NAA 检测已经开发出来，但主要用于研究实验室。吸出物、血液和组织可以与样品一起培养 4 周或更长时间。参比实验室和疾控中心中可进行血清学检测。这些测试包括补体固定（CF）、IFA 试验、IHA 和 ELISA。大多数试验使用外鞭毛虫抗原，可与其他锥虫、利什曼原虫和弓形虫发生交叉反应。滴度的升高不能被用来区分活动性疾病和既往疾病。

微孢子虫

微孢子虫有多达140个属，其中至少有7个属与人类疾病有关。最常见的诊断方法是检查粪便样本或者细胞学或组织病理学检查。在玻片上制备粪便涂片（样本浓缩会导致生物体丢失），然后用含变色染料的染色剂（chromtrope-based staims）或化学荧光剂（钙荧光白）进行染色。免疫荧光染色法已经被开发出来，但尚未得到广泛应用。通过支气管肺泡灌洗液、胆道吸出液、十二指肠吸出液和脑脊液等浓缩液的细胞学检查，可检测到微孢子虫的孢子。活检样本的组织学检查效果很好。NAA测试已经被开发出来，但仅限于研究实验室。血清学检测对人类感染的诊断没有任何帮助。

蠕虫：线虫

十二指肠钩口线虫

钩蠕虫感染的诊断是通过显微镜对粪便样本和特征虫卵的直接涂片的检查。严重感染（如每个玻片有大于25个虫卵）与贫血有关。应避免延迟样本检查，因为虫卵可以在未保存的样本中孵化，并释放出幼虫可能被误诊为粪类圆线虫。感染其他种类的钩虫（以及其他钩蠕虫和圆线虫）可导致皮肤幼虫迁移，丝状幼虫通过皮肤层迁移并刺激炎症反应。该病是根据临床表现进行诊断的。

似蚓蛔线虫

蛔虫感染是通过对显微镜下粪便样本的特征卵（受精卵、脱毛卵和未受精卵）检查加以诊断。受精卵可以在直接的粪便涂片或浓缩样本中被检测到。未受精卵不能用浮选浓缩法浓缩。成虫也可以通过粪便或反刍物传播。

布鲁线虫

通过检查血液中是否存在微丝蚴来检测其感染。大多数感染是由血液中相对较少的微丝蚴引发的，因此必须用厚涂片进行大量检测，或者采取更适当的方法即用膜过滤器进行浓缩检测（Knott 技术）。这些蠕虫可被吉姆萨或苏木精染色剂染色。对特定微丝蚴的识别是基于它们的形态（大小，尾部的核排列，以及鞘是否存在）。抗原、抗体和基于 PCR 的 NAA 检测也已被开发用于微丝蚴病感染的检测。这些检测通常可以在 CDC 和研究实验室中进行。微丝蚴在血液中有明确的周期循环，与昆虫媒介的叮咬习惯相对应。

菲律宾毛细线虫

其诊断是基于对显微镜下粪便样本中的特征虫卵的检查。幼虫和成虫偶尔也会被检测到。

麦地那龙线虫

这种几内亚蠕虫的感染是通过发现成年雌性蠕虫从皮下组织迁移到皮肤表面来诊断的。成年雄性虫很小，很少被发现。

蠕形住肠线虫

蛲虫感染是通过显微镜检查从肛周褶皱采集的寄生虫卵来进行诊断的。用纤维素胶带或商品化搅拌棒采集虫卵，转移到显微镜载玻片上，直接检测或将其暴露于一滴甲苯或二甲苯后进行检查。可能需要检查多个样本。

罗阿丝虫

请参阅布鲁线虫。罗阿丝虫以天为周期，应在中午采集样本。成虫通过结膜移行时可能会被检测到。

常现曼森线虫

请参阅布鲁线虫。常现曼森线虫没有周期性。

美洲板口线虫

请参阅十二指肠钩口线虫。

盘尾丝虫

盘尾丝虫成虫生活在皮下组织中，并沉积微丝蚴在皮肤组织中。其诊断是通过对悬浮在盐溶液中的皮肤片上微丝蚴的检测。应从肩胛骨区域或髂嵴上采集皮肤切片。注意，不要让血液污染样本。

粪类圆线虫

圆线虫病的诊断是基于对显微镜下粪便样本中的特征幼虫的检查。浓缩样本中，特别是来自慢性感染患者的样本，很少观察到虫卵，甚至幼虫可能也很稀少。已开发出检测轻度感染的技术，包括贝尔曼法（粪便样本放置在一个有水的漏斗中，让幼虫迁移到水中，然后用显微镜检查样本）和琼脂板方法（粪便材料放置在琼脂板上，然后在 1 ～ 3 天后检查以跟踪幼虫从粪便中迁徙的痕迹）。该技术可能需要多个样本来进行诊断。成虫、虫卵和幼虫可通过组织病理学检测观察到。血清学检测（EIA 和 IB 分析）可在 CDC 获得。EIA 报告的敏感度为 84% ～ 92%。患有其他线虫感染的患者也可能发生交叉反应。滴度可能会持续不变，因此用血清学检测区分当前和既往感染是不可靠的。若多微生物血液培养与免疫功能低下的患者粪便菌群相类似，可能表明该患者有圆线虫过度感染。在这些情况下，幼虫通过肠壁迁移到血液中，并携带肠道菌群。

犬弓首线虫

人类摄入犬弓首线虫卵导致内脏幼虫移行症，其特征是高嗜酸性粒细胞增多、肝大、发热和肺炎。诊断依据是临床表现和血清学检测（EIA）。因为尚未开发出证明感染的替代方法，所以人们不能精确地评估检测的敏感性和特异性。检测的敏感性估计为 70% ～ 80%，其特异性约为大于 90%。

旋毛虫

旋毛虫病的诊断是通过证明在骨骼肌的活检样本中，特别是三角肌和腓肠肌的活检样本中有被包裹的幼虫。用酸性溶液消化肌肉组织来改善幼虫的检测。直到感染后 3 ～ 5 周（疾病急性期后）才可检测到抗体产生；抗体水平在第 2 个月或第 3 个月达到高峰，然后在几年内缓慢下降。EIA 比其他方法更早地检测出抗体，但 EIA 的特异性较低。絮凝试验可确定 EIA 阳性结果。

毛首鞭形线虫

严重感染患者的诊断是通过对显微镜下直接使用湿涂片制备的粪便样本的检查。可能需要用浓缩法来检测轻度感染中的虫卵。

班氏吴策线虫

请参阅布鲁线虫。班氏吴策线虫有夜间活动的周期性。

蠕虫：吸虫

华支睾吸虫

东方肝吸虫感染的诊断是通过对显微镜下粪便样本中的特征虫卵的检查。

肝片吸虫

引起肠道吸虫病的肝片吸虫的感染的诊断是通过对显微镜下粪便样本的特征虫卵的检查。血清学检测（EIA 和 m 检测方法）可在 CDC 获得。EIA 测试使用排泄性 – 分泌性抗原，特异性抗体在感染后 2 ～ 4 周出现，敏感性极好（95%），但可能与血吸虫发生交叉反应。可以通过使用 IB 分析方法来解决这一问题。治疗后抗体滴度迅速下降，可用于预测对治疗的反应。

布氏姜片吸虫

引起肝吸虫病的布氏姜片吸虫感染的诊断是通过对显微镜下粪便样本的特征虫卵的检查。

卫氏并殖吸虫

引起肺吸虫病的卫氏并殖吸虫的感染诊断是通过对显微镜下粪便样本的检查，较不常见的是痰特征卵。血清学检测（EIA 和 m 检测方法）可在 CDC 获得。EIA 测试具有较高的敏感性和特异性，抗体滴度可以被用于监测以评估对治疗的反应。

血吸虫

感染人类的 3 个最重要的血吸虫是曼氏血吸虫、日本血吸虫和埃及血吸虫。它们产生具有形态特征的虫卵，曼氏血吸虫和日本血吸虫的虫卵可以在粪便样本中被检测到，而埃及血吸虫可以在尿液中被检测到。在慢性曼氏血吸虫和日本血吸虫感染后，虫卵聚集在肠壁、直肠壁和肝脏壁上，在粪便样本中可能很稀少。直肠或盲肠的活检需要进行诊断。同样，诊断埃及血吸虫感染可能需要膀胱壁活检。抗原（EIA）和抗体（EIA 和 IB 检测方法）检测可在 CDC 获得。该试验对曼氏血吸虫感染具有高敏感度，而对日本血吸虫和埃及血吸虫感染具有较低的敏感度。IB 分析用于区分血吸虫的种类。

蠕虫：绦虫

阔节裂头绦虫

阔节裂头绦虫感染的诊断是基于对粪便样本中特征卵或节片的检测。

犬复孔绦虫

作为狗带绦虫的犬复孔绦虫感染的诊断是基于对粪便样本中卵袋或节片的检测。

细粒棘球绦虫

单房包虫感染的诊断很困难，但可通过成像技术（如 X 射线分析、超声扫描和计算机断层扫描）来检测组织中的包囊。不建议抽吸囊肿内容物。血清学检测（IHA、IFA 检测和 EIA）效果很好。测试敏感度范围为 60% ～ 90%，当使用测试组合时会得到提高。患者的抗体反应性受囊肿的位置和完整性的影响。在骨和肝的囊肿患者中比在肺、脑和脾的囊肿患者中更常检测到抗体。对于囊肿完整的患者而言，血清反应性通常较低。假阳性反应可能发生在其他蠕虫感染、癌症、胶原血管疾病和肝硬化的患者中。

多房棘球绦虫

和细粒棘球绦虫一样，多房棘球绦虫感染（多房包虫感染）的诊断存在困难。通过对肝组织的组织学检查可以得到明确的诊断。血清学检测（EIA）也可用于诊断多房棘球绦虫感染。使用纯化抗原提高了检测的敏感度和特异性。

缩小膜壳绦虫

缩小膜壳绦虫（小鼠绦虫）感染的诊断是通过对粪便样本中特征虫卵的检测。很少观察到节片。

微小膜壳绦虫

微小膜壳绦虫（大鼠绦虫）感染的诊断是通过对粪便样本中特征虫卵的检测。很少观察到节片。

牛带绦虫

牛带绦虫感染的诊断是通过对粪便样本中特征虫卵或节片的检测。

猪带绦虫

摄入囊尾虫后猪带绦虫感染的诊断是通过对粪便样本中特征虫卵或突片的检测。猪带绦虫卵对人类也具有传染性。摄入虫卵会导致囊尾幼虫病。囊状虫可在任何组织中繁殖，诊断依据是在组织学样本中检测寄生虫或根据血清学反应（EIA 和膨润土絮凝）。据报道，50% ～ 70% 的单囊肿患者、80% 的多发钙化病变患者血清呈阳性，90% 以上的多发非钙化病变患者血清呈阳性。EIA 不如 IB 试验敏感，并与其他蠕虫感染的特异性抗体发生交叉反应。目前并没有区分活动性感染和非活动性感染的检测方法。

鉴别表和图片

表 7-2　常见肠道阿米巴滋养体[a]

生物体	大小[b]（直径或长度）	运动性	细胞核（数量和可见性）	染色后的外观：外周染色质	染色后的外观：染色体	染色后的外观：细胞质	染色后的外观：包含物
溶组织内阿米巴	5 ~ 60 μm；范围通常为 15 ~ 20 μm；侵入型可能大于 20 μm	渐进式的，带有透明的指状假足；速度可以很快	1 个；未染色时很难观察到	颗粒细小，大小统一且通常分布均匀；可能会呈珠状	小，通常紧密；位于中心，但也可能偏离	细小颗粒状的“磨砂玻璃”，外质和内质分化明显；如果有液泡，通常很小	非侵入性生物体 可能含有细菌；如果有红细胞，则具有诊断意义
哈氏内阿米巴	5 ~ 12 μm；范围通常为 8 ~ 10 μm	通常是非渐进式的	1 个；未染色时观察不到	细胞核可能比溶组织内阿米巴染色更深，尽管形态相似，但染色质可能呈实心环状而不是珠状	通常小而紧密；可能位于中心或偏离中心	细小颗粒状的	可能含有细菌；没有红细胞

续表

生物体	大小[b]（直径或长度）	运动性	细胞核（数量和可见性）	染色后的外观			
				外周染色质	染色体	细胞质	包含物
结肠内阿米巴	15 ~ 50 μm；范围通常为 8 ~ 10 μm	行动迟缓，无方向感，不锋利的颗粒状伪足	1 个；未染色时可见	可在膜上集群分布且排列不均匀；也可能出现实心的黑色环而没有珠状或块状物	大而不紧密，可能偏离中心或不偏离中心；可能是散开的和深色的	颗粒状，很少分化成外质和内质；通常有液泡	细菌，酵母细胞，其他残片
波列基内阿米巴	10 ~ 12 μm	通常是渐进式的，行动迟缓	1 个；偶尔在湿法制备中可见	细小颗粒；可能散布着大颗粒；在膜上均匀排列；染色质也可在膜边缘形成团状	小，通常位于中心	细小颗粒状	可能含有摄入的细菌
微小内蜒阿米巴	6 ~ 12 μm；范围通常为 8 ~ 10 μm	行动迟缓，通常是非渐进式的	1 个；偶尔在未染色时可见	通常无外周染色质；核染色质可能变化很大	大，形状不规则；可能会出现“印迹状”；常见多核变异；可能表	颗粒状，有液泡	细菌

					现出溶组织内阿米巴或脆弱双核阿米巴的特征		
布氏嗜碘阿米巴	8～20 μm；范围通常为12～15 μm	行动迟缓，通常是渐进式的	1个；通常在未染色时不可见	通常无外周染色质	大；可能被折光颗粒所包围，难以观察到（“篮状核”）	粗颗粒状；可能高度空泡化	细菌，酵母细胞，其他残片
脆弱双核阿米巴[c]	5～15 μm	非渐进式的，伪足有角	1个（40％）或2个（60%）	无外周染色质	含4～8个颗粒的染色体组	细小颗粒状，可能存在液泡	

[a] 资料来自 Garcia LS，《诊断医学寄生虫学》（*Diagnostic Medical Parasitology*），第4版，ASM出版社，华盛顿哥伦比亚特区，2001年。

[b] 湿法制备测量法（在永久性染色剂中，通常测量不到1～2 μm的微生物）。

[c] 现在认为是鞭毛虫，但过去认为是阿米巴，因此它被列入该表。也包括在表7-4中。

表 7-3 常见肠道阿米巴包囊[a]

生物体	大小[b]（直径或长度）	形态	细胞核（数量和可见性）	经染色的外观			
				外周染色质	染色体	细胞质染色质	糖原[c]
溶组织内阿米巴	10～20 μm；范围通常为12～15 μm	通常呈球形	成熟包囊，4个；未成熟包囊，1或2个；湿法制备不易观察到	颗粒细小、大小统一，分布均匀；细胞核的特征可能不像滋养体那样清晰可见	小，紧密，通常位于中心，但偶尔偏离中心	可能存在；通常伴随着不锋利的圆形的光滑边缘；可能为圆形或椭圆形	在成熟包囊中可能是散开的或不存在的；早期包囊可出现染色质团块
哈氏内阿米巴	5～10 μm；范围通常为6～8 μm	通常呈球形	成熟包囊，4个；未成熟包囊，1或2个；有2个核的包囊很常见	细小颗粒在膜上均匀分布；细胞核的特征可能很难被观察到	小，紧密，通常位于中心	通常存在；通常伴随着不锋利的圆形的光滑边缘；可能为圆形或椭圆形	可能存在，也可能不存在，比如像溶组织内阿米巴

结肠内阿米巴	10～35μm，范围通常为15～25 μm	通常呈球形；也可能是椭圆形、三角形或其他形状；在永久性染色的载玻片上可能会因固定剂渗透不足而变形	成熟包囊，8个；偶尔≥16个；偶尔可观察到有2个核以上的未成熟包囊	粗颗粒；可在膜上集群分布且排列不均匀；细胞核的特征不像滋养体中那样明确界定；可能类似于溶组织内阿米巴	大，可能紧密，也可能不紧密和/或偏离中心；偶尔位于中心	可能存在（比溶组织内阿米巴少见）；细条状，尖端粗糙	在成熟包囊中可散开或不存在；在成熟的包囊中偶尔观察到染色质团块
波列基内阿米巴	5～11 μm	通常呈球形	成熟包囊，1个；在湿法制备中可见；很少有2或4个核	类似于滋养体	类似于滋养体	量大，尖端有角；可能存在丝状染色质	可能存在，也可能不存在

续表

生物体	大小[b]（直径或长度）	形态	细胞核（数量和可见性）	经染色的外观			
				外周染色质	染色体	细胞质染色质	糖原[c]
微小内蜒阿米巴	5～10μm，范围通常为6～8μm	通常呈椭圆形，也可能呈圆形	成熟包囊，4个；未成熟包囊，2个，非常罕见，可能类似人肠滴虫的包囊	很少出现；偶尔观察到细小颗粒或夹杂物；良好染色的涂片上可以观察到细小的线性染色质	体积小于滋养体中的染色体，但一般大于内阿米巴的染色体	没有外围染色质	如果存在，通常是扩散的
布氏嗜碘阿米巴	5～20μm；范围通常为10～12μm	从椭圆形到圆形不等；包囊可因大的糖原空泡而塌陷	成熟包囊，1个	没有外围染色质	较大，通常偏离中心的折光颗粒，可能位于染色体组（“篮状核”）的一侧	无；偶尔会发现小颗粒	大，紧密的，界限清楚的团块

人芽囊原虫	6～40 μm	通常呈球形	围绕着大型中心体的多核	未观察到	未观察到	大型中心主体主导内部结构	不存在

[a] 资料来自 Garcia LS，《诊断医学寄生虫学》，第 4 版，ASM 出版社，华盛顿哥伦比亚特区，2001 年。

[b] 湿法制备措施（在永久性染色剂中，通常测量不到 1～2 pm 的微生物）。

[c] 用碘酊染成红褐色。

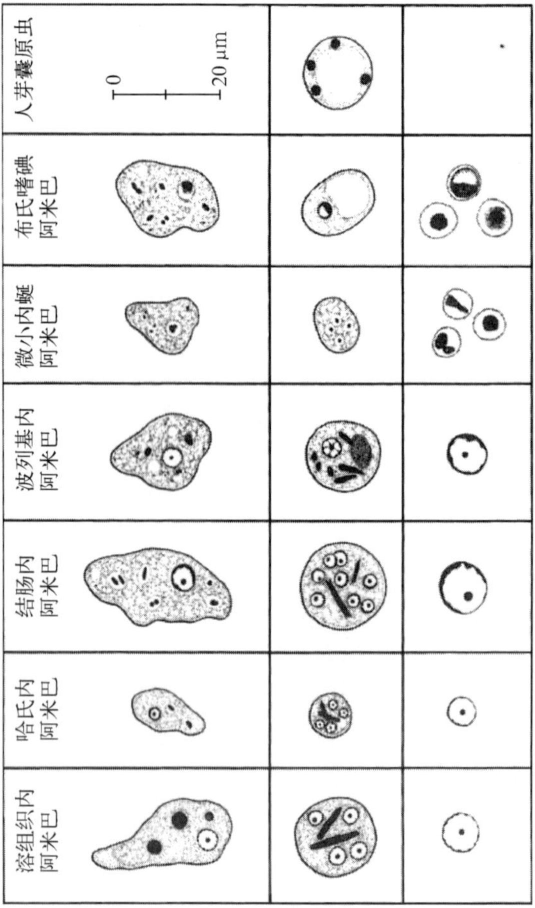

图 7-1 人类肠道阿米巴

（第一行）滋养体、（中间行）包囊、（最后一行）滋养体细胞核，以对应比例进行展示。

摘自 Jorgensen JH，Pfaller MA，Carrol KC，Funke G，Landry ML，Richter SS，Warnock DW（编者），《临床微生物学手册》，第 11 版，ASM 出版社，华盛顿哥伦比亚特区，2015 年。

表 7-4　鞭毛虫滋养体[a]

微生物	形态和大小	运动性	细胞核（数量和可见性）	鞭毛的数量[b]	其他特征
脆弱双核阿米巴	形状像变形虫；5～15 μm（范围通常为 9～12 μm）	通常是非渐进式；伪足有角、锯齿，或宽裂和几乎透明	百分比可能不同，但 40% 的生物体有 1 个细胞核，60% 有 2 个细胞核；未染色时不可见；没有外围染色质；染色体组由 4～8 个颗粒组成	未见鞭毛	细胞质细小颗粒状，可能与摄入的细菌、酵母菌和其他碎屑液泡化；单次涂片的大小和形状可能有很大差异
十二指肠贾第鞭毛虫	梨形；长 10～20 μm；宽 5～15 μm	落叶式飞行运动可能很难看出黏液中是否有生物体	2 个；在未染色涂片中不可见	4 个在外侧，2 个在腹侧，2 个在尾侧	吸盘占 1/2～3/4 腹面；从前面观察为梨形，从侧面观察为匙形
迈氏唇鞭毛	梨形；长 6～24 μm（通常为 10～15 μm），宽 4～8 μm	僵硬，转动	1 个；在未染色涂片中不可见	3 个在前侧，1 个在胞口	突出的胞口延伸身体长度的 1/3～1/2；腹面有螺旋槽

续表

微生物	形态和大小	运动性	细胞核（数量和可见性）	鞭毛的数量[b]	其他特征
人毛滴虫	梨形的；长 5～15 μm（通常为长 7～9 μm），宽 7～10 μm	忽动忽停，快速	1 个；在未染色涂片中不可见	3～5 个在前侧，1 个在尾侧	波动膜延伸与虫体等长；后鞭毛在虫体末端外自由伸展
阴道毛滴虫	梨形的；长 7～23 μm（通常为 13 μm），宽 5～15μm	忽动忽停，快速	1 个；在未染色涂片中不可见	3～5 个在前侧，1 个在尾侧	波动膜延伸虫体长度的 1/2；没有游离的后鞭毛；轴杆很容易被观察到
肠内滴虫	椭圆形的，长 4～10μm（通常长 8～9μm），宽 5～6μm	忽动忽停	1 个；在未染色涂片中不可见	3 个在前侧，1 个在尾侧	身体的一侧扁平；后鞭毛向后或向外侧自由地伸展

肠内滴虫	椭圆形的，长4～10 μm（长通常8～9 μm），宽5～6 μm	忽动忽停	1个；在未染色涂片中不可见	3个在前侧，1个在尾侧	突出的胞口延伸虫体约1/2的长度

[a] 资料来自Garcia LS，《诊断医学寄生虫学》，第4版，ASM出版社，华盛顿哥伦比亚特区，2001年。

[b] 通常很难观察到。

表 7-5 鞭毛虫的包囊[a]

种类	大小	形态	细胞核（数量和可见性）	其他特征
脆弱双核阿米巴	直径为 4 ～ 7 μm	圆形	2 个；通常破碎成明显的颗粒，称为染色质包	在临床样本中很少见到
人毛滴虫	没有包囊阶段	NA[b]	NA	NA
十二指肠贾第鞭毛虫	长 8 ～ 19 μm（范围通常为长 11 ～ 14 μm），宽 7 ～ 10 μm	椭圆形、椭圆体或圆形	4 个；在未染色的制剂中不明显；通常位于一端	在未染色的玻片中可以看到包囊中的纵向纤维；染色较深的中位体通常横穿纵向纤维；包囊常常收缩，并且细胞质远离囊壁；也可能是由于脱水剂引起的囊壁外萎缩而产生的晕轮效应
迈氏唇鞭毛虫	长 6 ～ 10 μm（范围通常为长 7 ～ 9 μm），宽 4 ～ 6 μm	柠檬形，前面有透明的球形突起	1 个；在未染色的制剂中不明显	在染色玻片中通常有支撑原纤维的胞口可以被观察到；沿着胞口的弯曲纤维，通常称为“牧羊人曲柄杖”

人肠滴虫	长 4 ～ 10 μm（范围通常为长 6 ～ 8 μm），宽 4 ～ 6 μm	伸长的或椭圆形	1 ～ 4 个；通常 2 个位于包囊的两端；在未染色涂片中不可见	类似于微小内蜒阿米巴包囊；纤维或鞭毛通常不可见
肠内滴虫	长 4 ～ 9 μm（范围通常为长 4 ～ 7 μm），宽 5 μm	梨形或稍呈柠檬形	1 个；在未染色涂片中不可见	类似于唇鞭毛虫属包囊；有支撑原纤维的胞口阴影轮廓延伸至细胞核上方；鸟喙的纤维排列

[a] 资料来自 Garcia LS，《诊断医学寄生虫学》，第 4 版，ASM 出版社，华盛顿哥伦比亚特区，2001 年。

[b] NA：不适用。

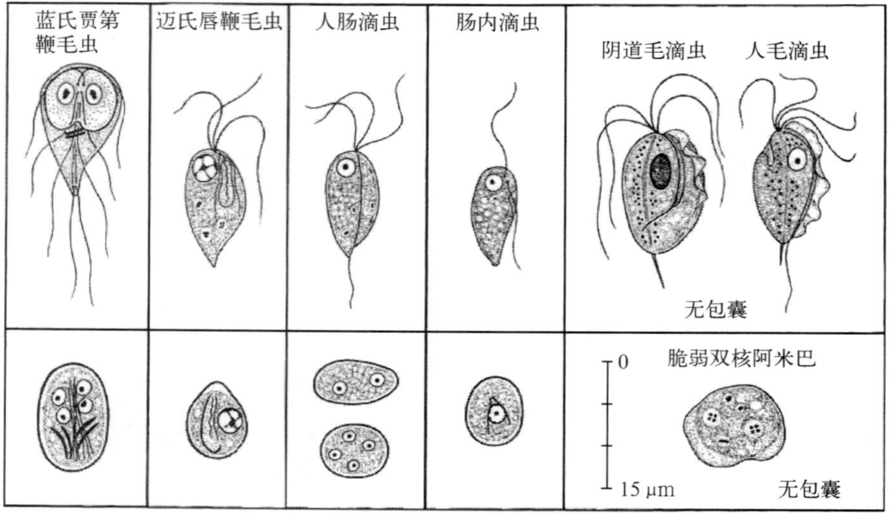

图 7-2 人类肠道和泌尿生殖系统鞭毛虫

（第一行）滋养体。（第二行）包囊。图中展示的是脆弱双核阿米巴滋养体；最近人们发现脆弱双核阿米巴的包囊，但没有在此呈现。

来自 Jorgensen JH，Pfaller MA，Carrol KC，Funke G，Landry ML，Richter SS，Warnock DW（编者），《临床微生物学手册》，第 11 版，ASM 出版社，华盛顿哥伦比亚特区，2015 年。

表 7-6　纤毛虫、球虫、微孢子虫和组织中原生动物的形态特征[a]

种类	形态和大小	其他特征
结肠小袋纤毛虫	滋养体：前侧锥形的卵形体；长 50 ～ 100 μm；宽 40 ～ 70 μm（宽范围通常为 40 ～ 50 μm）；直径为 50 ～ 70 μm（范围通常为 50 ～ 55 μm）	滋养体：1 个肾形大核；1 个小而圆的微核，即使在染色涂片上也很难观察到；在未染色的玻片中可见大核；身体被纤毛所覆盖，纤毛在胞口附近较长；细胞质可能空泡化
	包囊：球形或椭圆形；直径为 50 ～ 70 μm（通常范围为 50 ～ 55 μm）	包囊：未染色样本上可见 1 个大核；微核不易被观察；小包囊中可见大核和可收缩的液泡；在较老的包囊中，内部结构呈颗粒状；很难观察到囊壁内的纤毛
微小隐孢子虫	卵囊一般呈圆形，直径为 4 ～ 5 μm；每个成熟的卵囊含有子孢子，子孢子可能是可见的，也可能是不可见的	卵囊通常是大便的诊断阶段。从取自 GI[b]（肠道上皮细胞刷状边缘）和其他组织（呼吸道、胆道）的活检样本中可以看到生命周期的其他不同阶段
卡耶塔环孢子虫	生物体一般呈圆形，直径为 8 ～ 9 μm；像隐孢子虫属一样抗酸，但与之相比抗酸性更强	类似于湿法制备涂片中的非折射球体；自身荧光和外荧光；用各种抗酸染色剂染色；看起来清晰、圆润，在三色染色剂中稍微皱起

续表

种类	形态和大小	其他特征
贝氏等孢球虫	椭圆形的卵囊；一般长 20 ～ 30 μm，宽 10 ～ 19 μm；卵囊外的孢囊很少见，但测量有 9 ～ 11 μm	成熟卵囊包含 2 个孢子囊，每个孢子囊含有 4 个子孢子；卵囊通常见于粪便样本
微孢子虫	孢子非常小，从身体的所有器官中都能找到	组织学结果不同；推荐用抗酸、三色和钙荧光白染色剂对孢子染色。不建议进行动物接种。艾滋病患者肠内感染很难通过粪便样本来诊断
刚地弓形虫	滋养体（速殖子）新月形；长 4 ～ 6 μm，宽 2 ～ 3 μm 包囊（缓殖子）通常为球形；直径为 0.2 ～ 1 mm	诊断多基于临床病史和感染的血清学证据
肉孢子虫属	薄壁卵囊包含 2 个成熟孢子囊，每个孢子囊包含 4 个孢子体；卵囊频繁破裂；卵形孢子囊，每一个长 9 ～ 16 μm，宽 7.5 ～ 12 μm	粪便中可见薄壁卵囊或卵形孢子囊

[a] 资料来自 Garcia LS，《诊断医学寄生虫学》，第 4 版，ASM 出版社，华盛顿哥伦比亚特区，2001 年。

[b]GI（gastroin testinal tract），消化道。

表 7-7　在血液中寄生的原生动物的形态特征[a]

生物体	诊断阶段
疟疾寄生虫	
间日疟原虫（良性间日疟）	阿米巴样环；薛氏点存在；外周血中可见所有阶段；成熟裂殖体含有 16 ～ 18 个裂殖子；感染未成熟红细胞（RBC[b]）
卵形疟原虫（卵形疟）	非阿米巴样环；薛氏点存在；外周血中可见所有阶段；成熟裂殖体含有 8 ～ 10 个裂殖子；红细胞可呈椭圆形，有毛缘边；感染未成熟红细胞
三日疟原虫（三日疟）	环状体厚；没有点彩；外周血中可见所有阶段；存在带状和玫瑰状的成熟裂殖体；大量的疟疾色素；感染成熟红细胞
恶性疟原虫（恶性间日疟）	多个环状体；贴花 / 依附的形式；没有点彩（罕见的茂氏点）；在外周血中可见环状和锥状的配子母细胞（除少数成熟裂殖体以外，没有其他发育阶段）；感染所有红细胞
巴贝虫	只能形成环状体（类似恶性疟原虫环）；见于脾脏切除患者；在美国流行（无需旅行史）；若存在，可使用“马耳他十字”配合诊断
布氏冈比亚锥虫（西非睡眠病）	锥虫长而纤细，具有典型的波动膜；可以采集淋巴结和血液；微红细胞压积管浓度有所帮助；检查感染后期的脊髓液

续表

生物体	诊断阶段
布氏罗得西亚锥虫（东非睡眠病）	锥虫长而纤细，具有典型的波动膜；可以采集淋巴结和血液；微量红细胞压积管浓度有助于诊断；检查感染后期的脊髓液
克氏锥虫（恰加斯病、美洲锥虫病）	锥虫短而粗，通常弯曲成 C 形；在感染早期采集血样；锥虫进入横纹肌（心脏、消化道），转化为无鞭毛体形态
利什曼原虫（皮肤；实际上并不是一种血液寄生虫，而是用来与杜氏利什曼虫进行比较的）	皮肤巨噬细胞中的无鞭毛体；存在含有细胞核和动基体的胞内形式
巴西利什曼原虫（黏膜与皮肤；实际上并不是一种血液寄生虫，而是为了与杜氏利什曼原虫进行比较而存在）	皮肤和黏膜巨噬细胞中的无鞭毛体；存在含有细胞核和动基体的胞内形式
杜氏利什曼原虫（内脏）	无鞭毛体分布于网状内皮系统及脾脏、肝脏、骨髓等；存在含有细胞核和动基体的胞内形式

[a] 资料来自 Garcia LS，《诊断医学寄生虫学》，第 4 版，ASM 出版社，华盛顿哥伦比亚特区，2001 年。

[b] GI（gastroin testinal tract）：消化道；RBC（red blood cell）：红细胞。

表 7-8 血液和组织中线虫的形态特征

寄生虫	成虫	微丝蚴
马来布鲁线虫	丝状；雄性长 13 ～ 25 mm，宽 70 ～ 80 μm；雌性长 43 ～ 55 mm，宽 130 ～ 170 μm	长 177 ～ 230 μm，宽 5 ～ 6 μm；有鞘；尾部呈锥形；亚末端核和末端核之间的间隙
罗阿丝虫	雄性长 30 ～ 35 mm，宽 350 ～ 430 μm；雌性长 50 ～ 70 mm，宽 500 μm	长 230 ～ 250 μm，宽 6 ～ 8 μm；有鞘；尾部呈锥形；细胞核延伸到尾巴的尖端
常现曼森线虫	雄性长 45 mm，宽 60 μm；雌性长 70 ～ 80 mm，宽 120 μm	长 190 ～ 200 μm，宽 4 μm；无鞘；尾巴呈锥形；细胞核延伸到尾部的顶端
奥氏曼森线虫	丝状；雄性长 24 ～ 28 mm，宽 70 ～ 80 μm；雌性长 32 ～ 62 mm，宽 130 ～ 160 μm	长 163 ～ 203 μm，宽 3 ～ 4 μm；无鞘；细长的尾部，其顶端有细胞核
盘尾丝虫	雄性长 19 ～ 42 mm，宽 130 ～ 210 μm；雌性长 33 ～ 50 mm，宽 270 ～ 400 μm	长 304 ～ 315 μm，宽 5 ～ 9 μm，无鞘，尾部呈锥形；细胞核不在尾部的顶端
班氏吴策线虫	丝状；雄性长 40 mm，宽 100 μm；雌性长 80 ～ 100 mm，宽 250 μm	长 244 ～ 296 μm，宽 7 ～ 10 μm；有鞘；尾部呈锥形；细胞核不在尾部顶端

表 7-9 蠕虫的形态特征[a]

蠕虫	不同阶段诊断标准
线虫（圆形蠕虫）	
似蚓蛔线虫	虫卵：在粪便中发现受精卵（椭圆形到圆形，有呈乳头状或具瘤状的厚壳）和未受精卵（倾向于更椭圆形或伸长的，壳凹凸不平） 成虫：10～12 英寸（25～30 cm），见于粪便中。很少（在严重感染中），可在痰液中发现迁徙的幼虫
毛首鞭形线虫	虫卵：桶形，两端有两个透明栓 成虫：极罕见。应该测定虫卵（稀少 / 少量）的数量，轻度感染可不治疗
蠕形住肠线虫	虫卵：足球形状，一面扁平 成虫：约 3/8 英寸（约 1 cm）长，白色有尖尾。雌虫从肛门排出，并在肛周皮肤上产卵
十二指肠钩口线虫、美洲板口线虫	虫卵：两种相同的卵；椭圆形，两端宽而圆，壳薄，壳和发育中的胚胎之间有清晰的空间（8～16 个细胞阶段） 成虫：临床样本中少见
粪类圆线虫	横纹肌状幼虫（非传染性），通常在粪便中发现；口腔或包囊较短，原始生殖器细胞团（“短而性感”）。在非常严重的感染中，偶尔在痰中发现蛔蚴，和 / 或在粪便中发现丝状（传染性）幼虫
巴西钩虫	人类是偶然宿主。幼虫会在皮肤外层游荡，留下蛛丝马迹（严重瘙痒和嗜酸性粒细胞增多症）。目前还没有实用的微生物诊断性试验

续表 1

蠕虫	不同阶段诊断标准
猫弓首线虫或犬弓首线虫	人类是偶然宿主，通过污染的土壤摄入；幼虫游走于深层组织（包括眼睛）；可能会被误认为是眼癌；血清学检测有助于确认；嗜酸性粒细胞增多症
绦虫（条虫）	
牛带绦虫	头节（4 个吸盘，无钩）和孕卵节片（＞12 个单侧分支）为诊断性特征；卵表明是绦虫属（厚、有条纹的壳，内含六钩蚴或囊尾蚴）；蠕虫通常长约 12 英尺（约 3.7 m）
猪带绦虫	头节（4 个吸盘，无钩）和孕卵节片（＜12 个单侧分支）为诊断性；卵表明是绦虫属（厚、有条纹的壳，内含六钩蚴或囊尾蚴）；蠕虫通常长约 12 英尺（约 3.7 m）
阔节裂头绦虫	头节（外侧吸吮槽）和孕卵节片（比长更宽，生殖结构在中心，“玫瑰花结状”）；卵有卵盖
微小膜壳绦虫	正常成虫不可见；卵呈圆形至椭圆形，薄壳，内含六钩蚴或带极丝的似囊尾蚴，位于胚胎和卵壳之间
缩小膜壳绦虫	正常成虫不可见；卵呈圆形至椭圆形，薄壳，内含六钩蚴或不带极丝的似囊尾蚴，位于胚胎和卵壳之间
细粒棘球绦虫	只在食肉动物（狗）身上发现的成虫；当人类不小心吞下狗绦虫的卵时，包囊就会发育（主要在肝脏中）；包囊包含子包囊和许多头节。实验室应在手术时检查包囊吸出的液体
多房棘球绦虫	只在食肉动物（狐狸或狼）身上发现成年蠕虫；当人类偶然摄入带虫卵的食物后，包囊就会发育（主要在肝脏中）。包囊像转移癌一样生长，没有界膜

续表 2

蠕虫	不同阶段诊断标准
吸虫	
布氏姜片吸虫	在粪便中发现虫卵；非常大，有卵盖（形态与肝片吸虫卵相似）
肝片吸虫	在粪便中发现虫卵；不能将其和布氏姜片吸虫卵区分开
华支睾吸虫（后睾吸虫）	在粪便中发现虫卵；非常小（< 35 μm）；有卵盖，形成肩峰
卫氏并殖吸虫	在痰中咳出虫卵；可在痰或大便中繁殖（如吞食）；卵有卵盖，形成肩峰
曼氏血吸虫	粪便中繁殖虫卵（大的侧棘）；样本采集时不应使用防腐剂（以保持虫卵的生存能力）；成虫寄生于大肠内
埃及血吸虫	尿液中繁殖虫卵（大的末端棘）；样本采集时不应使用防腐剂（以保持虫卵的生存能力）；成虫寄生于膀胱静脉中
日本血吸虫	粪便中繁殖虫卵（非常小的侧棘）；样本采集时不应使用防腐剂（以保持虫卵的生存能力）；成虫寄生于小肠静脉中

[a] 资料来自 Garcia LS，《诊断医学寄生虫学》，第 4 版，ASM 出版社，华盛顿哥伦比亚特区，2001 年。

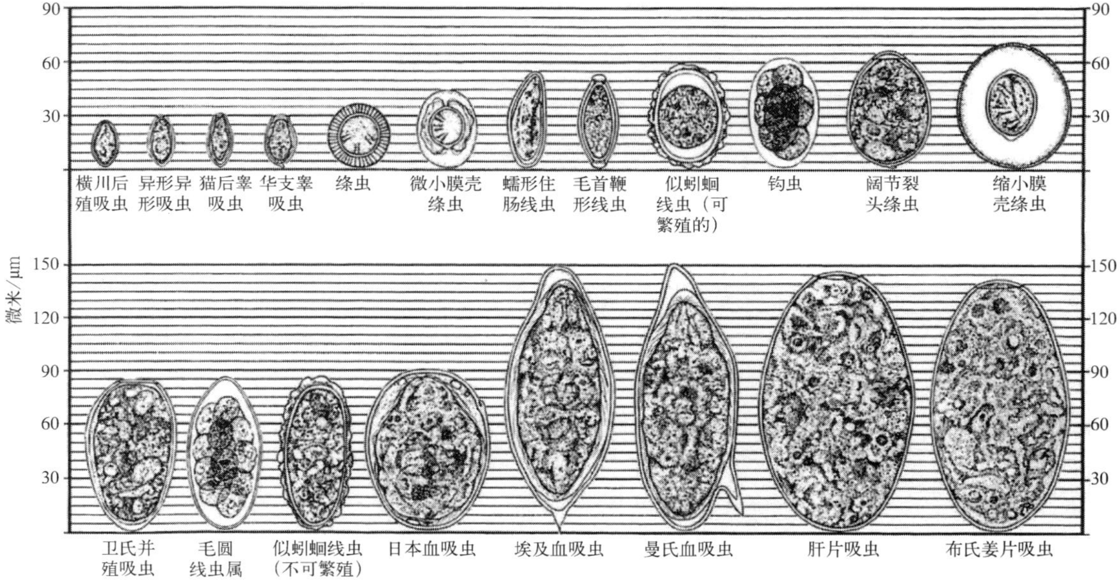

图 7-3 蠕虫虫卵的相对大小（来自美国疾病预防控制中心）

湄公河血吸虫和间插血吸虫已省略。

摘自 Brooke M 和 Melvin D，《人类肠道寄生虫诊断统计的形态学》（*Morphology of Diagrostic Stages of Intestinal Parasites of Humans*），第 2 版，美国卫生与公众服务部出版物（疾病预防控制中心）84-8116，亚特兰大，佐治亚州，1984 年。

第八部分

疫苗、敏感性测试和微生物鉴定方法

总论

传染病控制的两个重要措施是接种疫苗（以预防感染为目的）和抗菌治疗（以根除感染为目的）。本部分提供这两种措施的信息。表 8-1 和表 8-2 总结了针对儿童和成人患者的免疫建议。这些建议会定期发布在《发病率和死亡率周报》和美国疾病预防控制中心（CDC）网站（hppt：//www.cdc.gov/nip）。这些表格是免疫实践咨询委员会（Advisory Committee on Immunization Practices，ACIP）、美国家庭医师学会（American Academy of Family Physicians，AAFP）、美国妇产科医师学会（American College of Obstetricians and Gynecologists，ACOG）、美国内科医师学会（American College of Physicians American Society of Internal Medicine，ACP-ASIM）和美国传染病学会（Infectious Diseases Society of America，IDSA）的建议摘要。

相关抗菌药的信息旨在作为执业临床微生物学家的快速参考指南。其中包括概述抗菌药敏感性测试常用方法的表格，以及欧洲抗菌药敏感性测试委员会（European Committee on Antimicrobial Susceptibility Testing，EUCAST）和美国临床实验室标准化协会（Clinical and Laboratory Standards Institute，CLSI）提出的临床折点标准的关键信息。这些表格应有助于临床微生物学家轻松确定常见微生物以及常用抗菌药存在哪些折点。最后，还列出了几个关于耐药性的内在机制和耐药性重要机制的表格。与旧版袖珍指南的一个明显区别是省略了抗菌谱表。由于抗生素耐药性存在地区差异，本袖珍指南提供的数据不一定会适用所有读者。笔者鼓励读者查阅众多正在进行的监测项目所发布的最新数据，这些监测项目提供了针对特定生物体、患者和地区的抗菌谱数据。

表 8-1 儿童免疫计划建议[a]

疫苗	首剂最小年龄	初次给药的推荐年龄	下次给药的推荐间隔时间	下次给药的最短间隔时间
乙型肝炎	出生			
第一剂		出生～2月龄	1～4月龄	4周
第二剂		1～4月龄	2～17月龄	8周
第三剂		6～18月龄		
轮状病毒	6周			
第一剂		2～4月龄	8周	4周
第二剂		4～6月龄	8周	4周
第三剂		6～9月龄		
白喉、百日咳、破伤风	6周			
第一剂		2月龄	2月龄	4周
第二剂		4月龄	2月龄	4周
第三剂		6月龄	6～12月龄	6月龄
第四剂		15～18月龄	3年	6月龄
第五剂		4～6岁		
B型流感嗜血杆菌	6周			
第一剂		2月龄	2月龄	4周
第二剂		4月龄	2月龄	4周
第三剂		6月龄	6～9月龄	8周

续表 1

疫苗	首剂最小年龄	初次给药的推荐年龄	下次给药的推荐间隔时间	下次给药的最短间隔时间
第四剂		12～15 月龄		
灭活脊髓灰质炎病毒	6 周			
第一剂		2 月龄	2 月龄	4 周
第二剂		4 月龄	2～14 月龄	4 周
第三剂		6～18 月龄	3.5 岁	6 岁
第四剂		4～6 岁		
肺炎球菌	6 周			
第一剂		2 月龄	2 月龄	4 周
第二剂		4 月龄	2 月龄	4 周
第三剂		6 月龄	6 月龄	8 周
第四剂		12～15 月龄		
麻疹－腮腺炎－风疹	12 月龄			
第一剂		12～15 月龄	3～5 岁	4 周
第二剂		4～6 岁		
水痘	12 月龄			
第一剂		12～15 月龄	3～5 岁	12 周
第二剂		4～6 岁		

续表 2

疫苗	首剂最小年龄	初次给药的推荐年龄	下次给药的推荐间隔时间	下次给药的最短间隔时间
甲型肝炎	12 月龄			
第一剂		12 ~ 23 月龄	6 ~ 18 月龄	6 月龄
第二剂		18 月龄		
流感	6 月龄		4 周	4 周
人乳头瘤病毒	9 岁			
第一剂		11 ~ 12 岁	8 周	4 周
第二剂		11 ~ 12 岁（+ 2 月龄）	4 月龄	12 周
第三剂		11 ~ 12 岁（+ 6 月龄）		

[a] 来自美国疾病预防控制中心免疫实践咨询委员会的数据：免疫接种的通常最佳做法。2017 年 9 月。

表 8-2 推荐的成人免疫计划[a]

疫苗	年龄组 / 岁		
	19 ～ 49	50 ～ 64	＞ 65
破伤风 / 白喉	每 10 年一次加强针	每 10 年一次加强针	每 10 年一次加强针
流行性感冒	每年 1 剂	每年 1 剂	每年 1 剂
肺炎球菌（PCV13 和 PPSV23）	推荐给那些有一定医疗条件的人。一剂 PCV13 和 1、2 剂或 3 剂 PPSV23。PCV13 应首先给药，PPSV23 不应在同一次就诊期间给药。PPSV23 给药剂次之间应间隔 5 年	与 19 ～ 49 岁年龄组相同	免疫功能正常的成年人应在接种 PCV13 后至少 1 年接种 PPSV23
甲型肝炎	为有医疗、行为、职业或其他适应证的人接种 2 剂或 3 剂（取决于疫苗）。时间取决于疫苗	与 19 ～ 49 岁年龄组相同	与 19 ～ 49 岁年龄组相同

续表

疫苗	年龄组 / 岁		
	19～49	50～64	＞65
乙型肝炎	有医疗、行为、职业或其他适应证的人可接种 3 剂（间隔时间为 0、1、6 个月）	与 19～49 岁年龄组相同	与 19～49 岁年龄组相同
麻疹－腮腺炎－风疹（MMR）	如果疫苗接种史不可靠，则接种 1 剂；有职业、地理或其他适应证的人可接种 2 剂	60 岁以下，与 19～49 岁年龄组相同。对 60 岁以上的人不适用	未注明
水痘	易感人群（没有可靠的自然病史、疫苗接种或抗体反应）接种 2 剂（间隔 1～2 个月）	与 19～49 岁年龄组相同	与 19～49 岁年龄组相同
带状疱疹	不建议接种	60 岁以上的成年人应接种一剂带状疱疹疫苗，无论他们是否曾患过带状疱疹	60 岁以上的成年人应接种一剂带状疱疹疫苗，无论他们是否曾患过带状疱疹

脑膜炎球菌多糖（MenACWY 或 MPSV4）	有医疗或其他适应证的人可接种一剂或多剂	与 19 ～ 49 岁年龄组相同	与 19 ～ 49 岁年龄组相同
HPV——女性	到 26 岁为止，在 0、1 ～ 2 个月和 6 个月时分别接种	不建议接种	不建议接种
HPV——男性	到 21 岁为止，在 0、1 ～ 2 个月和 6 个月时共分别接种	不建议接种	不建议接种

[a] 来自美国疾病预防控制中心的数据，美国推荐的 19 岁或以上成人免疫接种计划，2017 年（https：//www.cdc.gov/vaccines/schedules/downloaddown/adult/adult-combined-schedule.pdf）。

表 8-3 美国临床实验室标准化协会（CLSI）与人体抗菌药敏感性测试相关的文件[a]

序号	标题
M2-A12	抗菌纸片敏感性测试的性能标准（2015 年）
M7-A10	需氧细菌的稀释抗菌药敏感性试验方法（2015 年）
M11-A8	厌氧菌的抗菌药敏感性试验方法（2012 年）
M23-ED4	体外药物敏感性试验标准和质量控制参数的制定（2016 年）
M24-A2	分枝杆菌、诺卡菌和其他需氧放线菌的抗分枝杆菌药敏感性试验（2011 年）
M26-A	测定抗菌药杀菌活性的方法（1999 年）
M27-ED4	酵母菌的肉汤稀释抗真菌药敏感性试验参考方法（2017 年）
M38-ED3	丝状真菌肉汤稀释抗真菌药敏感性试验参考方法（2017 年）
M39-A4	抗菌药敏感性试验累积数据分析与描述（2014 年）
M43-A	人类支原体的抗菌药敏感性试验方法（2011 年）
M44-A2	酵母菌纸片扩散敏感性试验方法（2009 年）
M45-ED3	对不常分离的或苛养性细菌的抗菌药稀释和纸片药物敏感性测试的方法（2016 年）
M51-S1	非皮肤癣菌丝状真菌的抗真菌药纸片扩散药物敏感性测试性能标准（2010 年）
M52-ED1	商业微生物鉴定和抗菌药敏感性测试系统的验证（2015 年）
M57-ED1	抗真菌药敏试验流行病学临界值的制定原则和程序（2016 年）
M59-ED1	抗真菌药敏试验的流行病学临界值（2016 年）
M60-ED1	酵母抗真菌药敏感性试验性能标准（2017 年）
M61-ED1	丝状真菌抗真菌药敏感性试验性能标准（2017 年）
M100-S27	抗菌药敏感性测试性能标准（2017 年）
SC21-L	敏感性测试（文件集：M2、M7、M11、M21、M24、M27、M31 和 M100）

[a] 文件来自 CLSI（950 West Valley Road，Suite2500，Wayne，PA19087；电话，610-688-0100；传真，610-688-0700；网站，http：//www.clsi.org）。

表 8-4 针对特定细菌、分枝杆菌和真菌的 CLSI 抗菌药敏感性试验方法概要[a]

微生物（文件）	测试方法	培养基	接种物	培养条件
葡萄球菌属（M100）	圆片扩散	MHA	直接	空气；16 ～ 18 小时（24 小时 CoNS 和头孢西丁）；35 ℃
	肉汤 / 琼脂稀释	CAMHB/MHA（oxac ＋ 2% NaCl）（补充 50 μg/mL 钙的达托霉素）	直接	空气；16 ～ 20 小时（oxac、vanco：24 小时）；35 ℃
	琼脂筛选（金黄色葡萄球菌）	MHA ＋ 2% NaCl ＋ oxac	直接	空气；24 小时；35 ℃
肺炎链球菌（M100）	纸片扩散	MHA ＋ 5% 羊血	直接	5% CO_2；20 ～ 24 小时；35 ℃
	肉汤稀释	CAMHB ＋ 2% ～ 5% LHB（补充 50 μg/mL 钙的达托霉素）	直接	空气；20 ～ 24 小时；35 ℃
链球菌其他菌种（M100）	纸片扩散	MHA ＋ 5% 羊血	直接	5% CO_2；20 ～ 24 小时；35 ℃
	肉汤稀释	CAMHB ＋ 2% ～ 5% LHB（补充 50 μg/mL 钙的达托霉素）	直接	空气；20 ～ 24 小时；35 ℃

续表 1

微生物（文件）	测试方法	培养基	接种物	培养条件
肠球菌属（M100）	纸片扩散	MHA	直接；肉汤	空气；16 ～ 18 小时（vanco：24 小时）；35 ℃
	肉汤 / 琼脂稀释	CAMHB/MHA（添加 50 μg/mL 钙的达托霉素）	直接；肉汤	空气；16 ～ 20 小时（vanco：24 小时）；35 ℃
	琼脂筛选	BHIA + gent（500 μg/mL）	直接；肉汤	空气；24 小时；35 ℃
		BHIA + strep（2000 μg/mL）	直接；肉汤	空气；24 ～ 48 小时；35 ℃
		BHIA + vanco（6 μg/mL）	直接；肉汤	空气；24 小时；35 ℃
单核细胞增生李斯特菌（M45）	肉汤稀释	CAMHB + 2% ～ 5% LHB	直接	空气；20 ～ 24 小时；35 ℃
淋病奈瑟菌（M45）	纸片扩散	GCA + 1% 添加剂	直接	5% CO_2；20 ～ 24 小时；36 ℃
	琼脂稀释	GCA + 1% 添加剂	直接	5% CO_2；20 ～ 24 小时；36 ℃

脑膜炎奈瑟菌（M45）	纸片扩散	MHA + 5% 羊血	直接	5% CO_2；20 ～ 24 小时；35 ℃
	肉汤 / 琼脂稀释	CAMHB + 2% ～ 5% LHB	直接	5% CO_2；20 ～ 24 小时；35 ℃
		MHA + 5% 羊血		
嗜血杆菌属（M100）	纸片扩散	HTM 琼脂	直接	5% CO_2；16 ～ 18 小时；35 ℃
	肉汤稀释	HTM 肉汤	直接	空气；20 ～ 24 小时；35 ℃
肠杆菌科（M100）	纸片扩散	MHA	直接；肉汤	空气，16 ～ 18 小时；35 ℃
	肉汤 / 琼脂稀释	CAMHB/MHA	直接；肉汤	空气，16 ～ 20 小时；（鼠疫耶尔森菌，24 小时）；35 ℃
弧菌属（包括霍乱弧菌）（M45）	纸片扩散	MHA	直接；肉汤	空气，16 ～ 18 小时；35 ℃
	肉汤 / 琼脂稀释	CAMHB/MHA	直接；肉汤	空气，16 ～ 20 小时；35 ℃

续表 2

微生物（文件）	测试方法	培养基	接种物	培养条件
铜绿假单胞菌（M100）	纸片扩散	MHA	直接；肉汤	空气，16 ～ 18 小时；35 ℃
	肉汤 / 琼脂稀释	CAMHB/MHA	直接；肉汤	空气，16 ～ 20 小时；35 ℃
不动杆菌属（M100）	纸片扩散	MHA	直接；肉汤	空气，16 ～ 18 小时；35 ℃
	肉汤 / 琼脂稀释	CAMHB/MHA	直接；肉汤	空气，16 ～ 20 小时；35 ℃
其他非肠杆菌科(M100）	肉汤 / 琼脂稀释	CAMHB/MHA	直接；肉汤	空气；16 ～ 20 小时；35 ℃
洋葱伯克霍尔德菌复合群（M100）	纸片扩散	MHA	直接；肉汤	空气；20 ～ 24 小时；35 ℃（所有方法）
	肉汤 / 琼脂稀释	CAMHB/MHA	直接：肉汤	
嗜麦芽窄食单胞菌（M100）	纸片扩散	MHA	直接；肉汤	空气；20 ～ 24 小时；35 ℃（所有方法）
	肉汤 / 琼脂稀释	CAMHB/MHA	直接：肉汤	

乏养菌属和颗粒链菌属（M45）	肉汤稀释	CAMHB＋2%～5% LHB＋0.001%盐酸吡哆醛	直接	空气；20～24小时；35 ℃
气球菌属（M45）	肉汤稀释	CAMHB＋2%～5% LHB	直接	5% CO_2；20～24小时；35 ℃
气单胞菌属（M45）	纸片扩散	MHA	直接	空气，16～18小时；35 ℃
	肉汤稀释	CAMHB		空气，16～20小时；35 ℃
棒状杆菌属和棒状样杆菌属（M45）	肉汤稀释	CAMHB＋2%～5% LHB（添加50 μg/mL钙，用于达托霉素）	直接	空气，24～48小时；35 ℃
猪红斑丹毒丝菌（M45）	肉汤稀释	CAMHB＋2%～5% LHB	直接	空气，20～24小时；35 ℃
巴斯德菌属（M45）	纸片扩散	BMHA	直接	空气，16～18小时；35 ℃

续表 3

微生物（文件）	测试方法	培养基	接种物	培养条件
	肉汤稀释	CAMHB ＋ 2% ～ 5% LHB		空气，18 ～ 24 小时；35 ℃
HACEK 细菌群（M45）	肉汤稀释	CAMHB ＋ 2% ～ 5% LHB 或者 HTM 或含有维生素 K 的布鲁菌肉汤，氯高铁氯高铁血红素和 5% LHG	直接	5% CO_2；24 ～ 48 小时；35 ℃
乳杆菌属（M45）	肉汤稀释	CAMHB ＋ 2% ～ 5% LHB（添加 50 μg/mL 钙的达托霉素）	直接	5% CO_2；24 ～ 48 小时；35 ℃
卡他莫拉菌（M45）	纸片扩散肉汤稀释	MHA CAMHB	直接	5% CO_2；20 ～ 24 小时；35 ℃ 空气；20 ～ 24 小时；35 ℃
微球菌属（M45）	肉汤稀释	CAMHB	直接	空气，20 ～ 24 小时；35 ℃

空肠弯曲菌/大肠埃希菌（M45）	纸片扩散 肉汤稀释	MHA + 5% 羊血 CAMHB + 2% ~ 5% LHB	直接	微需氧；24 小时；42 ℃ 微耗氧；24 小时；42 ℃或 48 小时；36 ~ 37 ℃
幽门螺杆菌（M45）	琼脂稀释	MHA + 5% 陈年羊血	直接（保持 72 小时在 BAP）	微需氧；3 天；35 ℃
芽孢杆菌属（不是炭疽杆菌）（M45）	肉汤稀释	CAMHB	直接	空气，16 ~ 20 小时；35 ℃
厌氧菌（M100）	肉汤（仅限脆弱拟杆菌族）/ 琼脂（全部厌氧菌）稀释	布鲁菌肉汤 / 琼脂 + 氯化高铁氯高铁血红素（5 pg/ml）、维生素 K（1 μg/mL）、5% 裂解羊血	直接；肉汤	厌氧；42 ~ 48 小时（琼脂）46 ~ 48 小时（肉汤）；36 ℃
需氧放线菌（M24）	肉汤稀释	CAMHB	直接；肉汤	空气；3 ~ 5 天；35 ℃
分枝杆菌（M24）	参考 CLSI M24	参考 CLSI M24	参考 CLSI M24	参考 CLSI M24

抗菌药

续表 4

微生物（文件）	测试方法	培养基	接种物	培养条件
真菌（酵母菌）（M27）	纸片扩散 肉汤稀释	RPMI 1640 肉汤	直接	空气；24～48 小时（隐球菌，70～74 小时）；35 ℃
真菌（霉菌）（M51）	纸片扩散 肉汤稀释	MHA	直接来自马铃薯葡萄糖琼脂	空气；16～24 小时（接合菌）；24～48 小时（曲霉属）；48～72 小时（其他）；35 ℃

[a] 接种物可以直接用琼脂板上的分离菌落（直接）制备，也可以在肉汤培养中生物体生长后制备（肉汤）。

缩略语：MHA，Mueller-Hinton 琼脂；CAMHB，阳离子调节的 Mueller-Hinton 肉汤；NaCl，氯化钠；LHB，裂解的马血；BHIA，牛脑心浸出液琼脂；GCA，GC 琼脂；HTM，嗜血杆菌试验培养基；CoNS，凝固酶阴性葡萄球菌；oxac，苯唑西林；gent，庆大霉素；strep，链霉素；vanco，万古霉素。

表 8-5　部分抗生素的给药途径和药物类别[a]

抗生素	药物类别	给药途径			
		口服（PO）	肌内注射（IM）	静脉注射（IV）	局部用药
阿米卡星	氨基糖苷类		X	X	
阿莫西林	青霉素类	X			
阿莫西林－克拉维酸	β- 内酰胺类 /β- 内酰胺酶抑制剂	X			
氨苄西林	青霉素类	X	X	X	
氨苄西林－舒巴坦	β- 内酰胺类 /β- 内酰胺酶抑制剂			X	
阿奇霉素	大环内酯类	X		X	
阿洛西林	青霉素类			X	
氨曲南	单环 β- 内酰胺类		X	X	
氨曲南－阿维巴坦	β- 内酰胺类 /β- 内酰胺酶抑制剂			X	
羧苄西林	青霉素类		X	X	
卡茚西林	青霉素类	X			
头孢克洛	头孢烯类	X			
头孢羟氨苄	头孢烯类	X			
头孢孟多	头孢烯类		X	X	
头孢唑啉	头孢烯类		X	X	
头孢吡肟	头孢烯类		X	X	
头孢地尼	头孢烯类	X			
头孢妥仑	头孢烯类	X			

抗菌药

续表 1

抗生素	药物类别	给药途径			
		口服（PO）	肌内注射（IM）	静脉注射（IV）	局部用药
头孢克肟	头孢烯类	X			
头孢美唑	头孢烯类			X	
头孢尼西	头孢烯类		X	X	
头孢哌酮	头孢烯类		X	X	
头孢噻肟	头孢烯类		X	X	
头孢替坦	头孢烯类		X	X	
头孢西丁	头孢烯类		X	X	
头孢匹罗	头孢烯类		X	X	
头孢泊肟	头孢烯类	X			
头孢丙烯	头孢烯类	X			
头孢洛林	头孢烯类			X	
头孢洛林－阿维巴坦	β- 内酰胺类 /β- 内酰胺酶抑制剂			X	
头孢他啶	头孢烯		X	X	
头孢他啶－阿维巴坦	β- 内酰胺类 /β- 内酰胺酶抑制剂			X	
头孢布烯	头孢烯类	X			
头孢唑肟	头孢烯类		X	X	
头孢比罗	头孢烯类			X	
头孢洛扎－他唑巴坦	β- 内酰胺类 /β- 内酰胺酶抑制剂			X	

续表 2

抗生素	药物类别	给药途径			
		口服（PO）	肌内注射（IM）	静脉注射（IV）	局部用药
头孢曲松	头孢烯类		X	X	
头孢呋辛	头孢烯类		X	X	
头孢呋辛酯	头孢烯类	X			
头孢氨苄	头孢烯类	X			
头孢噻吩	头孢烯类			X	
头孢匹林	头孢烯类			X	
头孢拉定	头孢烯类	X			
氯霉素	苯丙醇类	X		X	
西诺沙星	喹诺酮类	X			
环丙沙星	氟喹诺酮类	X		X	
克拉霉素	大环内酯类	X			
克林沙星	氟喹诺酮类	X			
克林霉素	林可酰胺类	X		X	
黏菌素	脂肽类			X	
达托霉素	脂肽类			X	
德拉沙星	氟喹诺酮类			X	
双氯西林	青霉素类	X			
地红霉素	大环内酯类	X			
多利培南	碳青霉烯类			X	
多西环素	四环素类	X		X	

续表 3

抗生素	药物类别	给药途径			
		口服（PO）	肌内注射（IM）	静脉注射（IV）	局部用药
厄他培南	碳青霉烯类		X	X	
红霉素	大环内酯类	X		X	
非达霉素	大环内酯类	X			
氟罗沙星	氟喹诺酮类	X		X	
磷霉素	磷霉素	X		X	
夫西地酸	甾体	X		X	X
加替沙星	氟喹诺酮类	X		X	
吉米沙星	氟喹诺酮类	X			
庆大霉素	氨基糖苷类		X	X	
亚胺培南	碳青霉烯类			X	
卡那霉素	氨基糖苷类		X	X	
左氧氟沙星	氟喹诺酮类	X		X	
利奈唑胺	噁唑烷酮类	X		X	
洛美沙星	氟喹诺酮类	X			
氯碳头孢	头孢烯类	X			
美罗培南	碳青霉烯类				
美罗培南－伐博拉坦	β- 内酰胺类 /β- 内酰胺酶抑制剂			X	
甲氧西林	青霉素类	X		X	
甲硝唑	硝基咪唑类	X		X	

续表 4

抗生素	药物类别	给药途径			
		口服（PO）	肌内注射（IM）	静脉注射（IV）	局部用药
美洛西林	青霉素类			X	
米诺环素	四环素类				
莫西沙星	氟喹诺酮类	X		X	
莫匹罗星	假单孢菌酸				X
萘夫西林	青霉素类			X	
萘啶酸	喹诺酮类	X			
奈替米星	氨基糖苷类		X	X	
呋喃妥因	呋喃妥因	X			
诺氟沙星	氟喹诺酮类	X			
氧氟沙星	氟喹诺酮类	X	X	X	
奥利万星	脂糖肽类			X	
苯唑西林	青霉素类	X	X	X	
培氟沙星	氟喹诺酮类	X		X	
青霉素	青霉素类	X	X	X	
哌拉西林	青霉素类		X	X	
哌拉西林－他唑巴坦	β- 内酰胺类 /β- 内酰胺酶抑制剂			X	
多黏菌素 B	脂肽类			X	
奎奴普丁－达福普汀	链阳霉素类			X	

抗菌药

续表 5

抗生素	药物类别	给药途径			
		口服（PO）	肌内注射（IM）	静脉注射（IV）	局部用药
利福平	安沙霉素类	X		X	
司帕沙星	氟喹诺酮类	X			
大观霉素	氨基环醇类		X		
链霉素	氨基糖苷类		X		
磺胺类药物	叶酸途径抑制剂	X		X	
泰地唑胺	噁唑烷酮类	X		X	
替考拉宁	糖肽类		X	X	
泰利霉素	酮内酯	X			
四环素	四环素类	X		X	
替卡西林	青霉素类		X	X	
替卡西林－克拉维酸	β- 内酰胺类 /β- 内酰胺酶抑制剂			X	
替加环素	甘氨酰环素类			X	
替硝唑	硝基咪唑类	X		X	
妥布霉素	氨基糖苷类		X	X	
甲氧苄啶	叶酸途径抑制剂	X			
复方新诺明	叶酸途径抑制剂	X		X	
曲伐沙星	氟喹诺酮类			X	
万古霉素	糖肽类	X		X	

[a] 美国临床和实验室标准研究所，M100–S27。

表 8-6　部分抗真菌药的给药途径和药物类别

抗真菌药	药物类别	用药途径			
		口服（PO）	肌内注射（IM）	静脉注射（IV）	局部用药
两性霉素 B	多烯类			X	
氟胞嘧啶	氟化嘧啶类	X			
氟康唑	吡咯类	X		X	X
酮康唑	吡咯类	X			X
伊曲康唑	吡咯类	X			
伏立康唑	吡咯类	X			X
艾沙康唑	吡咯类	X		X	
泊沙康唑	吡咯类	X		X	
卡泊芬净	棘白菌素类			X	
米卡芬净	棘白菌素类			X	
阿尼芬净	棘白菌素类			X	
环吡酮					X
灰黄霉素		X			
特比萘芬	烯丙胺类	X			X

表 8-7 部分抗寄生虫药的给药途径和适应证

抗寄生虫药	适应证	给药途径			
		口服（PO）	肌内注射（IM）	静脉注射（IV）	局部用药
阿苯达唑	蠕虫、棘球蚴、蛲虫、微孢子虫、弓蛔属	X			
两性霉素 B	棘阿米巴、利什曼原虫、福氏耐格里阿米巴			X	
阿托伐醌－氯胍	疟疾	X			
蒿甲醚	疟疾		X		
氯喹	疟疾、肠外阿米巴病	X			
克林霉素	巴贝虫	X		X	
氨苯砜	肺孢子虫	X			
多西环素	疟疾	X			
乙胺嗪	微丝蚴	X			
依维菌素	微丝蚴、蠕虫、类圆线虫、弓蛔属	X			
喷他脒	棘阿米巴、狒狒巴拉姆希阿米巴、利什曼原虫属、肺孢子虫、布氏冈比亚锥虫		X	X	
扑灭司林	虱				X

续表

抗寄生虫药	适应证	给药途径			
		口服（PO）	肌内注射（IM）	静脉注射（IV）	局部用药
吡喹酮	蠕虫	X			
乙胺嘧啶	疟疾、弓形虫病	X			
氯胍	疟疾	X			
甲苯咪唑	蠕虫病、微丝蚴	X			
甲氟喹	疟疾	X			
甲硝唑	结肠小袋纤毛虫、阿米巴病、龙线虫属、贾第鞭毛虫、毛滴虫	X			
奎宁	疟疾、巴贝虫	X		X	
甲氧苄啶/磺胺甲噁唑	环孢子虫、等孢子虫、肺孢子虫	X		X	

表 8-8 针对特定细菌的抗生素

微生物	抗生素	
	通常有效[a]	效果不定
不动杆菌属	**碳青霉烯类**	β- 内酰胺类 /β- 内酰胺酶抑制剂
放线杆菌属	**头孢菌素类**、利福平、氨基糖苷类、四环素类	青霉素
放线菌属	**青霉素**、多西环素、广谱头孢菌素类	克林霉素、大环内酯类
嗜水气单胞菌	**广谱头孢菌素类**、碳青霉烯类、氟喹诺酮类	大环内酯类、氨基糖苷类、四环素类
嗜吞噬细胞无形体	**多西环素**	氯霉素
溶血隐秘杆菌	**青霉素**、头孢菌素类、碳青霉烯类、万古霉素、大环内酯类、克林霉素、四环素类、氟喹诺酮类	
炭疽杆菌	**青霉素**、环丙沙星	
蜡状芽孢杆菌	**万古霉素**、碳青霉烯类、大环内酯类、克林霉素、氟喹诺酮类、庆大霉素	磺胺类、四环素类

脆弱拟杆菌	**甲硝唑**	克林霉素、碳青霉烯类、头孢西丁、β- 内酰胺类 /β- 内酰胺酶抑制剂
汉赛巴尔通体	**红霉素**、多西环素	青霉素类、头孢菌素类、碳青霉烯类、氨基糖苷类、氟喹诺酮类、甲氧苄啶 – 磺胺甲噁唑
百日咳鲍特菌	**大环内酯类**、甲氧苄啶 – 磺胺甲噁唑、氟喹诺酮类	
伯氏疏螺旋体	**多西环素或广谱头孢菌素类**、青霉素类、大环内酯类	氟喹诺酮类
布鲁菌属	**多西环素**、甲氧苄啶 – 磺胺甲噁唑	头孢菌素类
洋葱伯克霍尔德菌复合群	**甲氧苄啶** – 磺胺甲噁唑	氟喹诺酮类、替加环素
类鼻疽伯克霍尔德菌	**碳青霉烯类**、青霉素类	氟喹诺酮类、广谱头孢菌素类
空肠弯曲菌	**大环内酯**类、四环素类	氟喹诺酮类
胎儿弯曲菌	**碳青霉烯类**、氨基糖苷类	氨苄西林、大环内酯类
二氧化碳嗜纤维菌属	**克林霉素**、β- 内酰胺类 /β- 内酰胺酶抑制剂	氟喹诺酮类、碳青霉烯类

抗菌药

续表 1

微生物	抗生素	
	通常有效[a]	效果不定
人心杆菌	**青霉素**、头孢菌素类、碳青霉烯类、四环素类	
沙眼衣原体	**多西环素**、红霉素	氟喹诺酮类
肺炎嗜衣原体	**多西环素**、大环内酯类、氟喹诺酮类	
鹦鹉热嗜衣原体	**多西环素**、大环内酯类、氟喹诺酮类	
弗氏柠檬酸杆菌	**广谱头孢菌素类**、碳青霉烯类、氟喹诺酮类	
柯氏柠檬酸杆菌	**广谱头孢菌素类**、碳青霉烯类、氟喹诺酮类	
肉毒杆菌	**青霉素**	
艰难梭菌	**甲硝唑**、万古霉素	
产气荚膜梭菌	**青霉素**、头孢菌素类、四环素类、克林霉素	
破伤风梭菌	**青霉素**	

白喉棒状杆菌	**红霉素**、青霉素、克林霉素、头孢菌素类、万古霉素、氟喹诺酮类、氨基糖苷类	甲氧苄啶－磺胺甲噁唑
杰氏棒状杆菌	**万古霉素**	氟喹诺酮类
解脲棒状杆菌	**万古霉素**	氟喹诺酮类、大环内酯类、四环素类
贝纳柯克斯体	**多西环素**、大环内酯类、氟喹诺酮类	
查菲埃立克体	**多西环素**	氯霉素
尤因埃立克体	**多西环素**	氯霉素3
啮蚀艾肯菌	**青霉素**、广谱头孢菌素类、四环素类、氟喹诺酮类	氨基糖苷类
产气肠杆菌	**碳青霉烯类**	广谱头孢菌素类、氟喹诺酮类
阴沟肠杆菌	碳青霉烯类	广谱头孢菌素类、氟喹诺酮类
粪肠球菌	**青霉素**、氨苄西林，或万古霉素加庆大霉素	亚胺培南、氟喹诺酮类
屎肠球菌	噁唑烷酮类	青霉素、氨苄西林，或万古霉素加庆大霉素
猪红斑丹毒丝菌	**青霉素**、头孢菌素类、碳青霉烯类、大环内酯类、克林霉素、氟喹诺酮类	

抗菌药

续表 2

微生物	抗生素	
	通常有效[a]	效果不定
大肠埃希菌	**β-内酰胺类/β-内酰胺酶抑制剂**、氟喹诺酮类、广谱头孢菌素类	
土拉热弗朗西丝菌	**链霉素**或庆大霉素、碳青霉烯类、氟喹诺酮类	四环素类
梭形杆菌属	**甲硝唑**、碳青霉烯类、青霉素、克林霉素	广谱头孢菌素类
蜂房哈夫尼亚菌	**β-内酰胺类/β-内酰胺酶抑制剂**、氟喹诺酮类、广谱头孢菌素类	
嗜沫嗜血杆菌	青霉素、广谱头孢菌素类	
杜克雷嗜血杆菌	广谱头孢菌素类、氟喹诺酮类、大环内酯类	青霉素、β-内酰胺类/β-内酰胺酶抑制剂、四环素类、甲氧苄啶–磺胺甲噁唑
流感嗜血杆菌	**广谱头孢菌素类**、三甲氧苄啶–磺胺甲噁唑	氨苄西林

金氏菌	头孢菌素类、青霉素类、碳青霉烯类、氨基糖苷类、大环内酯类	克林霉素
肉芽肿克雷伯菌	**四环素类**、大环内酯类、甲氧苄啶－磺胺甲噁唑、氨基糖苷类、氟喹诺酮类	
产酸克雷伯菌	**广谱头孢菌素类**、氟喹诺酮类、碳青霉烯类	
臭鼻克雷伯菌	**氟喹诺酮类**、碳青霉烯类	
肺炎克雷伯菌	**广谱头孢菌素类**、氟喹诺酮类、碳青霉烯类	
乳杆菌属	**青霉素**或氨苄西林加氨基糖苷类	
嗜肺军团菌	**大环内酯类**、氟喹诺酮类、利福平	青霉素、头孢菌素类、氨基糖苷类
问号钩端螺旋体	**青霉素**、多西环素、头孢菌素类	
明串珠菌属	**碳青霉烯类**、氨基糖苷类、四环素类	青霉素、头孢菌素类
单核细胞增生李斯特菌	**青霉素**或氨苄西林加氨基糖苷类、万古霉素	氟喹诺酮类、广谱头孢菌素类
卡他莫拉菌	**头孢菌素类**、氟喹诺酮类、碳青霉烯类、四环素类、大环内酯类	

续表 3

微生物	抗生素	
	通常有效[a]	效果不定
摩氏摩根菌	**碳青霉烯类**	广谱头孢菌素类
肺炎支原体	**大环内酯类**、四环素类	氨基糖苷类、氟喹诺酮类
淋病奈瑟菌	**广谱头孢菌素类**	青霉素、四环素类、大环内酯类、氟喹诺酮类
脑膜炎奈瑟菌	**青霉素**、广谱头孢菌素类	
诺卡菌属	**磺胺类**、碳青霉烯类、阿米卡星、利奈唑胺	氟喹诺酮类、广谱头孢菌素类
多杀巴斯德菌	**青霉素**、头孢菌素类、碳青霉烯类、氟喹诺酮类、四环素类	大环内酯类、克林霉素
类志贺邻单胞菌	**头孢菌素类**、碳青霉烯类、β- 内酰胺类 / β- 内酰胺酶抑制剂、氟喹诺酮类	
卟啉单胞菌属	**甲硝唑**、碳青霉烯类、克林霉素	广谱头孢菌素类
普雷沃菌属	**甲硝唑**、碳青霉烯类、克林霉素	广谱头孢菌素类

奇异变形杆菌	**氨苄西林**、广谱头孢菌素类、碳青霉烯类	
普通变形杆菌	广谱头孢菌素类、碳青霉烯类、氟喹诺酮类	
普鲁威登菌属	广谱头孢菌素类、碳青霉烯类、氟喹诺酮类	
铜绿假单胞菌	**碳青霉烯类**	广谱头孢菌素类、氟喹诺酮类
马红球菌	**碳青霉烯类**、万古霉素、氨基糖苷类、氟喹诺酮类	大环内酯类、克林霉素、四环素类
立克次体属	**多西环素**、氟喹诺酮类	红霉素
黏滑罗斯菌	**青霉素**、头孢菌素类、碳青霉烯类、万古霉素	氨基糖苷类、克林霉素、大环内酯类
伤寒沙门菌	**氟喹诺酮类**、广谱头孢菌素类	氯霉素、阿莫西林、甲氧苄啶－磺胺甲噁唑
沙门菌属	**氟喹诺酮类**、广谱头孢菌素类	氯霉素、阿莫西林、甲氧苄啶－磺胺甲噁唑
黏质沙雷菌	**广谱头孢菌素类**、碳青霉烯类、氟喹诺酮类	

续表 4

微生物	抗生素	
	通常有效[a]	效果不定
志贺菌属	氟喹诺酮类、阿奇霉素	甲氧苄啶－磺胺甲噁唑、氨苄西林
葡萄球菌属（甲氧西林敏感型）	**苯唑西林**、万古霉素、头孢菌素、亚胺培南、大环内酯类、克林霉素、氟喹诺酮类	
葡萄球菌属（甲氧西林耐受型）	万古霉素	碳青霉烯类、氟喹诺酮类
嗜麦芽窄食单胞菌	**甲氧苄啶－磺胺甲噁唑**	氟喹诺酮类
念珠状链杆菌	**青霉素**、四环素类	
无乳链球菌（B 群）	**青霉素**、头孢菌素类、碳青霉烯类、万古霉素	
咽峡炎链球菌	**青霉素**、头孢菌素类、碳青霉烯类、万古霉素	
缓症链球菌	**头孢菌素类**、碳青霉烯类、万古霉素	青霉素（如果有怀疑，是首选药物）

肺炎链球菌	**头孢菌素类**、碳青霉烯类、万古霉素	青霉素（如果有怀疑，是首选药物）
化脓性链球菌（A 群）	**青霉素**、头孢菌素类、碳青霉烯类、万古霉素	
梅毒螺旋体	**青霉素**、广谱头孢菌素类、四环素类	大环内酯类
冢村菌属	**碳青霉烯类**、氨基糖苷类、氟喹诺酮类	四环素类，甲氧苄啶 – 磺胺甲噁唑
霍乱弧菌	**多西环素**、氟喹诺酮类	甲氧苄啶 – 磺胺甲噁唑
创伤弧菌	**多西环素**与头孢他啶	氨基糖苷类
小肠结肠炎耶尔森菌	**氟喹诺酮类**、甲氧苄啶 – 磺胺甲噁唑	广谱头孢菌素类
鼠疫耶尔森菌	**链霉素或庆大霉素**	氯霉素、环丙沙星、多西环素

[a] 选择的治疗方法以粗体显示。

表 8-9 部分革兰氏阴性菌的固有耐药性[a]

微生物	氨苄西林	第一代头孢菌素	第二代头孢菌素	第三代头孢菌素	哌拉西林	亚胺培南	厄他培南	氨曲南	四环素	替加环素	黏菌素/多黏菌素B	呋喃妥因	氨基糖苷类	复方新诺明	氯霉素	磷霉素
弗氏柠檬酸杆菌	R	R	R													
柯氏柠檬酸杆菌	R				R											
阴沟肠杆菌复合体	R	R	R													
大肠埃希菌																
蜂房哈夫尼亚菌	R	R	R													
肺炎克雷伯菌	R															
摩氏摩根菌	R	R	R			*				R	R	R				
奇异变形杆菌						*			R	R	R	R				
潘氏变形杆菌	R	R	R			*			R	R	R	R				
普通变形杆菌	R	R	R			*			R	R	R	R				

斯氏普鲁威登菌	R					*			R	R	R	R	**			
沙门菌属																
志贺菌属																
黏质沙雷菌	R	R	R								R	R				
小肠结肠炎耶尔森菌	R	R														
鲍曼不动杆菌复合群	R						R	R							R	R
洋葱伯克霍尔德菌复合群	R	R	R	***	R	R	R	R			R	R	R			R
铜绿假单胞菌	R	R	R	***			R		R	R				R	R	R
嗜麦芽窄食单胞菌	R	R	R	***	R	R	R	R	R				R			R

[a] 美国临和实验室标准研究所，M100-S27。

*：可能因碳青霉烯酶产生以外的机制而使最小抑菌浓度（minimal inhibitory concentrations，MIC）升高。

**：对大多数氨基糖苷类耐药，但对阿米卡星不耐药。

***：对头孢曲松耐药，但对头孢他啶不耐药。

抗菌药

表 8-10 部分革兰氏阳性菌的固有耐药性[a]

微生物	新生霉素	磷霉素	夫西地酸	头孢菌素类	万古霉素	氨基糖苷类	克林霉素	奎奴普丁－达福普汀	磺胺甲基异噁唑
金黄色葡萄球菌									
里昂葡萄球菌	没有固有耐药性								
表皮葡萄球菌									
耐甲氧西林葡萄球菌				R*					
腐生葡萄球菌	R	R	R						
科氏葡萄球菌	R								
木糖葡萄球菌	R								
头状葡萄球菌		R							
粪肠球菌			R	R**		R**	R**	R	R**
屎肠球菌			R	R**		R**	R**		R**

鹑鸡肠球菌 / 铅黄肠球菌	R	R**	R	R**	R**	R	R**
梭菌属				R			
无害梭菌			R	R			
猪红斑丹毒丝菌			R				
明串珠菌属			R				
片球菌属			R				
乳杆菌属			R***				

[a] 美国临床和实验室标准研究所，M100-S27。

*：耐甲氧西林葡萄球菌对除头孢洛林等所谓的抗葡萄球菌头孢菌素外的所有头孢菌素类抗生素均具有耐药性。

**：在体外可能有效，但在临床上无效。

***：一些（但不是所有）菌种对万古霉素有抗药性。

表 8-11　细菌多重耐药的重要机制

耐药机制	类别	主要微生物	特有耐药性概述	检测
mecA［青霉素结合蛋白 2a'（PBP2a'）］	改变靶点	葡萄球菌属	除头孢洛林外的所有β-内酰胺类	表型（苯唑西林和头孢西丁）、分子和 PBP2a' 的检测
肺炎克雷伯菌碳青霉烯酶（KPC）	β-内酰胺酶	肠杆菌科、假单胞菌属、不动杆菌属	所有β-内酰胺类。新的β-内酰胺酶抑制剂（如阿维巴坦）	表型（改良霍奇试验、改良碳青霉烯酶灭活方法（mCIM）、carba-NP）、分子
超广谱β-内酰胺酶（ESBL）	β-内酰胺酶	肠杆菌科	除头孢菌素类和碳青霉烯类外的所有β-内酰胺类，对头孢吡肟耐药不定	表型、分子
新德里金属β-内酰胺酶（NDM）	β-内酰胺酶	肠杆菌科、假单胞菌属、不动杆菌属	除氨曲南外的所有β-内酰胺类	表型（改良霍奇试验表现不佳）、分子
AmpC	β-内酰胺酶	肠杆菌科、假单胞菌属、不动杆菌属、气单胞菌属	除头孢吡肟和碳青霉烯类外的所有β-内酰胺类	分子

AmpC + 孔蛋白（Porin）突变	β- 内酰胺酶和细胞壁变化	肠杆菌科、假单胞菌属、不动杆菌属	除头孢吡肟外的所有 β- 内酰胺类	无
IMP	β- 内酰胺酶	肠杆菌科、假单胞菌属、不动杆菌属	所有 β- 内酰胺类	分子
VIM	β- 内酰胺酶	肠杆菌科、假单胞菌属、不动杆菌属	所有 β- 内酰胺类	分子
cfiA	β- 内酰胺酶	拟杆菌属	所有 β- 内酰胺类	分子
erm	核糖体结合位点的诱导型或组成型甲基化	葡萄球菌属、链球菌属	大环内酯类、林可酰胺类、链阳霉素类	表型（D 检验）
vanA/B	改变的结合位点	肠球菌属（最常见的是粪肠球菌）、耐万古霉素金黄色葡萄球菌（罕见）	糖肽类	表型、分子
mcr	磷酸乙醇胺转移酶	肠杆菌科	多黏菌素	分子

续表

耐药机制	类别	主要微生物	特有耐药性概述	检测
cfr	甲基转移酶	肠球菌属、葡萄球菌属	噁唑烷酮类、大环内酯类、林可酰胺类、链霉素、氯霉素类、截短侧耳素类（pleuromutilin）	分子
optrA	ABC 运载体	肠球菌属、葡萄球菌属。	噁唑烷酮类、氯霉素类	分子
外排泵	外排泵	主要是革兰氏阴性菌	大环内酯类、β- 内酰胺类、四环素类、喹诺酮类、氨基糖苷类	分子
质粒介导的喹诺酮类耐药性	修改靶点	革兰氏阴性菌	喹诺酮类	分子
氨基糖苷类修饰酶（AME）	酶失活	革兰氏阳性菌、革兰氏阴性菌、分枝杆菌	氨基糖苷类	分子

表 8-12　CLSI 和 EUCAST 折点表中包含的微生物

微生物	CLSI（文件编号）	EUCAST
肠杆菌科	Y（M100）	Y
假单胞菌属	Y（M100）	Y
不动杆菌属	Y（M100）	Y
洋葱伯克霍尔德菌	Y（M100）	Y
嗜麦芽窄食单胞菌	Y（M100）	Y
其他非肠杆菌科	Y（M100）	Y（见下文的具体例子）
葡萄球菌属	Y（M100）	Y
肠球菌属	Y（M100）	Y
流感嗜血杆菌和副流感嗜血杆菌	Y（M100）	Y（仅流感嗜血杆菌）
淋病奈瑟菌	Y（M100）	Y
脑膜炎奈瑟菌	Y（M100）	Y
肺炎链球菌	Y（M100）	Y
甲型溶血性链球菌	Y（M100）	Y
乙型溶血性链球菌	Y（M100）	Y(A、B、C 和 G 群)
厌氧菌	Y（M100）	Y（见下文的具体例子）
革兰氏阳性厌氧菌		Y
艰难梭菌		Y
革兰氏阴性厌氧菌		Y
幽门螺杆菌	Y（M45）	Y

续表 1

微生物	CLSI（文件编号）	EUCAST
单核细胞增生李斯特菌	Y（M45）	Y
多杀巴斯德菌	Y（M45）	Y
空肠弯曲菌和大肠埃希菌	Y（M45）	Y
卡他莫拉菌	Y（M45）	Y
棒状杆菌属	Y（M45）	Y
气球菌属	Y（M45）	Y（仅有血气球菌和脲气球菌）
金氏金氏菌	Y（M45—见 HACEK 细菌群）	Y
气单胞菌属	Y（M45）	Y
乏养球菌属和颗粒链菌属	Y（M45）	N
芽孢杆菌属（非炭疽杆菌）	Y（M45）	N
猪红斑丹毒丝菌	Y（M45）	N
孪生球菌属	Y（M45）	N
HACEK 细菌群放线杆菌属、心杆菌属、艾肯菌属和金杆菌属	Y（M45）	N（金氏菌除外）（见上文）
乳杆菌属	Y（M45）	N
乳球菌属	Y（M45）	N
明串珠菌属	Y（M45）	N
微球菌属	Y（M45）	N

续表 2

微生物	CLSI （文件编号）	EUCAST
片球菌属	Y（M45）	N
黏滑罗斯菌	Y（M45）	N
弧菌属（包括霍乱弧菌）	Y（M45）	N
炭疽杆菌	Y（M45）	N
鼠疫耶尔森菌	Y（M45）	N
鼻疽伯克霍尔德菌和类鼻疽伯克霍尔德菌	Y（M45）	N
土拉热弗朗西丝菌	Y（M45）	N
布鲁菌属	Y（M45）	N
念珠菌	Y（M27）	Y
隐球菌属	N	N
曲霉属	N	Y
其他丝状真菌	N	N
结核分枝杆菌	Y（M24）	Y
鸟分枝杆菌复合群	Y（M24）	N
堪萨斯分枝杆菌	Y（M24）	N
海分枝杆菌	Y（M24）	N
快速生长的分枝杆菌	Y（M24）	N
其他缓慢生长的分枝杆菌	Y（M24）	N
需氧放线菌	Y（M24）	N
诺卡菌属	Y（M24）	N

表 8-13　部分微生物的常用抗生素解释标准指南

微生物	抗生素	CLSI		EUCAST		备注
		纸片扩散	最低抑制浓度	纸片扩散	最低抑制浓度	
肠杆菌科	氨苄西林	Y	Y	Y	Y	
	氨苄西林 – 舒巴坦	Y	Y	Y	Y	
	阿莫西林	推断	推断	推断	Y	
	阿莫西林 – 克拉维酸	Y	Y	Y	Y	
	哌拉西林	Y	Y	Y	Y	
	哌拉西林 – 他唑巴坦	Y	Y	Y	Y	
	替卡西林 – 克拉维酸	Y	Y	Y	Y	
	头孢洛生 – 他唑巴坦	N	Y	Y	Y	MIC 和 DD 折点可在 FDA 药品说明书中找到
	头孢唑啉	Y	Y	N	N	

头孢唑啉(尿液)	Y	Y	N	N	
头孢洛林	Y	Y	Y	Y	
头孢吡肟	Y	Y	Y	Y	
头孢曲松	Y	Y	Y	Y	
头孢噻肟	Y	Y	Y	Y	
头孢他啶	Y	Y	Y	Y	
头孢他啶–阿维巴坦	N	N	Y	Y	MIC 和 DD 折点可在 FDA 药品说明书中找到
头孢呋辛	Y	Y	Y	Y	
氨曲南	Y	Y	Y	Y	
多利培南	Y	Y	Y	Y	
美罗培南	Y	Y	Y	Y	
厄他培南	Y	Y	Y	Y	
亚胺培南	Y	Y	Y	Y	
庆大霉素	Y	Y	Y	Y	

续表 1

微生物	抗生素	CLSI		EUCAST		备注
		纸片扩散	最低抑制浓度	纸片扩散	最低抑制浓度	
	妥布霉素	Y	Y	Y	Y	
	阿米卡星	Y	Y	Y	Y	
	环丙沙星	Y	Y	Y[a]	Y	
	左氧氟沙星	Y[a]	Y	Y	Y	
	四环素	Y	Y	Y	Y	
	米诺环素	Y	Y	Y	Y	
	替加环素	N	N	Y	Y	MIC 和 DD 折点可在 FDA 药品说明书中找到
	甲氧苄啶 - 磺胺甲噁唑	Y	Y	Y	Y	
	黏菌素	N	N	N	Y	
	呋喃妥因	Y	Y	Y	Y	
	磷霉素	Y[b]	Y[b]	Y[c]	Y	MIC 和 DD 折点，可在 FDA 药品说明书中找到

	氯霉素	Y	Y	Y	Y
铜绿假单胞菌	哌拉西林	Y	Y	Y	Y
	哌拉西林－他唑巴坦	Y	Y	Y	Y
	头孢洛生－他唑巴坦	Y	Y	Y	Y
	替卡西林－克拉维酸	Y	Y	Y	Y
	头孢他啶	Y	Y	Y	Y
	头孢吡肟	Y	Y	Y	Y
	氨曲南	Y	Y	Y	Y
	多利培南	Y	Y	Y	Y
	美罗培南	Y	Y	Y	Y
	亚胺培南	Y	Y	Y	Y
	黏菌素	N	Y	N	Y

续表 2

微生物	抗生素	CLSI		EUCAST		备注
		纸片扩散	最低抑制浓度	纸片扩散	最低抑制浓度	
	庆大霉素	Y	Y	Y	Y	
	妥布霉素	Y	Y	Y	Y	
	阿米卡星	Y	Y	Y	Y	
	环丙沙星	Y	Y	Y	Y	
	左氧氟沙星	Y	Y	Y	Y	
不动杆菌属	哌拉西林	Y	Y	N	N	
	哌拉西林－他唑巴坦	Y	Y	N	N	
	替卡西林－克拉维酸	Y	Y	N	N	
	头孢他啶	Y	Y	N	N	
	头孢吡肟	Y	Y	N	N	
	头孢曲松	Y	Y	N	N	

	多利培南	Y	Y	Y	Y
	美罗培南	Y	Y	Y	Y
	亚胺培南	Y	Y	Y	Y
	黏菌素	Y	Y	N	Y
	庆大霉素	Y	Y	Y	Y
	妥布霉素	Y	Y	Y	Y
	阿米卡星	Y	Y	Y	Y
	多西环素	Y	Y	N	N
	米诺环素	Y	Y	N	N
	环丙沙星	Y	Y	Y	Y
	左氧氟沙星	Y	Y	Y	Y
	甲氧苄啶－磺胺甲噁唑	Y	Y	Y	Y
葡萄球菌属	青霉素	Y	Y	Y	Y
	甲氧西林	推断	推断	推断	推断
	萘夫西林	推断	推断	推断	推断

续表 3

微生物	抗生素	CLSI		EUCAST		备注
		纸片扩散	最低抑制浓度	纸片扩散	最低抑制浓度	
	苯唑西林[d]	N	Y	N	Y	
	头孢西丁[d]	Y	Y	Y	Y	
	阿莫西林－克拉维酸	推断	推断	推断	推断	
	氨苄西林－舒巴坦	推断	推断	推断	推断	
	哌拉西林－他唑巴坦	推断	推断	推断	推断	
	口服头孢菌素类	推断	推断	推断	推断	
	肠外头孢菌素类	推断	推断	推断	推断	
	碳青霉烯类	推断	推断	推断	推断	
	头孢洛林	Y[e]	Y[e]	Y	Y	

万古霉素[d]	N	Y	Y[d]	N	
奥利万星	N	Y	N	Y	
泰拉万星	N	Y	N	Y	
达巴万星	N	N	N	Y	
达托霉素	N	Y	N	Y	
庆大霉素	Y	Y	Y[d]	Y	
妥布霉素	Y	Y	Y[d]	Y	
阿米卡星	Y	Y	Y[d]	Y	
四环素	Y	Y	Y	Y	
多西环素	Y	Y	Y	Y/ 推断	
替加环素	N	N	Y	Y	MIC 和 DD 折点可在 FDA 药品说明书中找到
环丙沙星	Y	Y	Y[d]	Y	
左氧氟沙星	Y	Y	Y[d]	Y	
甲氧苄啶－磺胺甲噁唑	Y	Y	Y	Y	

续表 4

微生物	抗生素	CLSI		EUCAST		备注
		纸片扩散	最低抑制浓度	纸片扩散	最低抑制浓度	
	呋喃妥因	Y	Y	Y	Y	
	辛达霉素	Y	Y	Y	Y	
	氯霉素	Y	Y	Y	Y	
	利福平	Y	Y	Y	Y	
	奎奴普丁 - 达福普汀	Y	Y	Y	Y	
	利奈唑胺	Y	Y	Y	Y	
	泰地唑胺	N	Y	N/ 推定	Y	
	磷霉素	N	N	N	Y	MIC 和 DD 折点可在 FDA 药品说明书上找到
肠球菌属	青霉素	Y	Y	N	N	
	氨苄西林	Y	Y	Y	Y	

阿莫西林	推断	推断	推断	Y	
哌拉西林－他唑巴坦	推断	推断	推断	推断	
亚胺培南	推断	推断	Y	Y	
万古霉素	Y	Y	Y	Y	
替考拉宁	Y	Y	Y	Y	
奥利万星	N	Y	N	N	
泰拉万星	N	Y	N	N	
达巴万星	N	N	N	N	
达托霉素	N	Y	N	N	
四环素	Y	Y	N	N	
多西环素	Y	Y	N	N	
米诺环素	Y	Y	N	N	
替加环素	N	N	Y	Y	MIC 和 DD 折点在 FDA 药品说明书上找到，仅适用于万古霉素敏感的粪肠球菌

续表 5

微生物	抗生素	CLSI		EUCAST		备注
		纸片扩散	最低抑制浓度	纸片扩散	最低抑制浓度	
	环丙沙星	Y	Y	Y	Y	
	左氧氟沙星	Y	Y	Y	Y	
	呋喃妥因	Y	Y	Y^f	Y^f	
	利福平	Y	Y	N	N	
	磷霉素	Y^f	Y^f	N	N	
	氯霉素	Y	Y	N	N	
	奎奴普丁－达福普汀	Y	Y	Y	Y	
	利奈唑胺	Y	Y	Y	Y	
	泰地唑胺	N	Y^f	N	N	
	阿米卡星	N	N	推断	推断	
	庆大霉素	Y^g	Y^g	Y^g	Y^g	

	链霉素	Y^g	Y^g	Y^g	Y^g
	妥布霉素	N	N	Y^g	Y^g
	甲氧苄啶－磺胺甲噁唑	N	N	Y	Y
肺炎链球菌	青霉素	推断自苯唑西林	Y^h	推断自苯唑西林	Y^h
	氨苄西林	推断	推断	Y	推断
	阿莫西林	推断	Y/ 推断	推断	推断
	阿莫西林 / 克拉维酸	推断	Y/ 推断	推断	推断
	头孢吡肟	推断	Y^h/ 推断	Y	推断自苯唑西林
	头孢曲松	推断	Y^h/ 推断	推断自苯唑西林	Y
	头孢呋辛	推断	Y^h/ 推断	推断自苯唑西林	Y

续表 6

微生物	抗生素	CLSI		EUCAST		备注
		纸片扩散	最低抑制浓度	纸片扩散	最低抑制浓度	
	头孢洛林	推断	Y/推断	推断自苯唑西林	Y	
	美罗培南	N	Y	推断自苯唑西林	Y	
	厄他培南	N	Y	推断自苯唑西林	Y	
	亚胺培南	N	Y	推断自苯唑西林	Y	
	多利培南	N	Y	推断自苯唑西林	Y	
	万古霉素	Y	Y	Y	Y	

替考拉宁	N	N	Y	Y	
阿奇霉素	Y	Y	推断自红霉素	Y	
四环素	Y	Y	Y	Y	
多西环素	Y	Y	推断	Y	
替加环素	N	N	N	N	MIC 和 DD 折点可在 FDA 药品说明书上找到
左氧氟沙星	Y	Y	Y	Y	
甲氧苄啶－磺胺甲噁唑	Y	Y	Y	Y	
氯霉素	Y	Y	Y	Y	
利福平	Y	Y	Y	Y	
克林霉素	Y	Y	Y	Y	

续表 7

微生物	抗生素	CLSI		EUCAST		备注
		纸片扩散	最低抑制浓度	纸片扩散	最低抑制浓度	
	奎奴普丁－达福普汀	Y	Y	N	N	
	利奈唑胺	Y	Y	Y	Y	
	泰地唑胺	N	N	N	N	

[a] 适用于除沙门菌外的所有肠杆菌科细菌。
[b] 仅适用于来自泌尿道的大肠埃希菌。
[c] 仅适用于大肠埃希菌。
[d] 对各种葡萄球菌有具体的建议。请参阅当前文件或特定菌种指南。
[e] 仅用于报告耐甲氧西林金黄色葡萄球菌。
[f] 仅适用于粪肠球菌。
[g] 仅用于协同作用。
[h] 存在感染部位特异性折点。有关最新折点标准，请参阅当前指南文件。

表 8-14　细菌、分枝杆菌和真菌的 MALDI-TOF MS 鉴定摘要

微生物	有效属水平鉴别	有效种水平鉴别	备注
革兰氏阴性菌			
气单胞菌属	+	−	无法区分嗜水气单胞菌和豚鼠气单胞菌
无色杆菌属	+	+/−	无法区分氧化木糖氧化无色杆菌和卢氏无色杆菌
不动杆菌属	+	+	
凝聚杆菌属	+	+	极少数据录入
粪产碱杆菌	+/−	+/−	极少数据录入。临床试验中的 12 株分离株中的一个错误识别为属水平
拟杆菌属、布鲁菌属	+	+	可能不包含在数据库中。可能被误认作为苍白杆菌属
洋葱伯克霍尔德菌复合群	+	+	数据库不包括鼻疽伯克霍尔德菌和类鼻疽伯克霍尔德菌
唐菖蒲伯克霍尔德菌	+	+	
弯曲菌属	+	+	
人心杆菌		+/−	极少数据录入。可能不存在于某些数据库中
金黄杆菌属	+/−	+/−	经常无法明确鉴定
柠檬酸杆菌属	+	+/−	
阪崎克罗诺杆菌	+	+	

抗菌药

续表 1

微生物	有效属水平鉴别	有效种水平鉴别	备注
爱德华菌属	+	+/–	
啮蚀艾肯菌	+	+	
肠杆菌属	+	+/–	无法与阴沟肠杆菌复合体区分
大肠埃希菌	+	+	无法与志贺菌属区分
肠杆菌属（非大肠埃希菌）	+	+	
弗朗西丝菌属	+	+	极少数据录入
梭形杆菌属	+	+	
嗜血杆菌属	+	+	
黏泥异地菌	+	+	可能不能鉴别出来。在一些数据库中不存在
金氏金氏菌	+	+	
克雷伯菌属	+	+	
卡他莫拉菌	+	+	
摩根菌属	+	+	
奈瑟菌属	+	+	一些系统可能不容易区分脑膜炎奈瑟菌和非致病性奈瑟菌
尿道寡源杆菌	+	+	
泛菌属	+	+/–	在某些数据库中不存在
成团泛菌	+/—	+/–	

续表 2

微生物	有效属水平鉴别	有效种水平鉴别	备注
巴斯德菌属	+	+	
卟啉单胞菌属			
普雷沃菌属			
变形杆菌属	+	+/−	有些系统可能无法区分潘氏变形杆菌和普通变形杆菌
普鲁威登菌属	+	+	
铜绿假单胞菌群	+	+	黏液菌株可能无法识别
恶臭假单胞菌群	+	+	
荧光假单胞菌群	+	+	
拉乌尔菌属	+	+	
皮氏罗尔斯通菌	+	+	
玫瑰单胞菌属	+	+	在某些数据库中不存在
沙门菌属	+	+	无法区分伤寒沙门菌
沙雷菌属	+	+	
鞘氨醇单胞菌属	+	+/−	数据库可能不包含按蚊鞘氨醇单胞菌
嗜麦芽窄食单胞菌	+	+	
弧菌属	+	+	
耶尔森菌属	+	+/−	数据库不包括鼠疫耶尔森菌

续表 3

微生物	有效属水平鉴别	有效种水平鉴别	备注
革兰氏阳性菌			
缺陷乏养球菌	+	+	极少数据录入
放线菌属	+	+	
气球菌属	+	+/−	物种分化的最小数据
隐秘杆菌属	+	+	
芽孢杆菌属	+	+/−	可能不能区分蜡样芽孢杆菌组生物体，其中包括炭疽杆菌
棒状杆菌属	+	+	
梭菌属	+	+	
肠球菌属	+	+	
大芬戈尔德菌	+	+	
孪生球菌属	+	+	
戈登菌属	+/−	+/−	极少数据录入表明性能不可靠
乳杆菌属	+	+	
李斯特菌属	+	−	不容易区分单核细胞增生李斯特菌和其他物种
微球菌属	+	+	
诺卡菌属	+	+	
消化链球菌属	+	+	
丙酸杆菌属	+	+	

续表 4

微生物	有效属水平鉴别	有效种水平鉴别	备注
黏滑罗斯菌	+	+	
葡萄球菌属	+	+/−	有些系统可能无法区分凝固酶阴性葡萄球菌
甲型溶血性链球菌	+	+/−	一些系统无法区分缓症/口腔链球菌和肺炎链球菌
链球菌，大菌落，乙型溶血性链球菌	+	+/−	并不总能区分化脓性链球菌和无乳链球菌
耳炎苏黎士菌	+	+	极少数据录入
分枝杆菌——缓慢生长			
结核分枝杆菌复合群	+	+	不区分结合分枝杆菌复合群中的菌种
鸟分枝杆菌复合群	+	+	
戈登分枝杆菌	+	+	
堪萨斯分枝杆菌	+	+	
嗜血分枝杆菌	+	+	
海分枝杆菌复合群	+	+	
瘰疬分枝杆菌	+	+	
猿分支杆菌	+	+	
楚尔盖分枝杆菌	+	+	
蟾分枝杆菌	+	+	

续表 5

微生物	有效属水平鉴别	有效种水平鉴别	备注
分枝杆菌——快速生长			
龟分枝杆菌	+	+	
脓肿分枝杆菌	+	+	
偶然分枝杆菌复合群	+	+	
黏性分枝杆菌复合群	+	+	
产免疫分枝杆菌	+	+	
耻垢分枝杆菌复合群	+	+	
真菌			
链格孢属	+	没有数据	
曲霉属	+	+	
离蠕孢属	+	没有数据	
皮炎芽生菌	+	+	
念珠菌属	+	+	耳念珠菌可能被错误识别为都柏林念珠菌和 haemulonii 念珠菌
枝孢霉属	+	没有数据	
弯孢霉属	+/−	没有数据	
隐球菌属	+	+	可以区分新型隐球菌和隐球菌
镰刀霉属	+	没有数据	

续表 6

微生物	有效属水平鉴别	有效种水平鉴别	备注
荚膜组织胞浆菌	+	+	
毛霉属	+	没有数据	
拟青霉属	+	没有数据	
青霉属	+	没有数据	
根霉属	+	没有数据	
红酵母属	+	+	
酵母菌属	+	+	
帚霉属	+	没有数据	
毛孢子菌属	+	+	
毛癣菌属	+	+	

表 8-15 用于微生物识别的基因测序靶点[a]

基因靶点	微生物的鉴别	属水平鉴别标准	种水平鉴别标准	替代靶点	种水平鉴别的限制
16S rRNA	细菌	> 97.0% 的相似性	> 99.0% 的相似性，与其他物种的差异性 > 0.8% 对于克雷伯菌属、肠杆菌属、柠檬酸杆菌属、泛菌属 > 99.5% 的相似性，与其他物种的差异性 > 0.5% 弯曲菌属 > 99.4% 的相似性 有氧放线菌 > 99.6%，的相似性，与其他物种的差异性 > 0.4%	葡萄球菌属—*dnaJ*、*sodA*、*tuf*、*rpoB* 链球菌属—*dnaJ*、*tuf*、*rpoB*、*gyrB* 肠球菌属—*tuf* 芽孢杆菌属—16S-23S 区域 肠杆菌科—*gyrB*、延伸因子 Tt 棒状杆菌属—*rpoB* 不动杆菌属、嗜血杆菌属、聚集杆菌属—16S–32S 区域、*gyrB* 假单胞菌属—*gyrB* 鲍特菌属、伯克霍尔德菌属—*recA* 奈瑟菌属—16S-32S 区域	革兰氏阳性凝固酶阴性葡萄球菌、肺炎 / 缓症链球菌群、牛链球菌群、唾液链球菌群、棒状杆菌属、芽孢杆菌属 革兰氏阴性克雷伯菌、肠杆菌属、柠檬酸杆菌属、泛菌属、大肠埃希菌属、志贺菌属、耶尔森菌属、沙门菌属、不动杆菌
				弯曲菌属—*cpn60* 布鲁菌属—*recA*、*gyrB* 诺卡菌属—*secA1* 马红球菌属—*choE*	有氧放线菌、诺卡菌属、马红球菌

16S rRNA	分枝杆菌	99.0% ～ 99.9% 的相似性	100% 的相似性	结核分枝杆菌复合群—*gyrB* 堪萨斯分枝杆菌—*gyrB*、*rpoB*、*secA1*、*dnaA*、*hsp65*、*ITS* 海分枝杆菌、溃疡分枝杆菌—*gyrB*、*hsp65*、*secA1*、*dnaA* 偶然分枝杆菌复合群—*rpoB* 龟分枝杆菌、脓肿分枝杆菌—*rpoB*、*hsp65*、*secA1*、*ITS*	结核分枝杆菌复合体、堪萨斯分枝杆菌、海分枝杆菌、溃疡分枝杆菌、龟分枝杆菌、脓肿分枝杆菌、偶然分枝杆菌复合群
间隔基因区域（ITS）	真菌			暗色枝顶孢霉属—β 微管蛋白 镰刀霉属—延伸因子（EF） 酵母菌和酵母样真菌—D1/D2 接合菌、双态真菌—D1/D2 曲霉—β 微管蛋白 皮肤癣菌—28SD2	暗色枝顶孢霉属、镰刀霉属、接合菌、链格孢属

[a] 美国临床实验室标准研究所——MM18AE；DNA 靶序列鉴定细菌和真菌的解释标准；批准指南。

索 引

C

D

E

F

G

H

J

L

M

N

O

P

Q

R

S

T

W

X

Y

Z

图书在版编目（C I P）数据

临床微生物学袖珍指南 ：第 4 版 / （美）克里斯托弗·多恩著 ；马怀安，刘宇，赵丹主译. -- 长沙 ：湖南科学技术出版社，2024. 7
（国际临床经典指南系列丛书）
ISBN 978-7-5710-2301-0

Ⅰ. ①临… Ⅱ. ①克… ②马… ③刘… ④赵… Ⅲ. ①微生物学－医学检验－指南 Ⅳ. ①R446. 5-62

中国国家版本馆 CIP 数据核字(2023)第 118813 号

著作权合同登记号：18-2023-062

LINCHUANG WEISHENGWUXUE XIUZHEN ZHINAN DI-SI BAN

临床微生物学袖珍指南 第 4 版

著　　者：[美] 克里斯托弗·多恩
主　　译：马怀安　刘　宇　赵　丹
审　　校：王嫩寒
出 版 人：潘晓山
出版统筹：张忠丽
责任编辑：李　忠
特约编辑：王超萍
出版发行：湖南科学技术出版社
社　　址：长沙市芙蓉中路一段 416 号泊富国际金融中心
网　　址：http://www.hnstp.com
湖南科学技术出版社天猫旗舰店网址：
http://hnkjcbs.tmall.com
邮购联系：0731-84375808

印　　刷：长沙市宏发印刷有限公司
（印装质量问题请直接与本厂联系）
厂　　址：长沙市开福区捞刀河大星村 343 号
邮　　编：410153
版　　次：2024 年 7 月第 1 版
印　　次：2024 年 7 月第 1 次印刷
开　　本：787mm×1092mm　1/32
印　　张：17. 75
字　　数：367 千字
书　　号：ISBN 978-7-5710-2301-0
定　　价：118. 00 元